看護ヘルス
アセスメント

編著 稲葉佳江・大日向輝美

メヂカルフレンド社

●編　集

稲葉　佳江　元札幌保健医療大学保健医療学部
大日向輝美　札幌保健医療大学保健医療学部

●執筆者(執筆順)

稲葉　佳江　元札幌保健医療大学保健医療学部
大日向輝美　札幌保健医療大学保健医療学部
神成　陽子　旭川医科大学医学部看護学科
三橋　睦子　国際医療福祉大学福岡保健医療学部
工藤せい子　弘前大学大学院保健学研究科
井瀧千恵子　弘前大学大学院保健学研究科
岩脇　陽子　元京都府立医科大学医学部看護学科
山本　容子　京都府立医科大学医学部看護学科
堀口　雅美　札幌医科大学保健医療学部看護学科
升田由美子　旭川医科大学医学部看護学科
佐藤公美子　日本医療大学保健医療学部看護学科
首藤英里香　札幌保健医療大学保健医療学部
菅原　スミ　昭和大学保健医療学部看護学科
一條　明美　旭川医科大学医学部看護学科
吾妻　知美　大阪成蹊大学看護学部
吉野　淳一　日本医療大学保健医療学部看護学科

編集にあたって

21 世紀に入り 10 年が経ちました．この間に看護を取り巻く保健医療情勢は大きく変わり，また看護に対する人々のニーズも多様化しております．医療現場は複雑高度化し，これに伴って看護者に求められる看護サービスはより高く，また患者の複雑化・個別化する問題やニーズに的確に応えるための看護専門性の分化も進み，看護の質向上が重視される時代になっております．看護の専門分化は専門看護師，認定看護師の活躍によって徐々に評価されつつあります．しかし一方で，全国的に地方の保健医療および在宅看護は疲弊し，地域による格差が深刻化している現状も見逃せません．特定看護師制度に関する近年の動きもこうした現状への対策の一つとして検討されています．

このような保健医療と看護の情勢を見据え，誰もがいつでもどこでも質の高い看護を受けられるよう，一定の水準を維持した看護実践をいかに教授するかが看護教育に携わる者に課せられた責務であると考えます．看護の質を決定する基本となる実践能力の一つがアセスメントする能力であるといえます．患者の健康と生活に関する観察がどのような看護を提供すべきか，他職種の専門性とより的確に調整・連携できるかを決定づける第一歩になります．

本書の前身にあたる『成人・高齢者看護のためのヘルスアセスメント』が刊行された 2004 年は，アセスメントの科学的根拠をより確かなものにする技術としてフィジカルアセスメントが注目され始め，多くの教育機関でその教育が試みられている時期でした．その後，フィジカルアセスメントの教育は看護基礎教育に定着し，いかに確実に精度の高い技術修得を目指すかを考え，その教育方法の工夫・改善が始まっています．

2004 年当初は，「フィジカルアセスメント」の注目度に比べ，看護と健康の観点を網羅する「ヘルスアセスメント」との区別も容易ではなかったことや，看護過程と理論的つながりがないまま，教授するという課題を抱えていました．そうした教育現場の背景に，『成人・高齢者看護のためのヘルスアセスメント』が出版された経緯があります．現在では，看護のアセスメント内容で構成する「ヘルスアセスメント」教育が定着しつつあります．同時に，授業時間数の制約や学生の学び方の変化も加わり，看護基礎教育におけるヘルスアセスメント教育の範囲とレベルも教育機関によって異なっていることも否めません．

そこで本書は，前の書を全面的に見直し，看護基礎教育課程に学ぶ初心者への手引き書として編纂し直しました．本書は，具体的には以下のような特徴があります．

・ヘルスアセスメントの概念，初期アセスメント，フィジカルアセスメント，栄養のアセスメント，メンタルヘルスのアセスメントの 5 章構成で，学習内容は初心者に必要な基礎学習をポイントに構成しました．

・全般的に文章の簡潔さを図るとともに，写真・図表などを使用することで初心者でも簡便で使いやすくしました．

・学習のポイントがわかるように，各章に学習のねらいと学習の目標を設定しました．

・ヘルスアセスメントの学習が看護の学習と結びつくように心がけました．特に，看護技術としての診査方法，診査結果と生活行動の観点から推論できる学習ポイントを強調しています．

次に，本書の各章の内容と特徴を簡単に紹介しておきます．

第Ⅰ章ではヘルスアセスメントの概念的理解を深めるとともに，第Ⅱ章以降に展開するヘルスアセスメントを構成する基本項目について解説しました．

第Ⅱ章は，アセスメント過程の第１段階として初期アセスメントを取り上げ，看護情報を網羅した健康歴とそのインタビュー方法，一般状態の観察方法などから看護の意味づけができるようにしました．

第Ⅲ章における“頭から爪先まで”のフィジカルアセスメントでは，系統別に肺・胸郭系，心・血管系，腹部・消化器系，筋・骨格系，頭頸部，神経系，外皮・リンパ系，泌尿器・生殖器系の８つに分類し，初心者が形態機能学的理解をもとにフィジカルアセスメントの知識と技術が習得できるように整理しています．診査の基礎的知識である形態と機能，診査方法，診査方法ごとに正常・基準を掲載し，診査内容と異常の有無が一見して判断できる工夫をしています．また，系統別に異常所見の代表例を提示するとともに，異常所見と健康生活とを関連づけ，看護上の推論ができるようにしています．

第Ⅳ章と第Ⅴ章では，身体面に偏らず人間の健康を全体的に把握するために不可欠の要素である栄養のアセスメントとメンタルヘルスのアセスメントを取り上げました．これらは他の成書では扱われることの少ないもので，ヘルスアセスメントを標榜する本書の特徴の一つといえます．

そして本書末尾には，フィジカルアセスメントの学習を記録するための「フィジカルアセスメントの学習記録」と「人体の体表部位の名称」を掲載し，演習や自己学習に活用できるようにしています．

本書が初めてヘルスアセスメントを学ぶ学生の皆さんに活用され，理解を深める助けとなることを願っています．また，すでに看護職として活躍されている方々の継続教育や自己学習の参考書として，アセスメント能力の向上のためにお役に立てれば幸いです．

最後になりましたが，本書の発刊に際して執筆分担にご協力いただいた看護教育の仲間に深く感謝します．また，前の書に引き続いて今回も企画，編集段階から本書の完成まで努力していただいたメヂカルフレンド社編集部の佐々木満氏に，心から感謝申し上げます．

2010年12月

編者　稲葉佳江，大日向輝美

目次

第Ⅲ章

第Ⅳ章
栄養のアセスメント（堀口雅美）…… 217

第Ⅴ章
メンタルヘルスのアセスメント（吉野淳一）…… 243

目　次

第 I 章

ヘルスアセスメントの概念

学習のねらい

看護は，人々の健康の保持・増進，病気の予防，健康の回復，苦痛の緩和を目的に，看護の専門的知識と技術を用いて対象者の看護問題を明らかにし，問題の解決に向けて健康生活面から支援する専門的実践である．ヘルスアセスメントは，健康状態と生活の観点から対象者を的確に把握し，看護の問題を判断する過程である．看護者のヘルスアセスメント能力は，対象者への適切な看護実践を導き出すために重要な役割を果たしている．

本章では，看護実践の過程で欠かすことのできないヘルスアセスメントの概念と目的，ヘルスアセスメントと看護過程の関係について学ぶ．さらに，ヘルスアセスメントを構成する初期アセスメント，フィジカルアセスメント，栄養のアセスメント，メンタルヘルスのアセスメントの概念，およびこれらの関係について学ぶ．

学習の目標

1．看護におけるヘルスアセスメントの目的を説明できる．
2．看護過程におけるヘルスアセスメントの種類と目的を説明できる．
3．ヘルスアセスメントを構成する初期アセスメント，フィジカルアセスメント，栄養のアセスメント，メンタルヘルスのアセスメントの目的を説明できる．
4．ヘルスアセスメントを実施する際の倫理的配慮を説明できる．

1 ヘルスアセスメントとは

□アセスメントとは

- アセスメント（assessment）という用語は，環境アセスメントなどのように私たちの社会生活で事前調査の一つとして使用される言葉で，看護特有のものではない．アセスメントは，ある特定の目的をもってその質や価値，あるいは量を「査定」「所見」「判定」「予想」することを意味している．
- アセスメントは「評価」とも訳され，evaluation に類する語である．したがって，アセスメントとは観察や測定行為に基づく分析と総合，判断といった思考過程をいう．

□ヘルスアセスメントとは

- ヘルスアセスメント（health assessment）は，看護者のほか，医師，理学療法士，作業療法士，栄養士など保健医療に携わる専門職者の行う「健康状態の質的・量的査定あるいは評価」のことである．
- 同じ対象者の健康状態の評価であっても専門分野の違いによって，その目的や情報の種類，判断内容が異なっている．たとえば，医師によるアセスメントは，的確な診断と治療方針を導き出すために，診察行為をとおして収集した情報をもとに患者の健康状態を医学的に評価することである．
- 看護者によるヘルスアセスメントは，看護目的の達成のために，対象者の健康状態と健康生活に関する看護の質的・量的情報を系統的に収集し，その情報から分析・解釈・総合に基づいて看護問題を判断することである．
- 看護のヘルスアセスメントは，看護過程（nursing process）の一側面であるアセスメントを指し，看護情報を系統的に収集することでアセスメント内容の精度を高め，対象者に適した看護ケアを導き出すことを目的とするものである．

2 看護実践とヘルスアセスメント

□看護の定義

- 看護のヘルスアセスメントを実施するには，看護の目的は何か，その目的を達成するためにどのような情報を収集すべきかを理解しなければならない．
- 看護は，多様な健康状態にある人々に対し，健康の保持・増進，病気の予防，健康の回復，苦痛の緩和を目的に，対象者の心身の健康と生活の側面から，生命活動の安全を守り，安楽を導き，自立を促し，自律を支える専門的な活動である．

□人間の特性と看護実践

- 上記の看護の定義には看護を構成する４つの要素が含まれている．それは人間，環境，健康，そして看護である．これら４つの要素は次のような関係にある．

①人間：看護の対象である人間は，環境との物質代謝を繰り返す自然生命体であり，豊かな感情を有する．様々な共同体において他者とかかわり合い，支え合い，協同して何かをつくり出し，そしてそこに価値を見出したり満足感を共有したりする．人は他者と共に生きることで自己の充足感や喜びを追求していこうとする．このように人間は，一人ひとりが身体と心理社会的価値体系をもつ独自な統合体なのである．

②環境：人間は自己内外の環境と相互作用し，自己の恒常性の維持と適応，成長と発達を繰り返しながら生から死への過程を営んでいる．人間を取り巻く環境には自然環境のほか，国や地域，職場・学校，家族に代表されるような社会共同体があり，さらにそれぞれの共同体内でつくり上げてきた風土や文化，経済体制や保健医療体制などの社会システムがある．

③健康：これらの環境との相互作用の過程を通じて個人の健康状態は決定づけられ，逆に個人は健康状態に規定され生きている．この連続的な営みが

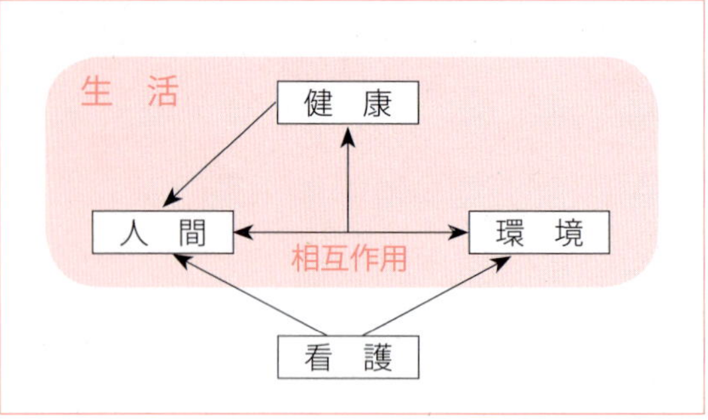

図 1-1 看護の主要素とその概念的関係

人間の生命活動の過程であり，日々の生活そのものである（**図 1-1**）．

④看護：看護の社会的使命は，このような特性をもち生活する人間の生命活動の過程を支え，人々がその人らしく自己の生を全うできるよう手助けすることにある．そのため看護実践は，まず生命活動を行っている一人ひとりの人間について，健康状態と生活の関係から理解し，どのような看護を必要としているかをアセスメントすることから始まる．

□看護実践としてのヘルスアセスメント

- 看護実践としてのヘルスアセスメントには，対象者の健康状態とそれに影響される生活状況を理解するために不可欠な看護情報の収集と，その情報を看護の専門的知識に基づいて解釈・判断することが含まれる．看護情報とは，看護の目的を達成するのに必要な人間・健康・環境に関する要素とこれらの関係性を示す情報群のことである．
- 看護情報を系統的に収集するには，以下のような分類パターンの活用が考えられる（**表 1-1**）．
  ① V. ヘンダーソン（Virginia Henderson）の基本的看護の構成要素 14 項目[1)]
  ② M. ゴードン (Marjory Gordon) の機能的健康パターン 11 項目[2)]
  ③ NANDA（North American Nursing Diagnosis Association）インターナショナルによって開発された分類法による 13 領域[3)]
- 系統的に看護情報を収集し判断するヘルスアセスメントでは便宜上，健康歴（health history），フィジカルアセスメント（physical assessment），メンタルヘルスのアセスメント（mental health assessment）の 3 つの情報収集の方法を提示している．

表 1-1 看護情報の分類パターン例

	ヘンダーソン	ゴードン	NANDA Ⅰ分類法Ⅱ（領域）
1	呼　吸	健康認識–健康管理	ヘルスプロモーション
2	食　事	栄養–代謝	栄　養
3	排　泄	排　泄	排泄と交換
4	身体動作と姿勢保持	活動–運動	活動／休息
5	睡眠と休息	性–生殖	知覚／認知
6	衣生活	睡眠–休息	自己知覚
7	体　温	認知–知覚	役割関係
8	清潔／身だしなみ	役割–関係	セクシュアリティ
9	環境（感染，暴力含む）	自己知覚–自己概念	コーピング／ストレス耐性
10	意思伝達／コミュニケーション	コーピング–ストレス耐性	生活原理
11	信　仰	価値–信念	安全／防御
12	社会的・生産的活動／職業		安　楽
13	レクリエーション活動		成長／発達
14	学習活動		

□看護技術としてのヘルスアセスメント

- 看護実践の過程は，対象者の健康と生活面から看護問題を明らかにし，その軽減や改善，解決を図るために看護の専門的技術を駆使し，目的を実現しようとする過程である．
- 看護の専門的技術は大きく分けて，看護援助技術（生活援助技術，診療関連技術），コミュニケーション技術，観察技術の 3 つがある．なかでも，看護実践としてのヘルスアセスメントは，観察技術とコミュニケーション技術によって成り立っており，これらの技術の基盤となっているのが看護の専門知識である．
- 看護の専門知識，コミュニケーション技術，観察技術の 3 つの要素が互いに関係し，総合的能力となって初めて看護のヘルスアセスメントを実施することができる．これらの要素のうち一つでも欠けると看護実践としてのアセスメント行為は成立しないことを心しておく必要がある．

① コミュニケーション技術

- 対象者とのコミュニケーションのあり方は，看護実践のすべての過程でその成否を決定する．アセスメントの過程においても重要な看護技術の一つである．健康歴を聴取するインタビュー手法は，まさにコミュニケーション技術そのものである．
- フィジカルアセスメントでは，触診や打診，聴診による診査時に診査内容に関連する主観的・自覚的情報を得ることでより確実なアセスメントを可能にする．

- メンタルヘルスのアセスメントでは，対象者の発する言葉や表情，所作などの言語的・非言語的コミュニケーションが主たる情報収集源となる．
- ヘルスアセスメントにおいては，看護者が対象者にどのように問いかけ，考えや感情を引き出すか，あるいは対象者の言語的・非言語的反応をどう受け止めるかによって，情報の量や質が大きく異なる．看護者のコミュニケーション技術はヘルスアセスメントの精度を決定する重要な看護技術といえる．

② 観察技術

- 看護は「観察に始まり，観察に終わる」といわれるほど看護者の観察技術は看護判断とケアの質を左右する．
- 従来，看護者の観察技術は「視る」「聴く」「触る」という直感に頼ることが多かった．しかし，今ではこれまでの看護の観察技術に，医師が用いている診査技術を導入することで，より系統的で，精度の高い観察が可能となった．それがフィジカルアセスメントである．
- 観察技術は看護者自身の五感や機能をフルに活用した技術であるが，その技術力は観察のもつ本質，すなわち「対象の真の姿を間違いなく理解しようとする」能力を看護者がいかに発揮できるかにかかっている．

③看護の専門知識

- コミュニケーションや観察をとおして得た対象者の事実が何を意味しているかを正確に解釈することで初めて看護情報となりうる．そのためには，得られた事実情報を看護の専門知識と照合し，分析と総合を繰り返しながら解釈を深める作業が必要となる．それがアセスメントの情報収集に次ぐ第２の段階である．
- 分析とは，情報の一つひとつについて専門的知識との比較によって正常と逸脱・異常，あるいは一般と特殊の区別を行い，情報の性質を決定していくことである．
- 総合とは，逸脱・異常，特殊な性質をもつ情報間の関係を健康生活の観点から明らかにしていくことである．
- 看護者は専門知識をもとに情報の解釈，あるいは情報間の関係性の意味づけを行うことで看護上の問題を判断する．専門知識はアセスメントに不可欠なものであり，看護者の有する知識の量と内容・範囲，さらにそれを対象者にどのように，どのくらい活用できるかによってアセスメントの質が決定される．

□アセスメント時の倫理的配慮

- 看護は対象者の安全・安楽を保障し，自立・自律を促進する善行無害の行為であることを前提に社会的に承認された活動である．
- すべての対象者はその人格が尊重され，健康の保持・増進および回復に向けて，対象者自身の意思と選択のもとに最善の保健医療を受ける権利を有している．
- ヘルスアセスメントは，以下の点に留意しながら実施しなければならない．

①説明と同意：ヘルスアセスメントの目的・方法，所要時間などを説明し，同意を得る．

②秘密の厳守：対象者の情報は，目的以外で活用したり，他言したりしてはならない．個人情報はその目的性とケアへの活用によって初めて看護情報となりうることを心する．

③プライバシーの保護：すべての実施場面で対象者のプライバシーを守る．

④安全の確保：アセスメントの開始時，実施中など，あらゆる状況において対象者の安全を守り，事故防止に努める．

⑤対象者の尊重：対象者が自由に反応できる関係づくりを心がけるとともに尊重した態度で接する．

⑥公正な態度：対象者の国籍・人種，年齢や性別，社会的地位や職業，経済的状況，さらに文化的価値観や生活信念などに対し，看護者は自分の価値観や差別に基づく判断を行ってはならない．個人的判断と看護判断を区別することが大切である．

引用文献

1）ヘンダーソン，V 著，湯槇ます・他訳：看護の基本となるもの，新装版，日本看護協会出版会，2006，p.33-78.
2）ゴードン，M 他著，松木光子・他訳：看護診断－その過程と実践への応用，第 2 版，医歯薬出版，1998，p.81-116.
3）NANDA インターナショナル，日本看護診断学会監訳：NANDA-I 看護診断〈2009-2010〉－定義と分類，医学書院，2010.

3 ヘルスアセスメントを構成する基本項目

- 本節ではヘルスアセスメントを2つの視点から整理する．一つは，ヘルスアセスメントは看護過程の一側面であり，看護実践の連続的な過程として理解することである．もう一つは，看護の対象者を健康と生活の視点から系統的にアセスメントするための基本項目についてである．
- これらの視点は，本書の構成に基づき初期アセスメント，フィジカルアセスメント，栄養のアセスメント，メンタルヘルスのアセスメントに分けて理解できるように概説する．

□初期アセスメント

①看護過程とヘルスアセスメント

- 看護過程は，科学的・論理的思考に基づく看護の問題解決方法をいう．それは対象者を総合的に把握するとともに分析解釈し，看護問題を明らかにすることである．さらにその問題解決のために，短期・長期的目標を立て，その達成のために看護ケアを導き出す過程である．つまり，看護過程にはアセス

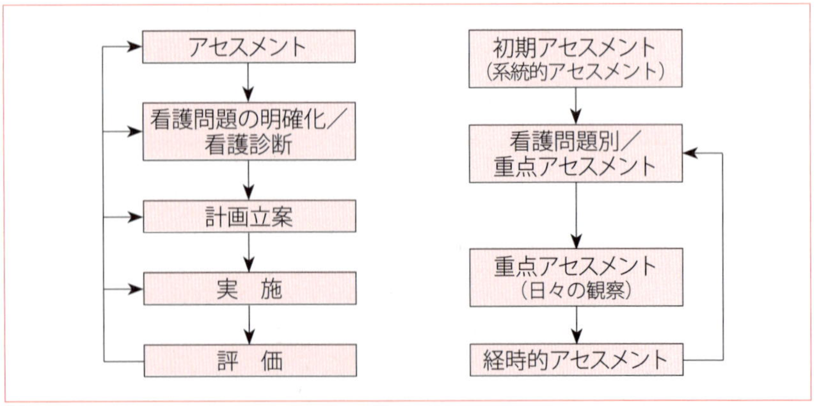

図 1-2 看護過程の各側面と類型別アセスメントの比較

メント，看護問題の明確化あるいは看護診断，目標設定と計画立案，実施，評価の側面が含まれる．

- ヘルスアセスメントには，看護介入の手がかりを得るための初期アセスメント，日々の観察や定期的な評価によって対象者の変化を判断し看護問題やケアを修正・追加するための手がかりを得る重点アセスメントや経時的アセスメントがある（**図 1-2**）．
- これらのアセスメントはその目的と特徴によって便宜的に分類しているが，いずれのアセスメントでも用いる看護技術と判断過程は共通である．

各アセスメントの特徴

【 初期アセスメント 】

- 初回受診時，入院・入所時，初回訪問時に行うアセスメントである．
- 対象者の身体的・心理社会的健康状態と生活に関する全体像を把握することで，その後の変化を判断する基準となる．

【 重点アセスメント 】

- 初期アセスメントに比べてより目的的で焦点化されたアセスメントである．
- 初期情報をもとに，疑いのある問題やその裏づけを行うために特定情報をより詳しく収集し，問題の有無や性質を特定するものである．また，日々変化する健康状態を評価するためのアセスメントでもある．

【 経時的アセスメント 】

- 長期（3～12 か月）の間隔で定期的に対象者の健康と生活を見直すアセスメントである．

【 救急アセスメント 】

- 緊急時に生命維持を最優先にして行われるアセスメントである．
- 突発的な発症，治療中の急変，自殺や事故によることが多く，短時間で対象者の生命にかかわる緊急問題を発見し，的確に対応することが求められる．

②健康歴と一般状態のアセスメント

- 初期アセスメントは，看護の対象を理解する最初の段階であり，看護情報を系統的に収集する健康歴と，全身状態を概観する一般状態のアセスメントをいい，引き続き行われるフィジカルアセスメントや栄養のアセスメント，メンタルヘルスのアセスメントの基礎情報となるものである．

健康歴の聴取

- 健康歴は，身体的・心理社会的な健康状態と生活に関する対象者の体験や感情，心身に対する感覚など主観的な情報を収集することである．看護は，健康と生活にかかわる人間の反応に働きかけることであるから，対象者が自分の健康と生活をどうとらえているかはきわめて重要な情報である．

- 健康歴の聴取は，対象者へのインタビューによって行われる．インタビューは対象者とのコミュニケーションそのものであり，信頼関係を構築する第一歩ともいえる．そのため，インタビューのあり方一つで関係性は変わり，得られる情報の深さと広がりも変わる．
- 一般的に，健康歴のインタビューはフィジカルアセスメントの前に行われる．フィジカルアセスメントでは健康歴での主観的情報をもとに，優先的・重点的に収集すべき情報をあらかじめ想定して実施することで，看護問題をより的確に焦点化することができる．

一般状態のアセスメント

- 一般状態のアセスメントは，全身状態をおおまかに把握し，スクリーニングすることである．このアセスメントにはバイタルサインや身体測定，全身の概観が含まれる．特に，バイタルサインは現在の活動耐性や疲労度を知る重要な情報であり，フィジカルアセスメントを安全に実施するための手がかりともなる．
- 看護者が対象者と出会った瞬間から概観の観察が始まる．たとえば，対象者の表情や顔貌，姿勢と動作，服装や身だしなみ，他者とのアイコンタクトの有無や話し方・口調などである．対象者の全身状態を的確に把握するためには，健康歴による主観的情報と共に正常からの逸脱を疑わせる客観的情報をもとに，アセスメントのポイントを絞ることが必要である．

□フィジカルアセスメント

- フィジカルアセスメントとは，看護目的を達成するための手段として，身体診査技術を用いて，身体の形態機能を評価し，生命活動と人間らしい生活行動にどのような影響を与えているかを看護判断する看護特有の活動である．
- 初期のフィジカルアセスメントでは「頭から爪先まで」を丁寧に診査するのが基本である．診査目的に沿って観察するためには，便宜上，頭頸部，外皮・リンパ系，心・血管系，肺・胸郭，腹部・消化器系，筋・骨格系，神経系，泌尿器・生殖器系に分けて診査するとよい．しかし，人間の形態・機能は単純に器官系で分けられるものではなく，各形態・機能が関連し合うことで生命活動として統制されていることから，特定の形態・機能の診査中も関連するシステムを想定しながら診査することが大切である．
- 診査中に何らかの異常所見が認められた場合は，異常による苦痛や出現時期，部位，程度などの自覚症状などを聴取するとともに，本人の訴え方や感情表出，ストレス度合いなども観察する．対象者の心理的体験や精神反応に注目することでより的確な看護ケアにつなげることができる．
- 看護者は，形態・機能に関する基礎知識を有していることはいうまでもなく，各形態・機能の診査方法に習熟することでより正確に情報を得ることができる.

- 人間の成長・発達し続ける特性を理解したうえで，対象者の発達段階を踏まえた評価や異常が病的要因によるものか，年齢的要因によるものかを見きわめることが重要である.

□栄養のアセスメント

- 食と栄養は，人間にとって生命維持に不可欠であり，日々の活動源である．看護は日常生活のあらゆる活動を支える働きをするが，なかでも食と栄養は健康生活と深くかかわっている.
- 人間の食生活の営みは，食事の準備・調理，食物の摂取，後片づけのすべての行程において運動・神経機能や感覚機能，認知機能，そして食べ物を体内に取り込んだ後の栄養代謝機能，排泄機能が関与する．さらに，社会文化的側面からみると，食生活を通じて文化や風習を伝承し，個人的価値観や信念を表現する日常の営みでもある.
- 食のもつ人間的機能の一つとして栄養代謝機能がある．古くから食は「滋養」として，健康の維持・増進と予防，健康回復のために重要な役割を果たしてきた．健康と栄養代謝の視点から，栄養不足あるいは過剰摂取，さらにリスク要因の潜在についてアセスメントすることで，対象者の食生活への援助を通じて栄養状態の改善を図ることができる.
- 栄養のアセスメントでは，食物の摂取から消化・吸収の状態，体内での利用と蓄積および身体活動に伴うエネルギー消費状況などを評価する．また，栄養素の摂取量と必要量，栄養素の相互比率などの栄養バランスを評価するほか，栄養状態の指標となる姿勢・歩行，筋肉の発達状態，皮膚と爪・毛髪の状態，バイタルサインなどを観察することで，より的確にアセスメントすることができる.
- 栄養状態は対象者の成長・発達とも深くかかわっており，発達段階に適した栄養状態か，栄養摂取かをアセスメントすることも大切である.
- 栄養のアセスメントは，健康生活と栄養代謝の視点から健康歴による情報や一般状態，フィジカルおよびメンタルヘルスのアセスメントを総合的に活用し評価することが重要となる.

□メンタルヘルスのアセスメント

- 看護は人間の反応に働きかけることである．人は身体と精神の統一的存在として，家庭や職場，学校などの特定の場において絶えず周囲の人々と社会的なかかわりをもちながら生活を営んでいる．このように，人間の反応とは身体的，精神的，心理社会的な統合体であることを前提に，自己内外の様々なストレッサーによって受ける心身の反応のすべてを指す．

- 人間的反応を焦点に，健康生活を支援する看護においては，対象者の精神状態および心理社会的状態の把握は欠かすことのできない看護情報の一つである．
- 私たちが「健康に生活」している目安は，心身共に最良の状態にあることに加え，社会生活でも充実していると感じる体験である．しかし，この感覚はみな同じ状態を指しているわけではない．
- メンタルヘルスは一人ひとりがどのような自己であろうとするか，あるいはどのように自己を認識・評価するかによって異なる．つまり，一人ひとりの生育過程で形成されてきた自己概念や価値概念，あるいは情緒的・認知的な精神反応によるもので，身体状態に比べてより個別的なものといえる．
- メンタルヘルスのアセスメントでは，人間の個別性を尊重しながら，精神状態と心理社会的状態の標準からの逸脱についてアセスメントする．
- 対象者の健康認識や生き方，日々の生活と社会的活動のあり方は個別的で多様であることから，より注意深くアセスメントする必要がある．メンタルヘルスのアセスメントは対象者との出会いから始まり，健康歴のインタビューや一般状態の観察，フィジカルアセスメントのどの過程でも行うことになる．対象者の身なりや表情，姿勢・動作，あるいは会話中の口調や話し方，理解の仕方や受け止め方の特徴などが，精神および心理社会的状態を暗示させる重要な看護情報となる．
- メンタルヘルスのアセスメントには，精神看護学はもとより精神医学，心理学，社会心理学を応用した様々なアセスメント方法があるが，本書では情緒的・認知的機能を示す精神状態のアセスメントと，自己概念とストレスコーピングを中心に心理社会的アセスメントを理解できるよう構成している．

参考文献

1）Jarvis C：Physical Examination and Health Assessment, 3rd, ed, W.B. Saunders, 2002.
2）Potter PA, et al：Fundamentals of Nursing-Concepts, Process & Practice, 3rd, ed, Mosby, 1993.
3）クレイブン，RF 他著，藤村龍子・他訳：基礎看護科学，医学書院，1996.
4）アルファロールフィーヴァ，R 著，江本愛子監訳：基本から学ぶ看護過程と看護診断，第 6 版，医学書院，2008.

第Ⅱ章

初期アセスメント

学習のねらい

看護者は，対象者が保健医療機関の受診時，または入院時に初期アセスメントを行う．初期アセスメントには，健康歴のインタビューと身体測定を含む一般状態のアセスメント，栄養アセスメントが含まれる．

本章では健康歴のインタビューと一般状態のアセスメントを取り上げ，初期の看護介入に必要なアセスメントを学ぶ．なお，栄養のアセスメントは第Ⅳ章で扱う．

学習の目標

1．健康歴のインタビューの目的と方法を理解し，実施できる．
2．一般状態のアセスメントの目的と構成要素を説明できる．
3．一般状態のアセスメントを実施できる．
　1）対象者の全身の外観を観察できる．
　2）対象者のバイタルサイン（体温，脈拍，呼吸，血圧）を正しく測定できる．
　3）対象者の身長，体重，腹囲，胸囲を正しく測定できる．
4．初期アセスメントによって得られた情報を分析・解釈し，看護の必要性と関連づける．

1 健康歴のインタビュー

□インタビューの目的

①健康・生活に関する系統的な情報収集

- インタビューでは，健康や生活に関する体験や感情，感覚や知覚など本人からしか得られない情報を収集し，この後に行うフィジカルアセスメントと関連させて健康問題を明らかにする．

②対象者との関係構築の第一歩

- 看護者は対象者との出会いと同時にアセスメントを開始する．インタビューが信頼関係に影響することを十分に認識し，意図的なコミュニケーションを心がける．

□インタビューの方法

- インタビューの過程には**表 2-1** のような段階がある．

表 2-1 インタビューの過程（4 段階）

準備段階	・インタビューが効果的に行われるように準備する段階 ・心地よい環境で対象者の緊張をほぐし，効率よくインタビューするための準備を整える
導入段階	・看護師が対象者と対面し，インタビューを始める段階 ・対象者との関係づくりの第一歩であり，信頼関係の構築に重要な意味をもつ
維持段階	・インタビューの目的を達成するため必要なやり取りを行う段階 ・看護者はあらかじめ考えておいた内容と流れに沿って質問を行い，事実関係や情報間の関連性を明らかにしていく
終結段階	・インタビューの成果を確認し，終了する段階

①インタビューの準備

インタビューの場の設定

〇静かでプライバシーの保てる心地よい場を確保する

- なるべく1対1で話のできる個室で行う．対象者がプライバシーの保護を感じられる場所でインタビューすることが大切である．
- 部屋の温度，採光・照明などを調節し，必要物品（適当な大きさの机，安楽な椅子，記録用紙と筆記具）を整える．

〇看護者・対象者共にゆとりのある時間帯を選び，落ち着いてインタビューできるようにする

- インタビューが中断されることのないように，調整が必要な場合は事前に済ませておく．
- 対象者の状態を観察し，インタビューが可能かどうかを判断する．苦痛がある場合は症状緩和を優先する．

情報の事前入手と吟味

- 入手可能な情報を事前に確認しておき，詳しく知る必要のある事柄を考えておく．
- 効率の悪いインタビューは対象者を疲労させる．事前情報をもとに質問内容と聴取する順序を整理しておく．

心地良く安心できる雰囲気づくり

- 約1mの距離で90度に向き合って座る．
- 初めに挨拶と自己紹介をし，インタビューの目的と内容，所要時間を説明する．
- 看護者の責任と秘密保持を述べ，安心して情報提供できるようにする．
- くつろいだ雰囲気づくりを心がけ，どのような訴えにも真剣に耳を傾ける．
- わかりやすい言葉を選びゆっくりと明瞭に話す．専門用語は用いない．
- 丁寧語を使って話し，対象者を尊重する態度を示す．

②インタビューの実施：効果的なコミュニケーションのための方法

質問内容によって聞き方を変える

- 開放型と閉鎖型の質問を使い分ける．
- 体験，認識，感情を知りたいときは「～についてはいかがですか」「～をどのように感じていますか」のように，自由に回答できる開放型の質問をする．
- 具体的な事実を知りたいときは「～はありましたか」「それはいつですか」のように，簡単に答えられる閉鎖型の質問で焦点化していく．

- 症状の有無を確認するときなどは「はい」「いいえ」で答えられる聞き方をする.

対象者の話に耳を傾け，共感を示しながら聞く

- 対象者の話をそのまま受け止め，意見を述べたり判断を加えたりしない.「それはつらかったですね」「お気持ちはよくわかります」などと共感を表す.

対象者の表現を助け，話を促進する

- 対象者が言葉に詰まっていたり上手く表現できなかったりする場合は，言葉を与えて表現を助ける. たとえば，「きりで刺されるような痛みですか」などと具体的に言い表し，反応を促す.
- 対象者が訴えた症状は，そのままの表現を借りてさらに詳しく情報を得る. たとえば，対象者が「シクシクする痛み」と述べたときは，「そのシクシクした痛みは……」と続け，質問を深める.

沈黙を活用し，対象者が考える時間をつくる

- 対象者がスムーズに答えられない場合は適当な間をつくり，言葉を選んだり考えをまとめたりする時間を与える.

非言語的コミュニケーションを活用する

- 適宜，アイコンタクトをとる.
- 適宜，うなずきや相づちなどの身振りを交えて話す.
- 表情，口調，声の調子にも注意を払いながら進める.

③インタビューの終了

- インタビュー終了時には次の点を心がける.
  ①対象者の苦痛や疲労を確認し，協力に感謝してねぎらう.
  ②「何か気になることはありませんか」などと対象者に尋ね，疑問や心配に応じて対応する.

健康歴の内容

- 健康歴には対象者の身体的・心理社会的な情報が含まれる. 対象者の特性やアセスメントの目的によって必要な情報は異なるが，以下の5つはすべての対象者に必要である.
  ①属性
  ②自覚症状（主訴）および現病歴

③既往歴
④家族歴
⑤日常の生活行動

①属　性

- 健康歴のインタビューは属性の確認から始める．
属性には，氏名，年齢，生年月日，性別，婚姻の有無，職業，通常および緊急の連絡先，国籍や人種，民族，出生地，宗教など，対象者の個人特性を示す基本情報が含まれる．

②自覚症状（主訴）および現病歴

- 自覚症状は受診動機となる場合が多い．対象者の言葉を正確にとらえ，具体的に確認する．
- 受診理由や自覚症状は，あらかじめ情報がある場合は，それをもとに詳しく聞いていく．
①症状の性質や特徴
②出現部位，出現時間，持続時間
③悪化や軽減につながる因子
④前駆症状，随伴症状
- 異常を自覚してからの経過や生活の変化や対処を聴取する．
- 現在の健康状態と生活への影響を聴取する．

③既往歴

- 過去の病気や治療が現在の生活や健康観に影響している場合がある．医療に対するイメージも療養体験に基づいていることがあるため，現在の健康問題との関係が直接なくても詳しく聴取する．
①過去の病気や受傷体験
②手術を含む治療体験
③医療機関の利用状況
④予防接種やアレルギー（食物，薬物，汚染物質など）
- 大きな病気や事故，入院や治療体験だけでなく，過去の健康状態をどう認識しているかが重要である．よくかぜをひくとか疲れやすいといった体調も，日常の健康状態を知るうえで意味がある．これまでの保健行動に関しても把握する．
- 病名や治療内容は，対象者に正確に伝えられていない場合もある．また，曖昧な記憶でも対象者の述べた事実や体験をそのまま残すことに意味がある．

④家族歴

- 家族は対象者の生活や健康に大きくかかわっていることが多い．インタビューでは家族構成と健康状態を聴取する．
  ①家族構成
  ②家族の健康状態，病気の場合は病名
  ③家族の存命の有無，死亡の場合は死因

⑤日常の生活行動

1日の過ごし方

- 日常の生活リズムや生活習慣を把握する．
- 健康問題が自覚されている場合は，健康なときの過ごし方と異常を自覚してからの変化を確認する．

基本的な生活行動

- 食事，排泄，活動，休息，清潔などの生活行動を聴取する．
- 健康問題が生じているときは健康なときと比較してもらい，どのような変化があるかを確認する．

□健康歴の枠組み

- 対象者の全体像を系統的に把握するために看護モデルを枠組みとして用いる．**表 2-2** に心身の機能から人間の見方を提唱したゴードンの機能面からみた健康パターンに基づくアセスメントガイドを示す．

□高齢者の場合の留意点

- 認知や知覚が衰えている場合がある．インタビュー中に聴覚や認知について観察する．
- 対象者の理解力に応じた言葉を選ぶ．聴力低下のある場合は，明瞭な発音を心がけ，ゆっくり話をする．
- 高齢者のインタビューは時間がかかる可能性があるため，通常より長い時間を設定し，ゆとりをもって臨む．
- 記憶が曖昧になっている場合には関連性のある質問をし，焦点化していく．
- 必要に応じて，家族からも情報を得る．

表 2-2　機能面からみた健康パターンに基づくアセスメントガイド

パターン	内　容
健康認識－健康管理	健康状態の認識，健康管理，健康上の目標に焦点を当て，情報収集する • 現在の健康状態：自覚症状または現在の健康状態で気になること，自覚症状の出現状態（初めて出現した時期，現在までの経過，症状の性質と出現頻度，症状が増悪する因子，症状が出現したときの対処） • 過去の健康状態：これまでの病気や事故・通院や入院経験，治療内容 • 健康に関する考えや習慣：健康に関する価値観や考え・健康のために行っている習慣 • 医療や福祉にかかわる社会資源の活用（活用の有無，活用内容） • アレルギー：アレルギーの有無，アレルゲンの種類，アレルギー反応，アレルギー反応出現時の対処 • 予防接種：接種の種類，接種時期 • 嗜好品：アルコール（飲酒の有無，アルコールの種類，頻度，量，飲酒開始年齢），喫煙（喫煙の有無，喫煙開始年齢，喫煙本数（/日）） • 薬物の使用：薬物使用の有無，種類，使用頻度 • バイタルサイン
栄養－代謝	食物の摂取・消化・吸収・代謝，組織への栄養供給に関連する情報を収集する • 通常の食事摂取について：食事パターン（1日の食事回数，食事時刻，食事内容，1回摂取量），間食の有無（回数，時刻，内容，量），偏食の有無（内容） • 食欲の有無：現在および過去の食欲，食欲の変化 • 食事で注意していること • 食事制限の有無：ある場合は制限の内容，制限を遵守できているかどうか • 食事に影響する症状：腹痛，腹部不快，悪心・嘔吐，咀嚼困難，嚥下困難，その他 • 通常の水分摂取：1日の摂取量，水分の種類，水分摂取で注意していること • 歯・舌の問題：う歯，義歯，その他 • 皮膚，粘膜，毛髪，爪の状態：色調，損傷，湿潤の有無など
排　泄	身体から老廃物を排出する機能に焦点を当て，情報収集する • 排便：排便パターン（排便頻度，1回量，性状，排便時間），排便時の問題（疼痛の有無，排便困難，腹部膨満感，残便感，その他），薬剤や浣腸の使用の有無（使用頻度，種類），便通を整えるために留意していること • 排尿：排尿パターン（1日の回数，夜間排尿の回数，1回量），性状，排尿時の問題（疼痛の有無，排尿困難，残尿感，その他）
活動－運動	エネルギー消費を必要とする毎日の運動・活動，レジャー活動，活動−運動を支えるメカニズム（呼吸・循環，神経，筋，骨格）に焦点を当て，情報収集する • 呼吸：呼吸状態（安静時，活動時），呼吸に関連する症状（呼吸困難，咳嗽，喀痰，その他） • 循環：循環状態（安静時，活動時），循環に関連する症状（胸痛，胸内苦悶，その他） • 筋，骨格：筋の状態（筋力低下の有無，ある場合は低下部位），関節可動域，動きに関連する症状（疼痛，こわばり，その他） • 歩行，姿勢：歩行・姿勢に関連する問題，介助の有無（ある場合は介助の範囲・程度） • 日常生活活動の状態（清潔，排泄，更衣，整容，摂食，道具使用など），介助の必要性（ある場合は範囲・程度） • 通常のレジャー活動
性－生殖	性的役割と生殖機能，性的な健康状態に焦点を当て，情報収集する • 婚姻状態：婚姻歴，現在の結婚の有無，パートナーの有無 • 生殖機能（女性）：月経（開始年齢，閉経年齢，月経周期，月経困難，最終月経，月経に関する問題の有無），妊娠回数，出産回数 • 生殖機能（男性）：前立腺や精巣の問題の有無 • 生殖に関して気になることや心配なこと • 性的関係の変化や満足度

表 2-2 機能面からみた健康パターンに基づくアセスメントガイド（つづき）

パターン	内　容
睡眠－休息	休息，睡眠，リラクセーションに焦点を当て，情報収集する • 通常の睡眠パターン：就寝時刻，起床時刻，睡眠時間 • 睡眠の質：寝つき，熟眠感，夜間覚醒，早朝覚醒，その他 • 睡眠，休息に関連する症状の有無：疲労感，あくび，集中力や注意力の低下，その他 • 睡眠を促すための工夫 • 睡眠薬の使用：有無，頻度，種類
認知－知覚	感覚・知覚機能，理解・記憶・判断・コミュニケーションなどの認知機能，情報処理システムに関連する情報を収集する • 視覚：視覚の問題（視力，視野欠損），補助具の使用の有無（ある場合は種類） • 聴覚：聴覚の問題（聴力，耳鳴），補助具の使用の有無（ある場合は種類） • 嗅覚，味覚，触覚：嗅覚，味覚，触覚の問題の有無（ある場合はその状態） • 痛みや不快感：部位，誘因，性質，程度，持続時間，緩和手段 • 見当識 • 理解力，判断力，記憶力に関する問題 • コミュニケーション：言語障害，聴力障害，使用言語の問題
役割－関係	家族および社会における役割や責任，人間関係などに関する情報を収集する • 家族：家族構成，家族における役割と責任 • 職業：仕事の種類と内容，職場での立場と役割 • 地域：地域での社会的活動やボランティア，地域における役割 • 人間関係：職場，学校，近隣での人間関係 • キーパーソン
自己知覚－自己概念	自分自身に対する知覚，自己に対する感覚，ボディイメージに関する情報を収集する • 自己の性格に関する受け止め • 自己の能力に対する受け止め • 自己のボディイメージ
コーピング－ストレス耐性	生活上のストレスに対する対処，ストレスに対する耐性について情報収集する • 生活上の大きな変化や危機の有無 • これまでストレスに対してどのように対処してきたか • 現在どのようなストレスがあると知覚しているか • 現在のストレスに対してどのように対処しているか • ストレスを軽減，緩和するための工夫 • 現在の生活や人生への満足度 • 相談相手の有無
価値－信念	意思決定に影響を及ぼす価値観，信仰・信条について情報収集する • 信仰の有無：ある場合は種類，宗教上のしきたりや習慣 • 生活や人生において大切にしていること

参考文献

1）稲葉佳江編著：成人・高齢者のためのヘルスアセスメント，メヂカルフレンド社，2004.

2）Javis C：Physical examination and health assessment, 5th ed, WB Saunders, 2009.

3）Potter PA, et al：Fundamentals of nursing, 7th ed, Mosby, 2009.

4）深井喜代子・他編：看護生理学テキスト－看護技術の根拠と臨床への応用，南江堂，2000.

5）山根信子監，川野雅資・他編：身体機能のアセスメント〈高齢者のヘルスアセスメント第 1 巻〉，中央法規，1998.

6）土居健郎：新訂方法としての面接，医学書院，1992.

2 一般状態のアセスメント

□アセスメントの目的

- 一般状態とは，全身所見の総称を示す言葉である．本節では，全身の外観とバイタルサイン，身体測定のアセスメントを取り上げる．
- 一般状態のアセスメントはインタビュー以前に始まっており，インタビュー中にも同時進行で行われる．

□アセスメントの方法

①全身の外観のアセスメント

- 看護者は対象者と出会った瞬間から対象者の全身，頭から爪先までを注意深く観察する．前かがみでうなだれた姿勢やさえない顔色は異常のサインかもしれない．張りのない声やため息は心理状態を反映しているのかもしれない．このような情報を看護の手がかりとして得るには系統的な観察が必要である．
- 一般状態のアセスメントとして，看護者はまず，姿勢と動作，表情や顔貌，声や口調・話し方，服装や身だしなみなど，外見と行動の観察を行う．

姿勢・動作の観察

- 姿勢や動作から筋・骨格系の情報を得ることができる．また，その時々の精神・心理状態を反映していることがあるため注意して観察する．
  ①バランスのとれた安定した姿勢が維持できているか．
  ②動きはスムーズで調和がとれているか．
  ③うなだれた様子や落ち着きのない動きはないか．

☞正常な場合：体軸はまっすぐで左右対称である．立位，座位ともバランスよく安定している．動きは自然で落ち着きがあり，目的的で協応性がある．

また，スムーズで調和がとれている．可動域の制限がなく補助具の使用もない．

体格・体型の観察

- 体格・体型は，性別・年齢，ライフスタイル，健康状態を反映することが多い．栄養状態や健康管理と結びつけて観察する．
  ①性別・年齢に見合った体格・体型か．
  ②身長・体重のバランスはとれているか．
  ③身体各部は左右対称か．
  ④脂肪分布，身体各部の形態．

☞正常な場合：性別や年齢に合った体格・体型で，身長と体重のバランスがとれている．ほぼ左右対称で，脂肪分布に偏りがない．身体各部の形態に異常はない．

表情・顔貌の観察

- 神経系の異常が表情や顔貌に影響していることがある．また，表情はその時々の精神・心理状態を反映することが多いため注意して観察する．
  ①顔面筋の左右対称性．
  ②顔面の腫脹や浮腫，出血痕の有無．
  ③表情は自然で状況に応じた変化があるか．
  ④苦痛様表情の有無．
  ⑤アイコンタクトがとれるか，眼球の動きは自然か．

☞正常な場合：顔面筋はほぼ左右対称で，腫脹や浮腫，出血痕がない．自然な表情で，状況に即した変化がある．苦痛様表情はない．アイコンタクトがあり，自然で落ち着きのある眼球の動きである．

皮膚・粘膜の観察

- 皮膚や粘膜は健康状態を反映することが多い．まず露出部位をよく観察する．
  ①皮膚の色調や性状，統合性の有無．
  ②爪床の色や爪甲の形状．
  ③眼球粘膜の色調．

☞正常な場合：色調は人種や民族の特徴に即した自然で健康的な色である．爪床はピンクで半月丘があり，爪甲は滑らかである．皮膚のきめは細かく滑らかで，創傷や病変はない．眼球粘膜は濁りのない白色である．

服装・身だしなみの観察

- 清潔習慣や衛生に対する考え方，経済状況を反映することがある．また，清潔行動は健康状態に影響されることも多い．
  ①季節や天候，場にふさわしい服装か．

②衣服の着方に問題はないか.
③頭髪，爪，ひげの衛生状態はどうか.
☞正常な場合：季節や天候，場にふさわしい服装で，衣服を正しく着用している．ボタンやホックなどは留められている．文化や年齢にふさわしい服装や化粧である．毛髪や爪，ひげは，文化や年齢にふさわしく整えられており，衛生状態はよい.

声の性質，口調・話し方の観察

- 会話から発声機能や話し方を観察する．言葉づかいや話し方は，性別や年齢，社会的立場を表すことが多い．抑揚，間のとり方，スピードは，精神・心理状態にも影響される.
①発声はスムーズか.
②発音は明瞭か.
③嗄声はないか.
④性別や年齢にふさわしい話し方をしているか.
⑤会話の流れはスムーズか.
⑥言葉の選択は適切であるか.
⑦その場にふさわしい話し方であるか.
⑧会話を介した交流ができるか.
☞正常な場合：スムーズな発声，明瞭な発音，嗄声はない．声の大きさは場に適していて，適当な抑揚がある．スムーズな会話で，話の流れは自然である．性別や年齢にふさわしい言葉を用いた会話で，会話をとおして交流が感じられる．違和感がない.

体臭・口臭・呼気臭のアセスメント

- 口臭や呼気臭は，口腔内の炎症や消化管の異常から発生している場合がある．また，体臭は衛生状態の悪さを反映する場合もあるため，原因と併せてアセスメントする必要がある.
☞正常な場合：特別なにおいはない.

②バイタルサインのアセスメント

- バイタルサインは，対象者の健康状態を示す重要な観察項目の一つである．看護者は初回のインタビュー終了後，対象者のバイタルサインを観察し，正常からの逸脱がないかどうかを確認する.
- バイタルサインには，体温（temperature：T），脈拍（pulse：P），呼吸（respiration：R），血圧（blood pressure：BP），意識（consciousness）が含まれる．対象者の全身状態を把握するためには，これらを関連づけて総合的に解釈する必要がある．また，1回の測定で正常・異常を判断するのではなく，個人の傾向や変化の過程をみて状態を把握することが重要である.

- バイタルサインの観察が必要なときは以下のとおりである.

①受診時や入院時
②医師の指示があるとき
③定期的な観察
④外科処置の前後
⑤侵襲的な検査の前後
⑥バイタルサインに影響を及ぼす薬物投与の前後
⑦バイタルサインに影響を及ぼす看護行為の前後
⑧対象者から気分不良や苦痛症状の訴えがあったとき

- バイタルサインの観察順序は，対象者の状態から緊急性を判断し決定する. 通常は，①体温，②脈拍，③呼吸，④血圧の順で行うとよい.

①体温：体温はほかのバイタルサインに与える影響が大きいため，最初に観察することで脈拍，呼吸，血圧との関連が考えやすくなる.
②脈拍：心臓の働きを観察し，次に測定する血圧と併せて循環状態を確認する.
③呼吸：体温や脈拍の観察結果と関連させて確認する.
④血圧：体温，脈拍，呼吸の観察結果と併せて確認する.

緊急を要する場合は，呼びかけながら脈に触れ，同時に呼吸を確認した後，血圧を測定することもある.

体温の観察

- 一般に体温とは身体深部の温度のことを指すが，日常的に深部温を測定するのは不可能であるから，口腔や直腸などの体腔，外気の影響を受けにくい腋窩などを測定部位とする.
- 人間の体温は多少の外部環境の変化で大きく変動することはなく，ほぼ一定に保たれている. ただし，体温は性差や個人差が大きいため，個人の特徴をつかむことが重要である.

☞正常な場合：**表 2-3** 参照. 健康な成人の平均的な体温は腋窩で 36 ～ 37℃である.

【 体温測定の準備 】

○測定器具

- 体温計には，腋窩用，口腔用，直腸用，鼓膜用がある.
- 一般に用いられている電子体温計には，予測式と実測式がある. 機種の特徴を正しく理解して用いる.
- 予測式とは平衡温を上昇途中で予測して値を検出するもので，実測式は実際の測定値がそのまま表示されるものである. 予測式は，体温計を測定部位に挿入してから約 1 分で値を検出するため測定時間が短くて済む.
- 実測式は，平衡温に達するまで体温計を挿入しておく必要があるため測定時

表 2-3 測定部位による特徴

測定部位	正常範囲（成人）	適　用
腋　窩	36 ～ 37℃	• 新生児から高齢者まで測定可能 • るいそうの強い場合は不向きである • 体温計の挿入の仕方によって値が変動しやすい
口　腔	腋窩温より約 0.4 ～ 0.6℃高い	• 意識が明瞭で協力可能な成人や学童以降の小児 • 顔や口腔の傷や痛み，口呼吸，けいれんのある場合は適さない
直　腸	腋窩温より約 0.8 ～ 1℃高い	• 新生児，乳児，意識障害のある対象者 • 肛門や直腸に異常がある場合は適さない • 不快や苦痛を伴うため，成人や高齢者には不向きである
鼓　膜（耳）	腋窩温より約 0.8 ～ 1℃高い	• 新生児から高齢者まで測定可能 • 体温計の挿入の仕方によって値が変動しやすい

間が長くなる．

○対象者の準備

- 測定前 10 分間は安静を保ち，外気の影響を受けないようにする．
- 腋窩の場合は，10 分程度は腋を閉じてもらう．口腔の場合は，20 ～ 30 分前から飲食を控え，10 分前から会話をしないようにする．

○必要物品

- 腋窩での測定：腋窩用体温計，タオル．
- 口腔での測定：口腔用体温計，ディスポーザブル手袋（必要時）．

【 測定方法 】

○腋窩（**図 2-1 ①**）

- 体温計は専用のものを用いる．
- 腋窩に発汗のあるとき：発汗していると体温計が皮膚に密着しないため測定値に影響が出る．タオルで静かに押さえ拭きし，摩擦による血流への影響を少なくする．
- 体温の左右差がある場合：同一側で測定する．片麻痺や，大胸筋，広背筋，上腕筋に創傷や病変があるときは，健側で測定する．側臥位の場合は上側で測定する（圧反射によって下側の血管が収縮し，上になった側に血流が集まって体温が上昇する）．
- 体温計は腋窩の最深部に挿入し，密着させる．前下方から後上方に向かって入れる．外気の影響を受けないように測定が終了するまで密閉空間を保つ．測定側の上腕を前胸部寄りに密着させ，反対側の手で上腕部を押さえて密閉させる．
- 測定終了後，デジタル表示を読み取り，消毒してケースに格納する．

○口腔（**図 2-1 ②**）

- 体温計は専用のものを用いる．
- 体温計は舌下中央部に斜めに挿入し，軽く口唇を閉じてもらう．対象者が自

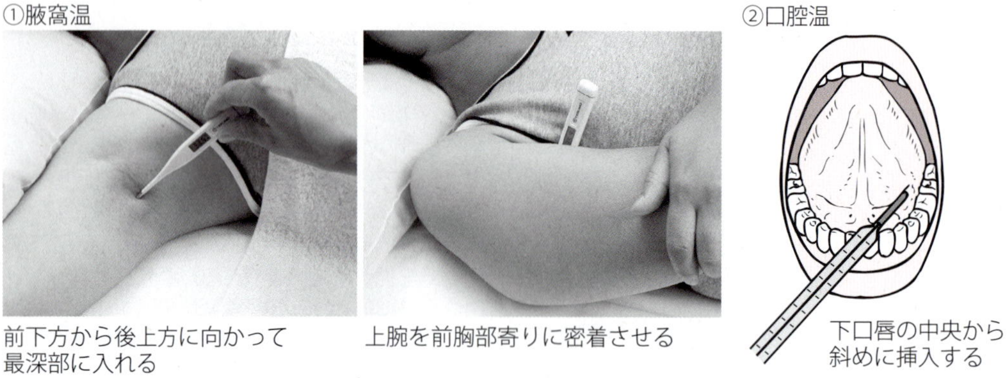

①腋窩温
前下方から後上方に向かって
最深部に入れる
上腕を前胸部寄りに密着させる
②口腔温
下口唇の中央から
斜めに挿入する

図 2-1　腋窩温と口腔温の測定部位

力で保持できない場合は，看護者がディスポーザブル手袋をはめた手で体温計を支える．

- 測定終了後，感温部に付着した唾液をティッシュで拭き取り，デジタル表示を読み取る．体温計を消毒し，ケースに収納する．

【 正常からの逸脱 】

- 腋窩温では一般に 36.0℃未満が低体温，37.0 ～ 37.9℃が微熱，38.0 ～ 38.9℃が中等度熱，39.0℃以上が高熱とされている．ただし，対象者の平熱との比較が必要であり，一律の基準ではない．

○高体温

- 体温が異常に上昇した状態で，発熱とうつ熱の 2 種類がある．
  ①発熱：体温調節の機能異常で，産熱と放熱のバランスの崩れによって生じる．主な原因としては脳腫瘍や脳出血などの機械的刺激，細菌の毒素や組織たんぱくの分解産物，菌体の代謝産物などの化学的刺激があげられる．そのほか脱水や神経性の発熱もある．
  ②うつ熱：体熱放散の障害や，産熱量が放熱量を上回った場合に生じる．高温環境や激しい運動などによって熱が体内に蓄積されて起こる．
- 頭痛，悪寒，悪心・嘔吐，筋肉痛，食欲不振，鼻汁，咽頭痛，下痢などの症状の有無を確認する．

○低体温

- 体温が 36.0℃未満に低下した状態である．高齢者では，熱の伝導低下によって，平熱が 35℃台の場合もある．
- 病的な低体温には，栄養失調や甲状腺機能低下，心不全，自律神経失調症によるものなどがある．

○熱　型

- 体温が正常から逸脱している場合は，上昇と下降のパターンを観察する．疾患によっては発熱と解熱が特有のパターンで繰り返されることがあるため，定期的な測定が必要である．

脈拍の観察

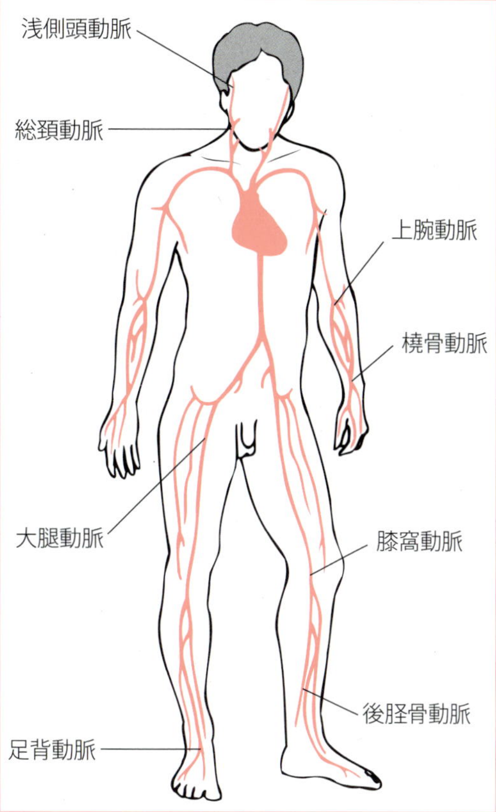

図 2-2 脈拍の一般的な触知部位

- 脈拍とは，心臓の収縮による血管壁の振動が末梢に伝わり，拍動として感じられるものである．通常，脈拍は心臓周期と一致して伝わるため，脈拍数の観察で心拍数を知ることが可能である．
- 脈拍の観察では，数（1 分間），大きさ，緊張，リズム，血管の弾力性をみる．
- 脈拍は表在性の動脈であればどこでも触知可能であるが，対象者の状況に応じて測定しやすい部位を選択する（**図 2-2**）．測定部位としては，上肢では橈骨動脈と上腕動脈，下肢では足背動脈，膝窩動脈，大腿動脈，後脛骨動脈，頭頸部では浅側頭動脈，総頸動脈などがある．一般的には橈骨動脈が用いられる．

☞正常な場合：成人ではおおよそ 60 ～ 80 拍/分，高齢者では 60 ～ 70 拍/分で，規則正しい整脈である．脈拍の大きさと緊張は一定である．

【 脈拍測定の準備 】

○対象者の準備

- 測定前 10 分間は，静かな環境で安静にしてもらう．

○必要物品

- 秒針付き時計，もしくはストップウォッチ．

【 測定方法 】

○橈骨動脈での測定（**図 2-3**）

- 臥床時は，測定側の前腕を掛け物の外に出す．前腕はベッド上に置くか，看護者が対象者の手

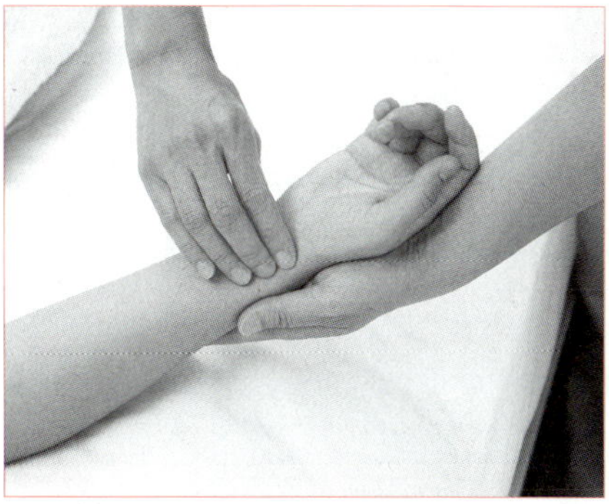

図 2-3 脈拍の触診の仕方

部を下から支える．前腕を浮かせた状態では筋疲労を招くため必ず支持する．

- 示指，中指，環指の指腹を橈骨動脈に沿って当てる．指腹が動脈の真上にくるようにし，適度な圧を加えて触れる．圧を加えすぎると血流を阻止するおそれがある．逆に弱すぎると対象者の動脈の拍動を感知できないこともある．必要時，左右の脈を同時に触診し，血行の左右差を確認する．
- 脈拍の観察時には，次の点に注意する．
  ①一定の間隔で拍動しているか．
  ②不規則な場合は呼吸性によるものか否か，吸気と呼気時のリズムを確認する．
  ③リズムに乱れがある場合は，その特徴を確認する．
  ④リズムに乱れがある場合は，心拍動の聴取も併せて行う．
  ⑤脈拍欠損（結代）がある場合は，欠損数をカウントする．
- 拍動を触触できたら，時間を計りながら測定を開始する．脈拍に異常がある場合は必ず1分間観察する．数のカウントと同時に，大きさ，緊張，リズム，血管の弾力性など，脈の性状も確認する．

【 正常からの逸脱 】

- 正常な脈拍数は，年齢や性別によって異なる．また，環境，食事，嗜好品，運動，情動，睡眠などの内的・外的な刺激によって容易に変動するため，正常から逸脱している場合はこれらの因子による変動であるか否かを確認する．

○脈拍数の異常

- 頻脈（100拍/分以上）：運動や情動による影響で容易に起こる．病的な原因としては，発熱，体液量不足，ヘモグロビン減少，血圧低下，甲状腺機能亢進のほか，洞性頻脈や心房粗動など，心機能低下で出現する場合もある．
- 徐脈（60拍/分以下）：加齢や薬物による影響のほか，長年スポーツを行ってきた人にみられることがある．病的な原因としては，洞性徐脈や刺激伝導系の異常などがある．

○リズムの乱れ（不整脈）

- 不整脈になる原因は様々である．吸気時に遅くなり，呼気時に速くなる生理的不整脈のほか，機能的・器質的な異常が原因となって起こる．
- 不整脈は，周期的に現れる規則性不整脈と不規則性不整脈に大別される．

呼吸の観察

- 呼吸とは外界から酸素を取り込み，代謝によって生じた二酸化炭素を排出する働きである．呼吸には内呼吸と外呼吸があるが，通常は外呼吸のことを呼吸と呼んでいる．
- 呼吸の観察では，回数（1分間），深さ，リズムをみる．

☞正常な場合：成人では約16～20回/分とされている．呼吸を意識したり努力したりすることなく，静かに規則的なリズムで行っているときは正常呼吸と判断する．呼吸の深さでは，成人の1回換気量は400～500mL，胸郭の上下は1～1.5cmである．吸気・呼気・休止期が規則正しく，リズムは一定である．努力を必要とせず，胸腹部の動きも静かで自然である．

【 **呼吸測定の準備** 】

○対象者の準備

- 測定前 10 分間は，静かな環境で安静にしてもらう．

○必要物品

- 秒針付き時計，もしくはストップウォッチ．

【 **測定方法** 】

- 呼吸は意識的に変化させられるため，対象者に気づかれないように観察する．
- 看護者は，脈拍測定に引き続き対象者の手首に触れたまま胸壁や腹壁の動きをみる．1 分間の呼吸数をカウントしながら，深さ，リズム，努力呼吸の有無を観察する．

【 **正常からの逸脱** 】

- 呼吸の変動因子には，年齢，体位，環境，運動，情動，意思などがある．正常からの逸脱がみられた場合はこれらの因子による変動であるか否かを確認する．

○深さの異常

- 過呼吸：回数は変わらず深さが増大する．過剰な酸素の取り込みと二酸化炭素の排出がみられる．運動によって組織の酸素需要量が増えたとき，温熱・寒冷，痛みによる影響，精神的緊張などによって生じる．
- 減呼吸：回数は変わらず深さが浅くなる．呼吸筋の麻痺やモルヒネ投与時などにみられる．

○回数と深さの異常

- 多呼吸：呼吸数が増して，深くなる．吸気・呼気・休止期の周期が著しく短縮する．
- 少呼吸：呼吸数が減少し，浅くなる．休止期が著しく延長する．

○リズムの異常（周期性呼吸）（**図 2-4**）

- チェーン-ストークス呼吸：速く浅い呼吸から次第に過呼吸となり，再び浅

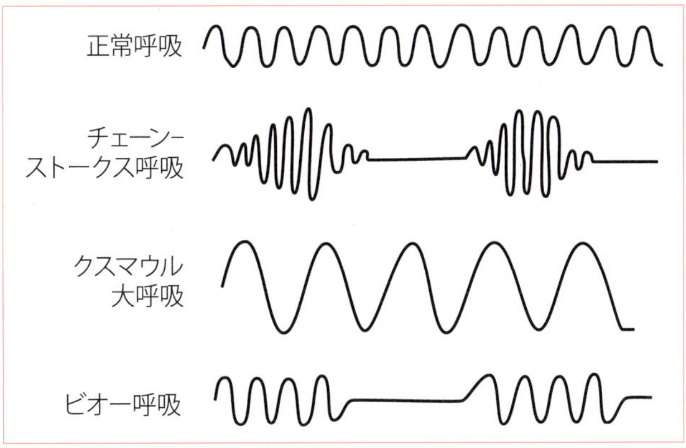

図 2-4　呼吸リズムの異常

くなって無呼吸となる．脳内出血や髄膜炎，薬物・アルコール依存の場合などにみられる．

- クスマウル大呼吸：多呼吸が持続するものである．糖尿病性昏睡や代謝性アシドーシスなどでみられる．
- ビオー呼吸：無呼吸の状態から浅い呼吸を数回繰り返し，再び無呼吸になる．脳器質の炎症や頭部外傷，熱射病などでみられる．

○努力呼吸

- 鼻翼呼吸：呼吸のたびに鼻翼が動く状態で，吸気時に鼻翼が広がる．
- 下顎呼吸：呼吸のたびに下顎が動く状態で，吸気時に下顎が開き，呼気時に閉じる．
- 起座呼吸：上体を起こし，前傾姿勢で呼吸している状態である．

血圧の観察

- 血圧とは，血流が血管壁に作用する圧力で，通常，動脈圧を指す．
- 血圧は心周期によって変動する．収縮期が最も高く，拡張期が最低である．収縮期の圧を収縮期血圧，拡張期の圧を拡張期血圧とよび，水銀柱ミリメーター（mmHg）で示される．日常的には収縮期血圧を最高血圧，拡張期血圧を最低血圧と表すことが多い．収縮期血圧と拡張期血圧の差を脈圧という．

☞正常な場合：**図 2-8** 参照.

【 血圧測定の準備 】

○測定部位

- マンシェットで加圧可能な四肢の動脈で測定する．基本的には動脈が触知でき，中枢側にマンシェットを巻ける部位であれば，上肢でも下肢でも測定可能である．通常は上腕にマンシェットを巻き，肘窩部の上腕動脈で測定する．

○測定器具

- 血圧計：水銀血圧計（**図 2-5**），アネロイド式血圧計，電子血圧計がある．
- マンシェット（カフ）：測定部位を圧するために巻く布製袋状の圧迫帯である．マンシェットには上腕用と大腿用がある．マンシェットの中には空気を入れるゴム嚢が収められている．測定部位と対象者の体格に合ったサイズを選ぶ．マンシェットの幅は測定部位の周径の約 40%が適当とされている．成人の上腕で測定する場合は，通常 12 ～ 14㎝幅のものが用いられる．

○対象者の準備

- 暑さや寒さを感じない静かな部屋で 10 分間以上安静にしてもらう．
- 血圧は体位によって変動するため，椅子に腰かけるか臥位で安静を保つ．

○必要物品

- 血圧計，聴診器．

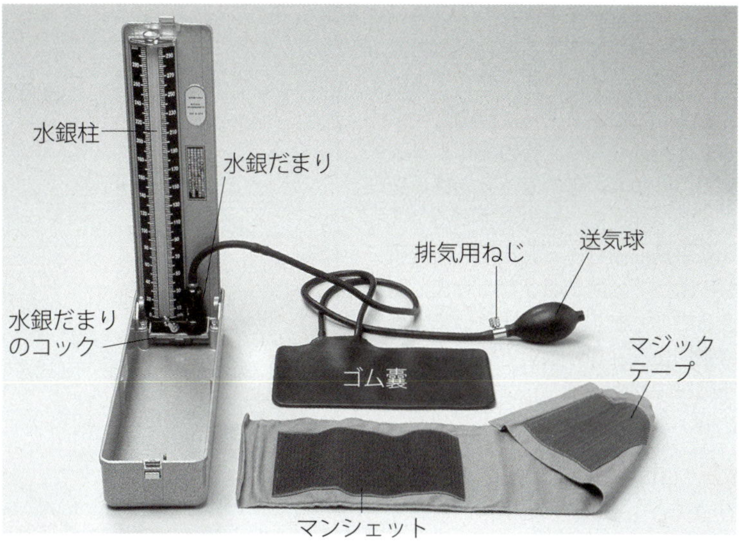

図 2-5　水銀血圧計の構造と各部の名称

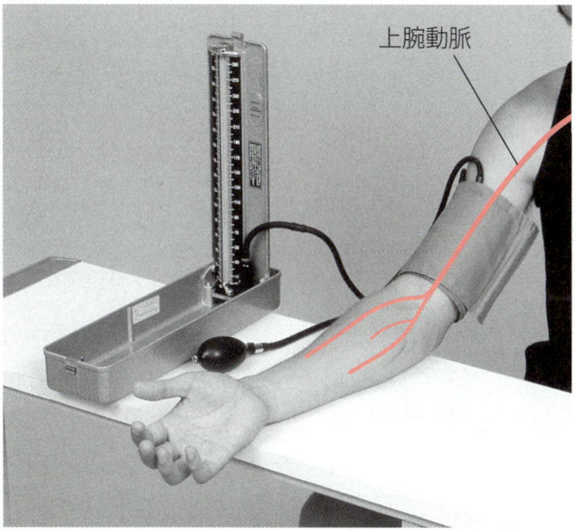

図 2-6　マンシェットの巻き方

【 測定方法 】

○水銀血圧計を用いた上腕動脈での測定

- 血圧測定に適した体位にする.

①マンシェットを巻く上腕の位置と心臓の高さが同じになるようにする.
測定側の衣服の袖をまくって上腕を露出する.

②袖をまくると上腕が圧迫される場合は片袖を脱いでもらう.

マンシェットを減圧すると動脈内の血流が戻り，コロトコフ音が聴こえるようになる．コロトコフ音は音の変化によって４相からなり，音の変化点をスワンの点とよぶ．音の聴こえ始める第１点が収縮期血圧，音の消失する第５点を拡張期血圧とする．ただし，健康状態によっては第５点がなく０まで聴こえることもある．その場合は第４点を拡張期血圧とし，０まで聴こえたことを記録に残す．

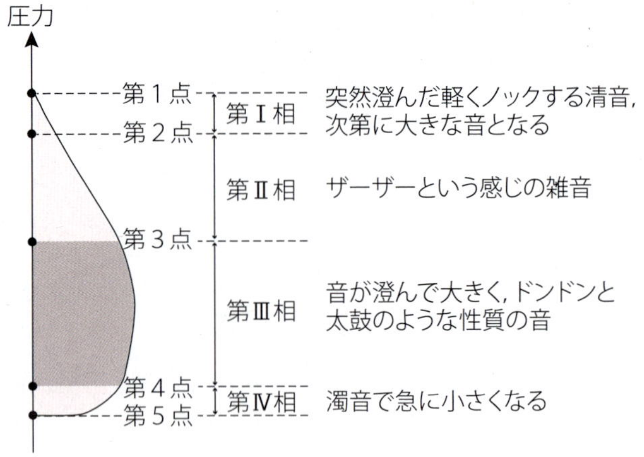

図 2-7　コロトコフ音によるスワンの点

- マンシェットを巻く（**図 2-6**）．
  ①上腕動脈の走行を確認する．
  ②動脈の圧迫を均等にするため，ゴム嚢の中央を動脈に沿わせる．聴診器のチェストピースがマンシェットで覆われると圧迫が不均衡になるため，マンシェットの下縁が肘窩にかからないようにする．
  ③マンシェットは緩すぎると圧迫面積が狭くなり，きつすぎると静脈をうっ血させるため，適度な強さで巻く．
- 目盛の読みやすい位置に血圧計を置き，水銀柱のコックを開ける．
- 肘窩の拍動部位を確認し，聴診器のチェストピースを当てる．
- 送気球を圧してマンシェットに送気し，加圧する．
  ①通常の血圧値より 20 ～ 30mmHg 程度高い圧まで送気する．初めて測定する場合は，普段の血圧を対象者にあらかじめ確認しておく．
  ②初めて血圧測定するときや，血管音を聴取できない場合は触診法で測定する．
  ③一方の手指で橈骨動脈の拍動を触知しながら加圧する．脈拍が触れなくなってからさらに 20mmHg 程度加圧し，徐々に下げて脈が再び触れ始めた値を読む．
- １拍動ごとに２～ 4mmHg のスピードで減圧し，コロトコフ音を確認しながら血圧値を読み取る（**図 2-7**）．
  ①血管音が聴こえ始めたときが収縮期血圧，消失したときを拡張期血圧とする．
  ②目盛は 2mmHg 単位で偶数読みにする．目盛の中間で聴こえた場合は低い値を読む．

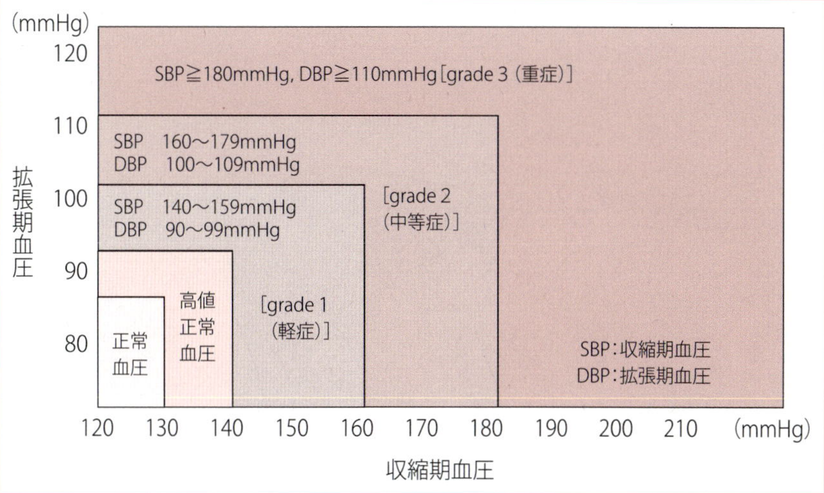

図 2-8 WHO-ISH による血圧分類（1999）

【 正常からの逸脱 】

- 血圧は，年齢，性別，体位，環境，食事，嗜好品，運動，情動などの因子によって生理的に変動する．血圧測定を行うときは，これらの影響を考慮する．
- 血圧は個人差が大きいため，対象者の通常の血圧値と比較して判断することが重要である．
- WHO（世界保健機関）-ISH（国際高血圧学会）では 140/90mmHg 未満を目標とし，130/85mmHg 未満を至適血圧としている（**図 2-8**）．

③身体測定（身長・体重・腹囲・胸囲）のアセスメント

身長・体重の観察

- 身長と体重の測定は，対象者の栄養状態の評価や薬物投与量の計算，水分出納のアセスメントを行ううえで重要である．

【 身長・体重測定の準備 】

- 測定前に重い上着と履物を脱いでもらう．
- 最近の身長と体重，変化の有無を確認する．変化を認識している場合には，その原因と経緯を聴取する．
- 定期的な体重測定が必要な場合は，測定時刻を決め，同じような着衣で，同一の体重計を用いて行う．
- 正確な測定値を得るため，身長計・体重計を点検しておく．

【 身長の測定 】

○測定方法（**図 2-9**）

- 踵，殿部，背部，後頭部を尺柱に付けて 30 ～ 40 度足先を開き，顎を引いて

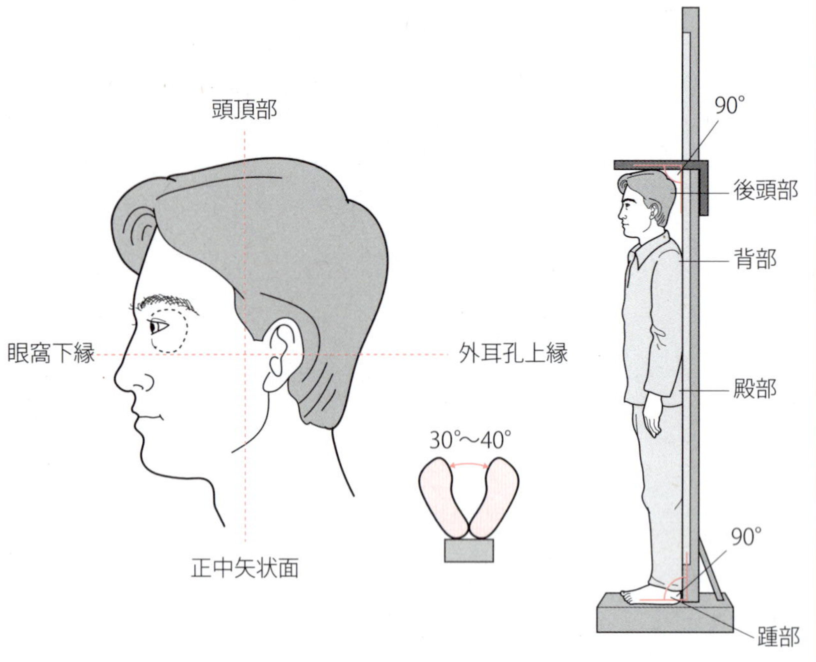

図 2-9　身長測定

直立してもらう．頭部は耳眼水平位（外耳孔上縁と眼窩下縁を結んだ線が水平になる位置）になるようにする．両上肢は体側に沿って下げる．

- 横規を対象者の頭頂部に静かに下げる．
- 看護者の眼の高さを目盛りと水平にして値（小数点第 1 位まで）を読む．測定値は㎝で記載する．

○測定時の留意事項

- 身長は起床時が最も高く，夕方になると低くなる．日内変動は 0.5 〜 1㎝程度といわれている．
- 脊柱彎曲のある対象者に対しては，正確に測定できない場合がある．

【 体重の測定 】

○測定方法

- 体重計の上に静止して立ってもらう．
- 指針の動きやデジタル表示が止まったら目盛りを読む（小数点第 1 位まで）．測定値はkgで記載する．

○測定時の留意事項

- 体重は食事や排泄，運動によって影響を受けるため，朝食前に排便・排尿を済ませてから測定するなど，測定時の条件を一定にする．

腹囲・胸囲の観察

- 腹囲は，成長発達，栄養状態，妊娠期の胎児や羊水の状態，腹水・浮腫などの異常をアセスメントするうえで重要である．
- 胸囲は，成長発達，一般状態を知る手がかりとなる．

【 腹囲・胸囲の測定準備 】

- メジャー（布製）を準備する．
- 測定部位を露出してもらう．
- 寒さを感じないよう室温に注意する．

【 腹囲の測定 】

○測定方法（図 2-10）

- 水平仰臥位とし，膝関節を伸ばしてもらう．
- 臍の位置にメジャーを水平に巻く．
- 安静呼吸時の呼気の終わりに目盛りを読む．値は小数点第 1 位まで読み，cm で記載する．
- 腹部膨満や浮腫のある場合は，最大腹囲も測定する．

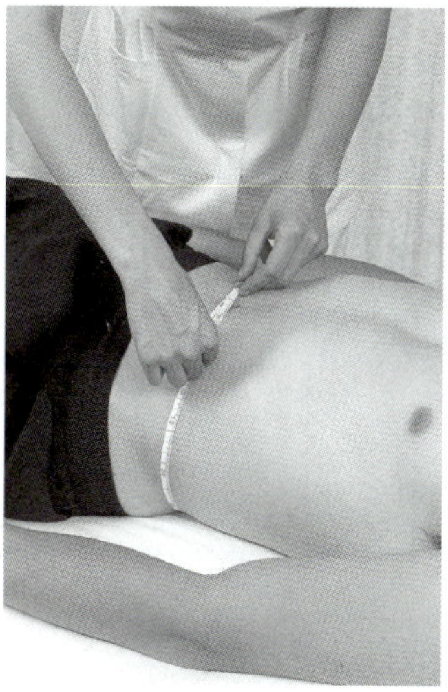

図 2-10　腹囲の測定

【 胸囲の測定 】

○測定方法（図 2-11）

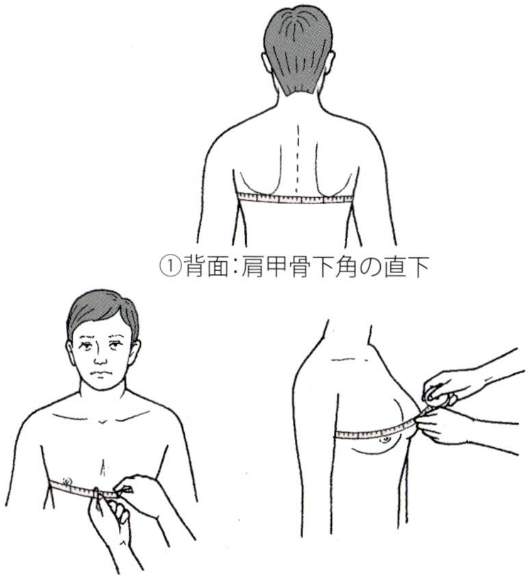

図 2-11　胸囲の測定

- 両上肢を体側に沿わせて下げてもらう.
- 肩甲骨下角の直下にメジャーを当て，水平に胸部に回す．男性は乳頭の位置になる．乳房が膨隆している女性は乳頭位置に関係なく，肩甲骨下角を基準にメジャーを回す.
- 安静呼吸の状態で吸気と呼気の中間時に目盛を読む．値は小数点第 1 位まで読み，cmで記載する.

参考文献

1）稲葉佳江編著：成人・高齢者のためのヘルスアセスメント，メヂカルフレンド社，2004.
2）Jarvis C：Physical examination and health assessment, 5th ed, WB Saunders, 2009.
3）Potter PA, et al：Fundamentals of nursing, 7th ed, Mosby, 2009.
4）日野原重治編：フィジカルアセスメント－ナースに必要な診断の知識と技術，医学書院，2006.
5）ポッター，PA 著，大石　実・他監訳：看護診断に必要なヘルスアセスメント，医学書院，1997.
6）ウェーバー，J 著，森山美知子・他訳：看護診断のための看護アセスメント，医学書院，1994.
7）深井喜代子・他編：基礎看護学テキスト－EBN 志向の看護実践，南江堂，2006.
8）氏家幸子・他：基礎看護技術 I，第 6 版，医学書院，2005.
9）藤崎郁・他：フィジカルアセスメント完全ガイド，学研，2001.

第Ⅲ章

フィジカルアセスメント

学習のねらい

フィジカルアセスメントは，ヘルスアセスメントのなかでも身体の形態・機能を焦点に看護判断することである．看護のフィジカルアセスメントには2つの目的がある．一つは身体の形態・機能を系統的に診査することであり，もう一つは診査によって得た情報をもとに生命と生活行動への影響について判断することである．フィジカルアセスメントにおいて，適切な看護判断を導き出すためには，専門知識はもとより正確な診査技術の実施が重要となる．

本章では，フィジカルアセスメントを実施するために必要な留意点を理解するとともに基本的な共通技術を習得し，そのうえで各系統別におけるアセスメントの実際について学ぶ．

なお，各系統別のアセスメントでは学習しやすいように，節ごとに学習のねらいと目標を提示している．

学習の目標

1．看護のアセスメントの視点を説明できる．
2．診査環境を準備するための留意点を説明できる．
3．診査のための留意点を説明できる．
4．診査法の種類と使途，実施方法を説明できる．
5．看護に必要な情報を得るための診査を実施することができる．
6．得た情報の分析や解釈をもとに看護判断することができる．

1 フィジカルアセスメントの目的と方法

□フィジカルアセスメントの目的

- フィジカルアセスメントは，各身体システムについて形態機能学的観点から客観的に把握し，正常あるいは異常を判断する身体診査と，診査から得た客観的情報が対象者の健康と生活の過程にどのような影響を与えているかを解釈・判断することである．
- フィジカルアセスメントは，身体診査の正確な技術に基づく情報収集と，以下の観点からの看護アセスメントが求められる．
  ①各身体のシステムにおいて，その形態と機能は正常か，あるいは異常を示しているか．
  ②診査結果は，特定の病態的変化によるものか，あるいは疑いがあるか．
  ③診査結果は，成長および発達に影響するか，あるいは年齢的な許容範囲内か．
  ④診査結果が，日常生活を送るのに十分な機能といえるか．問題のある場合は，どのような活動や動作にどの程度の影響があるか．
  ⑤診査結果が，社会生活を送るうえで問題はないか．問題のある場合は，どのような社会的活動にどの程度の影響があるか．
  ⑥診査結果は，今後の健康状態や生活活動にどのような消耗や低下，悪化をもたらすと予測できるか．

□フィジカルアセスメントの方法

- フィジカルアセスメントでは，看護者がどのような目的で何を知ろうとしているかによって，全身を系統的に診査する方法と，対象者に合わせてある特定の形態・機能を重点的に経過観察する方法がある．

①全身の系統的なフィジカルアセスメント

- 全身状態を評価するためのフィジカルアセスメントは，対象者の初診や入院時，在宅療養者の初回訪問時の初期アセスメント，あるいは入院患者や在宅療養者の全身状態を定期的に評価する経時的アセスメントがある．
- 全身状態の系統的なアセスメントには，肺・胸郭，心・血管系，腹部・消化器系，筋・骨格系，頭頸部（頭部，頸部，眼・口・耳・鼻），神経系，外皮・リンパ系，泌尿・生殖器系の各系統が含まれる．
- 診査に要する時間は看護者の技術力や診査経験によって異なるが，対象者の健康状態や年齢などを考慮して短時間で必要最低限の正確な情報を収集するよう心がける．
- 実施方法としては，身体系統別に行う場合と，頭部から体幹，四肢の順に実施する場合がある．後者の実施方法のほうが効率的ではあるが，看護者自身の診査経験によって実施方法を決め，実施内容はあらかじめ計画して行うとよい．
- 本書では，初心者が学習しやすいよう，系統別に整理している．

②経過観察としてのフィジカルアセスメント

- 重点アセスメントは看護者が対象者の日々の健康状態を把握するために行うアセスメントで，臨床では「経過観察」とよんでいる．
- 対象者の健康障害の種類や病態的変化の程度，前回行った観察結果を踏まえて，ある特定の健康状態について重点に経時的変化をみていき，日常生活における活動状況，本人の自覚症状や訴えをもとに，診査部位や内容を限定的にアセスメントする．すなわち，対象者の健康状態や生活活動，自覚症状などに関する日々の「変化」に注目する．

③フィジカルアセスメントの準備

- フィジカルアセスメントに際し，どのような準備をするかは，実施する診査の種類や目的によって異なるが，ここでは一般的な事項について述べる．

必要物品

- 全身を系統的に診査する場合は，**図 3-1** に示した器具類を準備し，いつでも持ち運びできるようセッティングして常備しておく．
- 訪問看護ステーションなどのように地域に出向く場合は，できるだけ軽量でコンパクトな器具を選び準備しておく．

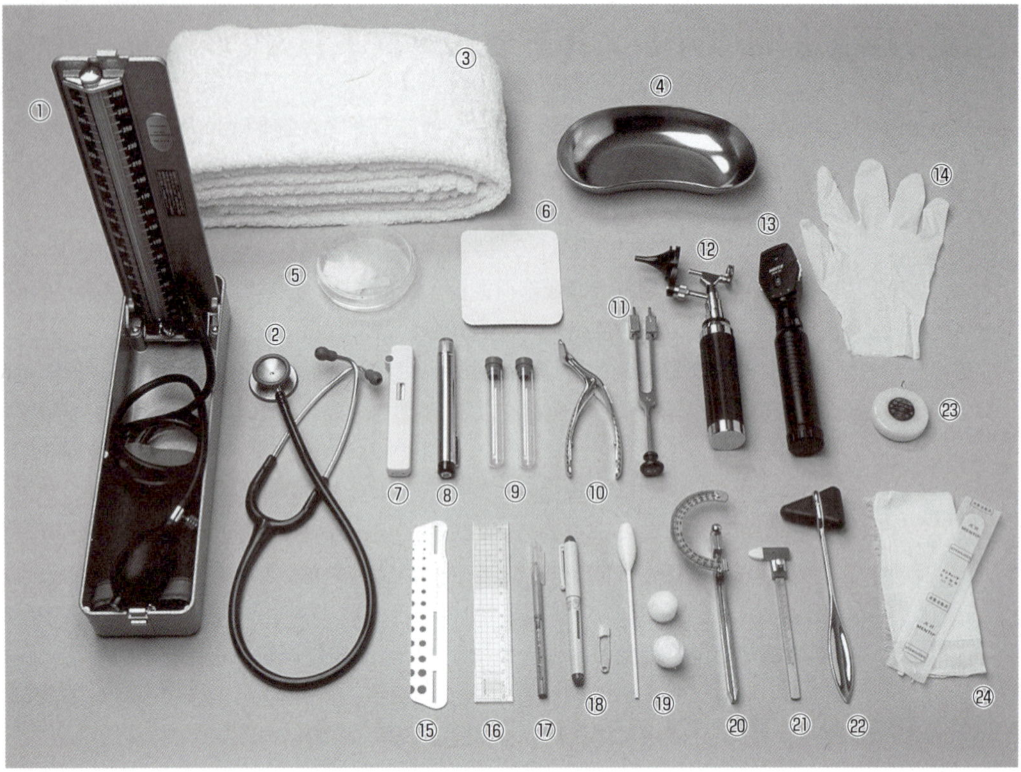

図 3-1 必要物品
①血圧計，②聴診器，③バスタオル，④膿盆，⑤アルコール綿，⑥アイカバーカード，⑦体温計，⑧ペンライト，⑨スピッツ（冷水用と温水用），⑩和辻式鼻鏡，⑪音叉，⑫耳鼻鏡，⑬検眼鏡，⑭ディスポーザブル手袋，⑮瞳孔計，⑯定規，⑰皮膚鉛筆，⑱ペン，安全ピン，⑲綿棒と綿球，⑳角度計，㉑オイレンブルヒ知覚計（ノギス），㉒打腱器，㉓メジャー，㉔ガーゼと舌圧子

【主な器具】

- それぞれの器具の特徴を理解し準備する．
- 聴診器：膜側とベル側を備えていて，管は内壁が厚め，内径 3mm 以内，長さは最大 37cm 以内のものがよい．また，イヤーピースは耳にぴったりしたソフトタイプを選ぶと初心者も使いやすい（**図 3-2**）．
- 診断セット：検眼鏡，耳鏡，鼻鏡は別個に準備してもよいが，セットのものであれば検眼鏡と耳鏡・鼻鏡のハンドルおよびスペキュラは併用できる（**図 3-3**）．検眼鏡と耳鏡は携帯に便利なプラスチック製の軽量なものもあるが，光度が弱いという欠点もある．診査の精度や使用頻度によって選択する．
- 音叉：聴覚や神経系の機能検査に使用する．聴力検査の場合は 512Hz（1024Hz でもよい），神経系機能検査の場合は 128Hz あるいは 256Hz の 2 種類を準備する．1 種類の場合は，128Hz か 256Hz を備えるとよい．
- 角度計：関節可動域をみるために使用する．測定部位によって様々な大きさや種類があるが，中程度の大きさのものを 1 種類準備できるとよい．簡便な

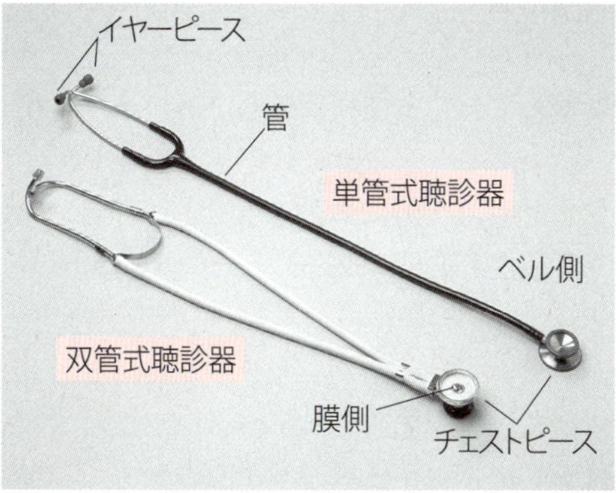

図 3-2　聴診器の種類と名称

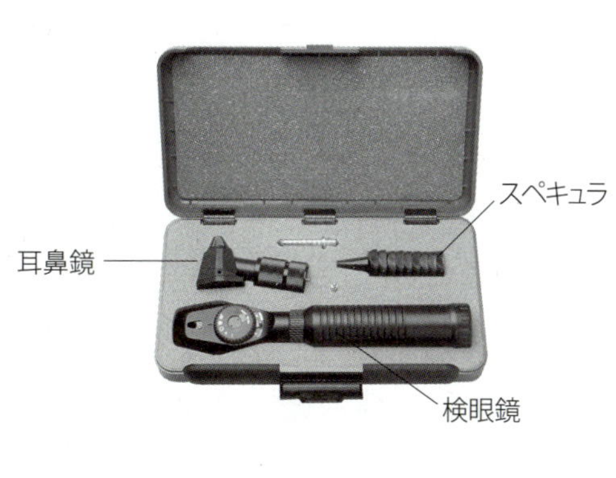

図 3-3　診断セット

ものとしてプラスチック製のものもある.

- 打腱器:腱反射をみるための器具である. 形状は様々であるが, 鋭角部（acute angle）と平坦面（flat）のある器具が便利で, 比較的細い腱と太い腱の検査で使い分ける.
- アイカバーカード：視覚機能診査に用いる. カードはやや厚めの紙で, 7 × 12cm 程度のものを 2 枚作成しておく.
- 知覚計：知覚検査のうち, 圧痛覚と二点識別を診査するときに用いる器具として圧痛覚計（モノフィラメント圧痛計）と二点識別計（ディスクリミネーター）やオイレンブルヒ知覚計（ノギス）が市販されている. また打腱器に付属したものもある. 圧痛覚検査では安全ピンや綿棒, シャープペンシル, 二点識別検査では 2 本のシャープペンシルで診査することもできる.
- 上記の器具類のほかにも準備すべき物品を**図 3-1** に示す. 診査の種類や内容によって整える.

環境の調整

- 診査のための環境は, 一般に以下のような点に留意する.

【プライバシーの保護への配慮】

- 可能なら個室が適している. 病室や在宅での診査では, カーテンやドアによって遮断する工夫が必要である.
- 診査の実施中に, 必要に応じてプライベートな情報を聴取することもあり, 話し声が他に漏れることのないよう環境を整える.

【採光・音・室温への配慮】

- 診査する場所は静かで暖かく, 光を調整することのできる, 落ち着いた雰囲気を保てる場所で行う.

【診査に適した姿勢や体位保持の配慮】

- 医療施設ではギャッチアップできるベッドか診察台を準備する.

- ベッドや診察台の位置は，看護者が診査内容によって左右どちらでも行き来のできる所に置く．
- 背もたれのない診査用の椅子を準備しておくと便利である．

【診査に十分なスペースの確保】

- スペースは，対象者が診査内容に合わせて十分に体動することができ，記録用紙や診査物品を置くことのできる広さが必要である．

診査の際の留意点

- 身体診査を実施する際，事前に排泄を済ませてもらう．
- 各系統別の診査に必要な物品のほか，椅子またはベッドを準備する．
- 身体診査前に一般状態を観察する．対象者の安全を確保するために，対象者が診査を行える体調や状態にあるかを判断する．
- 身体の各系統を診査する前に，全身の概観を把握する．対象者の心身の状態を知る最初の手がかりになり，また身体の各系統を診査する際に，より注意深くみるべき判断材料ともなりうる．
- 健康歴や看護記録をもとに，注意すべき診査内容をあらかじめ判断し計画的に行う．対象者からあらかじめ得ている情報に基づいて，より注意深く診査すべき事項を点検しておくことで情報の見落としを防ぐことができ，より正確な診査を可能にする．診査中は，あらかじめ得た情報を診査内容と関連づけながら行う．
- 対象者には，診査前に必ず目的と方法，所要時間を説明し，了解を得る．診査によっては対象者の協力を必要とする場合があるため，各系統別の診査ごとに説明し，協力や理解を得るよう心がける．
- 診査中はいつでも対象者の心身の安全と安楽を確保するよう配慮する．対象者のなかには健康障害や加齢によって，体力の低下や理解力の低下，あるいは認知・言語・聴力などに問題をもっていたり，不安を抱えている場合もある．診査の間，心身の著しい変化がみられないか経過観察しながら実施する．
- 診査時間は 30 ～ 60 分間が原則である．この間に対象者が質問したり，ゆっくり応答できるよう配慮する．すべての身体診査を 1 回で行うのはかなりの体力を要するものである．対象者の心身の状態を見きわめ，場合によっては数日に分けて行う．
- 診査順序はあらかじめ計画し，効率的に行う．前述したように，看護者の診査経験によっては各系統ごとに行うか，「頭から爪先」の順で行うかを決めておき，効率的に行う．どちらの方法で行うにしても，一般的には腹部を除き「視診→触診→打診→聴診」の順序で行う．腹部のみ「視診→聴診→打診→触診」の順であることに注意する．診査経験を重ね，視診と触診が打診や聴診時に同時に行えるようになれば，短時間での診査が可能となり対象者の負担も最小限で済ませることができる．
- 診査中，形態・機能の異常所見を確認したときは関連する情報の収集を詳細に行う．異常所見を示している形態・機能の種類・部位・性状・程度，出現時期などについて，さらに詳しく情報収集する．また，対象者の自覚症状や訴え，日常生活活動への影響についても確認する．

- 診査中の記録は最低限の記載とし，短時間で正確に記述し，診査終了後に整理する．記録の仕方も工夫によって診査時間を短くでき，対象者への負担が少なくて済む．

参考文献

1）ポッター，PA 著，大石　実・他監訳：看護診断に必要なヘルスアセスメント〈最新看護ガイド〉，医学書院，1997.

2）日野原重明・他：ナースに必要な診断の知識と技術，第 3 版，医学書院，1989.

3）山内豊明：フィジカルアセスメントの技術と意義，看護技術，46(14)：8-12, 2000.

2 フィジカルアセスメントの共通技術

- フィジカルアセスメントは，身体的な健康状態が，対象者の生命と生活にどのような影響を及ぼしているかアセスメントすることを目的としている.「視診」「触診」「打診」「聴診」は，対象者の身体システムに関する系統的な情報収集として，また日々の経過観察の情報収集として用いられるフィジカルアセスメントの共通技術である.
- 本節では，対象者に負担をかけず，そして見落としなく観察できるように共通技術を学ぶ.

□視　診

- 視診は，視覚によって全身の概観や，身体の形態・機能，徴候をみることである.
- 「視る」技術は，何をどのような目的でみるのか，さらにみる対象をどのように意味づけるかによって，初めて看護技術としての「視診」となる.同時に触覚や嗅覚をも活用しながら,「視る」ものへの意味づけをより正確に行う.
- 視診はヘルスアセスメント全体での最も基本的な技術であり，共通技術のなかで最初に用いられ，すべてのアセスメント過程で継続して行われる.
- フィジカルアセスメントにおける視診では，角度計や検眼鏡，耳鏡などの器具を用いて行う場合もある.それぞれの器具の使用目的および方法については「筋・骨格系のアセスメント」および「頭頸部のアセスメント」を参照.

①観察する内容

- 身体各部の概観
- 特定部位の形態（大きさ，形，色など），位置，左右対称性
- 分泌物や排泄物の量，性状，においなど

②留意点

- プライバシーの保護に配慮する．観察する部分のみを露出し，露出が不要な部位はタオルなどで覆う．
- 適切な明るさがある環境を整える．太陽光線を用いるのが最もよいが，照明器具下での視診では照度1000ルクス以上であることが望ましい．打撲やチアノーゼ，紅斑の観察を妨げる照明器具は避ける．
- 室温を適切に調整する．寒暖は皮膚の状態に影響し，正確な視診を妨げる可能性があるため注意する．
- 異常所見がある場合は，アセスメント内容に基づいて観察し，記録する．場合によっては，大きさや量の測定を行う．
- アセスメント内容によっては，問診，触診，聴診，打診でより正確な情報を得る．

□触　診

- 触診は，手で触れ，その感触から皮膚や特定部位の形態・機能をみることである．対象者に「触れる」ことは，「視る」ことと同じくらいに日々の看護実践のなかで情報収集やケアの手段として行われている．ヘルスアセスメントの過程では，診査目的ばかりでなく，緊張している対象者にやさしく触れることでリラックスさせせることもできる．
- 皮膚温や皮膚の張り，筋緊張，浮腫，陥没，硬結・発疹・腫瘤などの大きさや性状をみるなど，触れる目的によって看護者の重要な観察手段となったり，ケアとなったりする．
- 観察手段としての触診には，目的によって指先（指腹），手掌や手背を当てる触診と，圧する，探るといった触診とがある（**表3-1**，**図3-4**）．

①観察する内容

- 全身ないしは特定部位の温度（熱い，温かい，冷たいなど）と，湿度（乾燥，湿潤）
- 全身ないしは特定部位の皮膚表面の性状（なめらか，ごわごわ，ざらざらなど）
- 臓器や腫瘤の大きさ，外形，圧痛，可動性など
- 特定部位の振動，拍動，波動など
- 組織の性質（硬い，軟らかいなど）

表 3-1 触診の種類と目的および方法

種類	目的	方法
軽く触れる	皮膚表面に触れ，温度，湿度，拍動などをみる	• 拍動は指腹で触れる • スリルは，手掌の中手指節関節の骨の球部（手関節付近の軟らかい部分）あるいは尺骨側表面で触れる • 皮膚温は手背で触れる
浅い触診	皮膚表面部の性質，圧痛，温度，湿度，弾性，表在性の腫瘤などをみる	• 利き手の指腹（示指，中指，環指）を用いる • 触診の圧は，看護者の指が皮膚へ1～2cm沈む程度とし，軽く探る
深い触診	内部臓器や腫瘤の性質，大きさ，外形，圧痛，対称性，可動性などをみる	• 利き手のみを用いる方法：3～5cm程度，指が沈む程度の圧で探る • 双手法（両手を用いる方法）（**図 3-4**）：皮膚上にのせた手（示指，中指，環指）の上に，利き手をのせる．触診する圧を調節できるように利き手を上から当てる

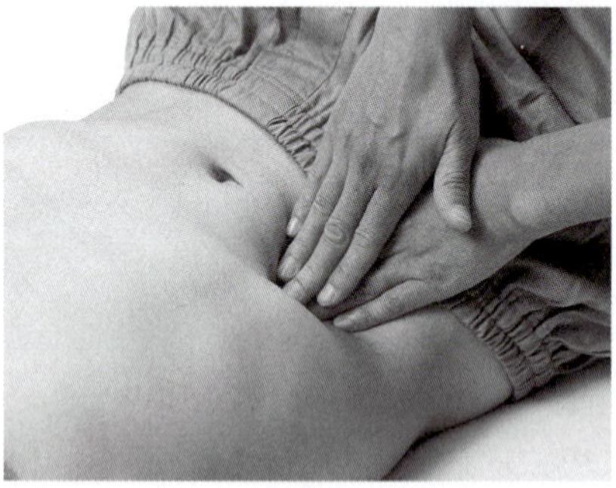

図 3-4 触診法（双手法）

②留意点

- 看護者は爪を短く切り，手を温めておく．
- 対象者の筋緊張を和らげるよう，安楽な体位をとることやリラックスさせるように心がける．
- いきなり触れるのではなく，触診前には必ず対象者に声をかけてから行う．
- 触診は，浅い触診から深い触診の順に行う．
- 圧痛のある部分は，最後に実施する．この場合，対象者の反応を一緒に観察する．

□打　診

- 打診は，身体の特定部位を手あるいは器具を用いて軽く叩き，その音や振動

表 3-2 観察する内容と打診音の特徴

種　類	観察する内容	観察部位	音の特徴
鼓　音	腸管ガス	腸　管	密封された空気によって発生する音で，太鼓のような音
共鳴音	正常な肺	肺	一部が空気で一部が実質組織による音で，反響するような音
強共鳴音	肺気腫	肺	共鳴音より大きな音で，とどろくような音
濁　音	肝臓，脾臓，心臓の大きさ	肝臓，脾臓，心臓	硬い実質組織の音で，ドスンというような音
平坦音	筋，骨	筋，骨	密度の高い組織の音で，平坦な音

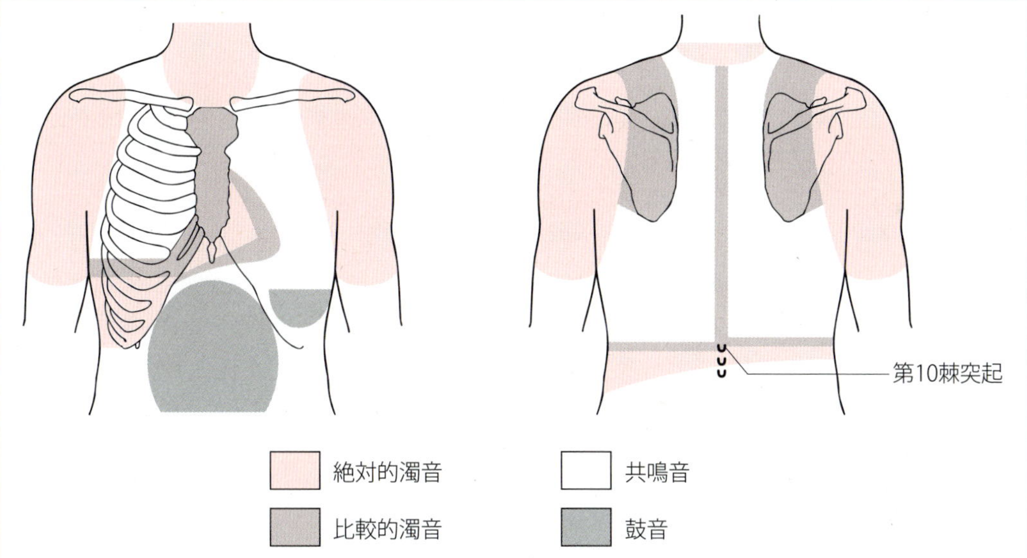

図 3-5 身体部位による打診音

から臓器組織内部の状態をみることである．

- 打診には，直接打診法と間接打診法があり，診査部位や目的によって使い分ける．また，神経機能検査に使用する打腱器も打診法の一つである．
- 打腱器の使用目的や方法については「神経系のアセスメント」を参照．
- 打診音は，打診部位での臓器の密度によって振幅の大きさと振動数が異なり，それが音の違いとなって聴こえる．
- 間接打診法によって識別できる身体部位による打診音の種類と音の特徴を**表 3-2**，**図 3-5** に示す．

①観察する内容

- 身体内部にある空気の有無（肺，腸など）
- 臓器の大きさの推定・境界（心臓，肺，肝臓など）

- 異常な液体の貯留（胸水，腹水）
- 打診音の種類（鼓音，共鳴音，強共鳴音，濁音，平坦音）
- 打診に伴う圧痛の有無

②方　法

直接打診法

- 1指または2指を用いる．
- 手首に軽くスナップを利かせて打つ．
- 対象者にどの範囲が痛いか尋ね，不快な徴候の有無を観察する．

間接打診法（図3-6）

- 利き手ではない中指の指腹から近位指節間関節までを，打診する部位にぴったり密着させる．
- 利き手の中指以外の指は，身体に触れないように浮かせる．
- 利き手の中指を90度屈曲させる．利き手中指の指尖部で，皮膚に当てている指の指節間関節基部を垂直に叩く．
- 叩く際は，打診の反響を止めないようにすばやく叩きすばやく離す．指で弧を描くように叩く．
- 肩の力を抜き，上肢を静止しながら手首のみ軽くスナップを利かせて2～3回行う．

③留意点

- 手を温めてから行う．

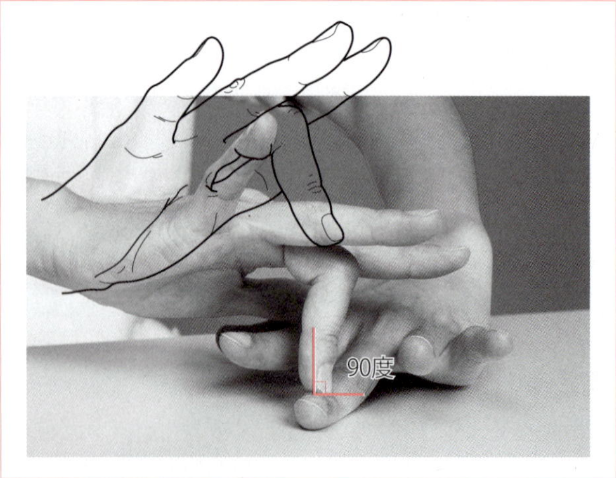

図3-6　間接打診法

- 静かな場所で行う．聴き分けにくいときは，打診部に耳を傾ける．
- 打診する臓器の形態と位置を想定しながら行う．
- 打診時の対象者の反応（表情のゆがみ，痛みの訴えなど）や打診部の皮膚の状態などを観察しながら行う．

□聴　診

- 聴診は，聴診器を用いて，臓器や器官が発する音から内部の状態をみることである．
- 呼吸音や心音，腸音などの聴診があり，その音の高低や強度，性状，持続などの観点から聴き分け，判断する．

①聴診の種類と観察する内容

- チェストピースの膜側での聴診：膜面全体を聴診部に密着させて聴く．呼吸音，正常心音（第Ⅰ・Ⅱ心音），腸音などの高い音を聴く場合である．
- チェストピースのベル側での聴診：聴診部に軽く当てて聴く．異常心音（第Ⅲ・Ⅳ心音），心雑音，血管雑音などの低い音を聴く場合である．

②留意点

- 静かで暖かい場所で行う．
- 実施前に，開放している側のチェストピースが膜側かベル側かを自分の耳で確認する．
- 聴診器は皮膚に直接当てて使う．この場合，自分の手でチェストピースを温めてから皮膚に当てる．
- 何を聴診しているかを意識しながら，集中して注意深く聴く．
- 聴診目的によって，左右交互に，あるいは効率よい順序で行う．
- チェストピースが皮膚から浮かないよう，チェストピースの上縁を 3～4 指で固定する．

③正しい聴診器の使い方

- イヤーピースを耳孔に挿入する：イヤーピースを「ハの字」の向きになるように持ち（**図 3-7**），向きをそのままに，耳孔に挿入する．この向きで挿入すると，耳孔にフィットして聴診音がよく聴き取れる．
- 聴診音が聴き取れる状態かどうかを確認する：チェストピースを対象者に当てる前に，聴診音が聴き取れる状態かを，必ず確認する．イヤーピースを耳

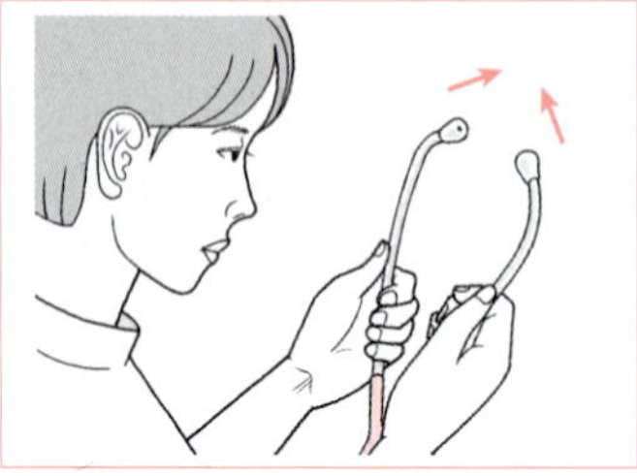
図 3-7　イヤーピースの持ち方

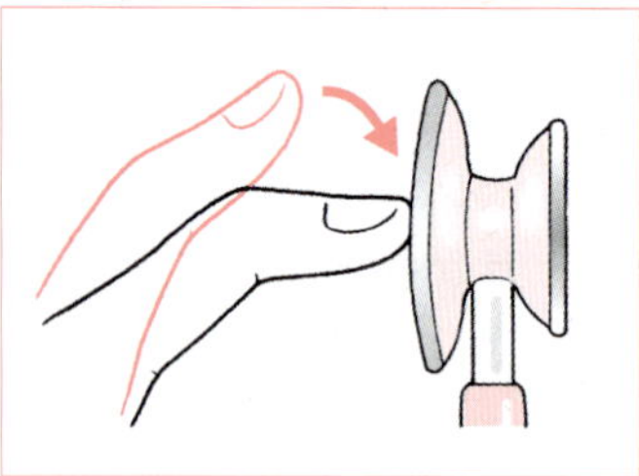
図 3-8　聴診器の確認

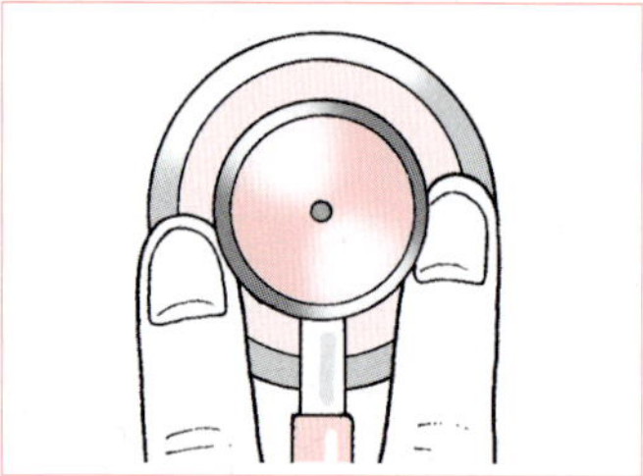
図 3-9　チェストピース（膜側）の当て方

孔に挿入し，示指か中指でチェストピースの面を軽く叩いてみる（**図 3-8**）．はっきりとした音が聴こえない場合は，チェストピースと聴診器の管の接続部位を「カチッ」という感触が伝わるまでひねり，もう一度面を叩いてみる．

- チェストピースを当てる：チェストピースは直接対象者の皮膚に当たる部分であるため，あらかじめ看護者の手で温めた後に当てる．冷たいまま当てると対象者に苦痛を与え，聴診音にも影響があるため注意する．
  ①チェストピースの膜側を当てて聴診する場合：対象者の皮膚に膜面をぴったり押し当てる．示指と中指あるいは環指を用いてチェストピースを固定する（**図 3-9**）．「跡が残るくらい」密着させると膜全体で聴診音が聴き取れる．固定している看護者の指がわずかでも動いた場合や，聴診器の管やベル側の縁に看護者の手が触れた場合，聴診音以外の雑音が聴取されるので注意する．
  ②チェストピースのベル側を当てて聴診する場合：聴診部に軽く当てる．

肺・胸郭のアセスメント

□学習のねらい

人間の生存・生活に不可欠な酸素と二酸化炭素の物質代謝は，気道や肺などの呼吸器系，血液，心・血管系，肋骨や肋間筋などの筋・骨格系，中枢神経系の協働作業によって行われている．身体各部に酸素が十分に供給されなければ，生存・生活に必要なエネルギーは産生されず，日々の活動は制限される．また，二酸化炭素が体内に蓄積すると，生体の恒常性は崩れ，心身のあらゆる機能が変調をきたしていく．このように呼吸は人間の生存・生活に不可欠な役割を担っている．

本節では，呼吸にかかわる諸機能のうち気管・気管支・肺，肋骨・肋間筋・横隔膜を含めた肺・胸郭のアセスメントを学ぶ．

□学習の目標

1．肺・胸郭の形態と機能を説明できる．
2．肺・胸郭の正常所見と異常所見を説明できる．
3．肺・胸郭の機能に関係する問診を行うことができる．
4．肺・胸郭の視診・触診・打診・聴診を行うことができる．
5．視診・触診・打診・聴診で得られた情報を生活行動と関連させ，異常がある場合は生活への影響を推論することができる．

□アセスメントの目的

- 酸素の供給は生命維持にとって不可欠であり，人間が生き，生活するうえで最も重要な機能であるため，肺・胸郭のアセスメントは，心・血管系とともに，どのような対象者にあっても優先的に行われなければならない．
- 私たちが必要とする酸素量は，その時々の心身の状況によって変化する．身体各部が必要とする酸素を十分に取り込むことができなければ，生活行動に必要なエネルギーは産生されず，活動を制限せざるをえない．

- 人間の呼吸にかかわる機能には，呼吸器に属する鼻腔から肺胞までの器官に加え，呼吸運動に関係する呼吸筋や呼吸補助筋，血液や心・血管系などが関与している．
- 肺・胸郭のアセスメントでは，胸郭内の臓器である気管支・肺と，呼吸運動にかかわる肋骨や肋間筋，横隔膜などの形態・機能を中心に診査するとともに，呼吸機能を阻害する徴候の有無を観察し，それらの関連性や原因について考える．
- 日常生活や社会的役割に与える影響を推定することで看護上の問題を見出し，根拠のある看護実践に結びつける．

□形態と機能

①形　態

胸部の区分

- 前胸部には胸骨角（ルイ角）と肋骨角の 2 つの角がある．
- 胸骨角は，胸骨柄と胸骨体の接合部で，その左右外側は第 2 肋骨になる．第 2 肋骨の真下のくぼみが第 2 肋間である．
- 肋骨角は，剣状突起（第 7 肋軟骨と関節を形成）と横隔膜で形成され，肋骨縁の角度を表したもので，通常は下方に 90 度以下の角度である．
- 胸部の区分には，便宜上 2 つの角と 8 本の基準線を用いる（**図 3-10 ～ 3-12**）．
- 基準線は体幹の形状，体表から内部の臓器の位置や大きさ，部位などを推定する指標となるものである．

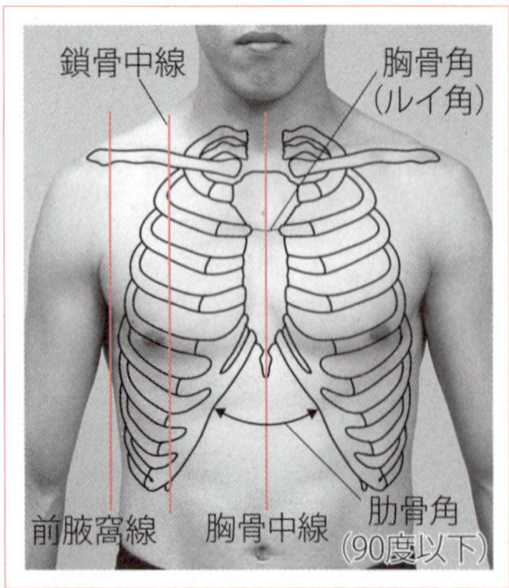

図 3-10　前胸部の角と基準線

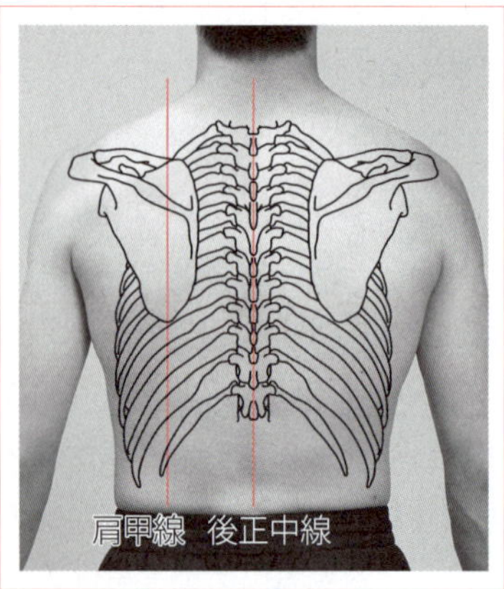

図 3-11　背部の基準線

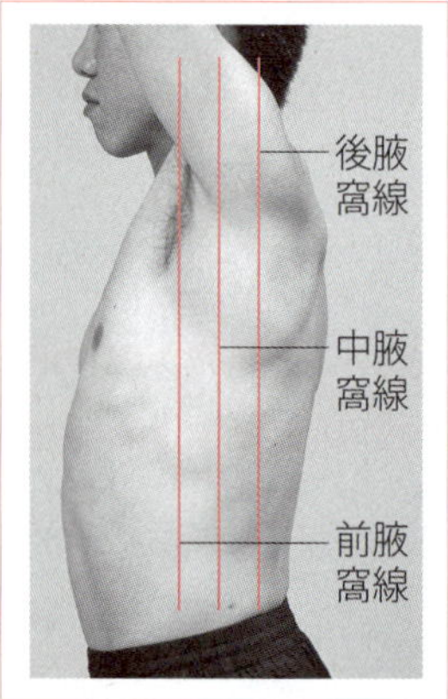

図 3-12　側胸部の基準線

- 8本の基準線は前胸部で3本，背部で2本，側胸部で3本である．
- 前胸部では，ちょうど体幹の中央縦に走行するもので，胸骨の中央を縦走させた基準線が胸骨中線である．左右の鎖骨のそれぞれの中間点から垂直に下ろした線が左右の鎖骨中線である．
- 背部では，脊柱の中央を垂直に下ろした線が後正中線（脊椎中線）であり，両上肢を下ろした状態で左右それぞれの肩甲骨中央を垂直に下ろした線を左右の肩甲線という．一般的に，これらはすべて左右対称である．
- 側胸部では両上肢を側胸壁に密着させたときの後腋窩ヒダから垂直に下ろした線を後腋窩線，同様に前方で垂直に下ろした線を前腋窩線といい，これらの2本の中央線を中腋窩線という．
- 胸骨中線や後正中線は体幹の正中線にあたり，体幹の内側とはこの正中線に近い身体部位を意味し，外側は正中線から遠い部位を意味する．

胸郭

- 胸郭は胸壁と横隔膜によって形成されており，その骨格は背部では第1～12胸椎と椎間板と，前胸部では左右対の第1～12肋骨と胸骨，左右の鎖骨と肩甲骨からなる（**図3-13～3-14**）．胸骨は胸骨柄，胸骨体，剣状突起が縦状に癒合した骨で，これに肋軟骨が結合し肋骨を支えている．
- 胸郭は上部では鎖骨，下部は横隔膜までの範囲をいい，体幹における楕円形の骨格を形成する．
- 胸郭は，肺や心臓，肝臓，腎などの臓器の保護と呼吸の補助機能を有する．
- 胸部の筋は，浅胸筋，深胸筋，横隔膜に分類され，このうち呼吸に関与する筋は深胸筋と横隔膜である．深胸筋では外肋間筋，内肋間筋などで，これに頚部の斜角筋や胸鎖乳突筋などが関与して，呼吸運動における肋骨の挙上と胸郭の拡張を助けている（**図3-15**）．

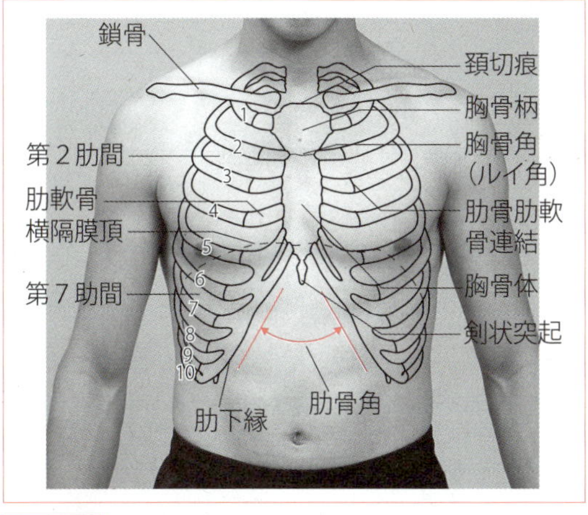

図3-13　胸郭前面

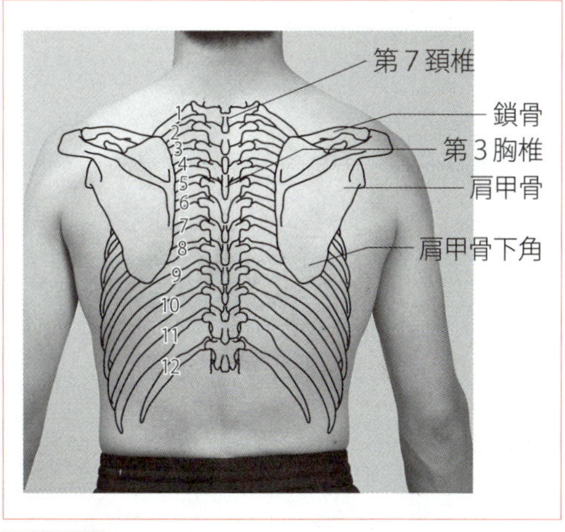

図3-14　胸郭背面

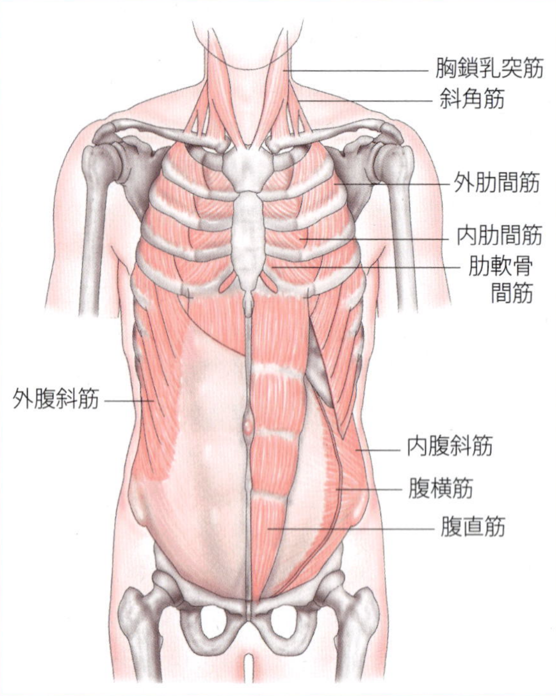

図 3-15　呼吸筋の種類と構造

肺

- 肺は胸郭内にあり，左右 1 対の臓器である.
- 両肺の肺尖は，背部からみると第 1 胸椎とつながっている第 1 肋骨の高さまであり，前胸部からみると鎖骨より数 cm 上方までである（**図 3-16**）．肺底部は，呼気のとき背部で第 10 胸椎，前胸部で第 6 ～ 7 肋骨あたりまでである.

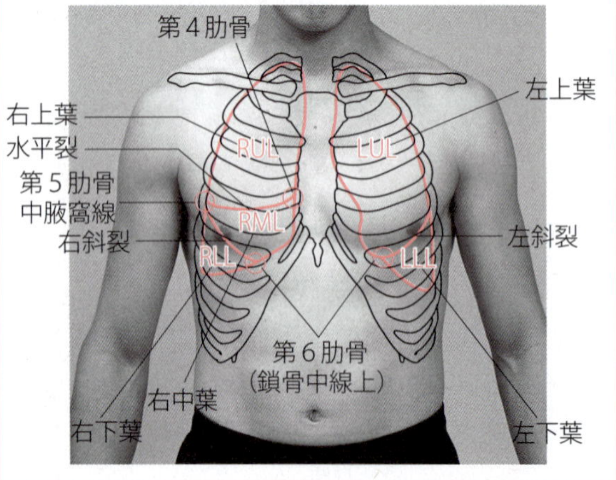

図 3-16　体表からみた肺の位置（前胸部）
右上葉（right upper lobe：RUL）
右中葉（right middle lobe：RML）
右下葉（right lower lobe：RLL）
左上葉（left upper lobe：LUL）
左下葉（left lower lobe：LLL）

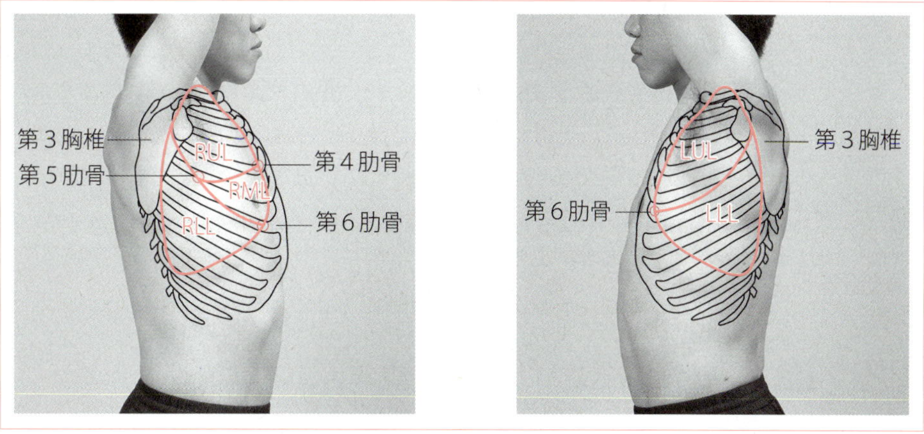

図 3-17　体表からみた肺の位置（側胸部）

右肺は肝臓に押し上げられているため，左肺に比べてやや高めにある．また，吸気のときは横隔膜の下降によって肺底部は第 12 胸椎の位置まで下がる．

- 肺は葉間裂により左右複数の肺葉に分かれている．右肺は上葉，中葉，下葉の 3 つの肺葉で，左肺は上葉と下葉の 2 つの肺葉である．
- 肺葉の分かれ方を前胸部からみると，右肺の上葉は肺尖部から内側で第 4 肋骨から外側で第 5 肋骨あたりまで緩やかに傾斜した位置にあり，中葉は上葉の真下から内側で第 6 肋骨と外側で第 5 肋骨までの三角の形状をなしている（**図 3-17**）．また，左肺では上葉は右肺同様に肺尖部から内側で第 6 肋骨，外側で第 5 肋骨あたりまであり，右肺上葉に比べて大きい．左右の下葉は右中葉下，あるいは左上葉下から横隔膜までの部分である（**図 3-17**）．
- 背部からみると，両肺とも前胸部の下葉が側胸部から背部にかけてせり上がるように位置し，内側で第 3 胸椎まで下葉が占めている（**図 3-18**）．
- 胸壁内部と肺の表面は漿膜で覆われ，前者を壁側胸膜，後者を臓側胸膜（肺胸膜）という．これらの胸膜がつくる胸膜腔は少量の漿液で満たされ，肺を保護している．

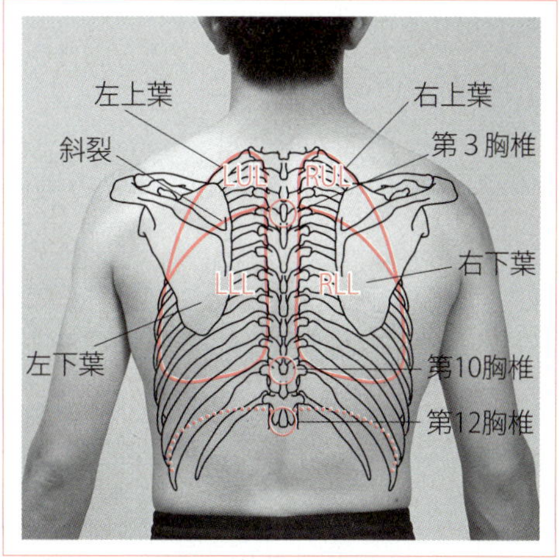

図 3-18　体表からみた肺の位置（背部）

気　道

- 気道は，大気を肺胞内に導き入れ，肺胞内でガス交換し体外に排出する管である．鼻腔から喉頭までを上気道，気管から終末細気管支までを下気道という.
- 気管は喉頭から気管支の分岐点までをいい，約 10cm の長さである.
- 気管の分岐点は前胸部で胸骨柄，背部で第 3 胸椎のあたりで左右の主気管支に分かれ，下方斜めに走行しながら左右の肺門に入る.
- 右主気管支は，左主気管支に比べて長さがやや短く，角度も小さく傾斜している.
- 肺門に入った主気管支はそれぞれに細気管支，終末細気管支まで分枝し肺胞に至る.

②機　能

- 呼吸には，外界の空気から酸素を取り入れ二酸化炭素を排出する外呼吸と，生体の細胞組織における酸素と二酸化炭素の分子交換の過程である内呼吸がある.
- ここでは主として，肺機能の判断指標となる外呼吸のメカニズムについて述べる.

呼吸運動

- 外呼吸とは，気道を通して外界の空気を肺胞まで導き入れ，空気と肺毛細血管内血液の間で酸素と二酸化炭素を交換する過程をいう.
- 呼吸運動は胸郭，肋間筋，横隔膜および陰圧の胸膜腔の協調運動であり，空気を肺に取り入れる吸息と肺から空気を排出する呼息の 2 つの運動で成り立つ.

【吸　息】

- 吸息で最も重要な役割を担っているのが横隔膜である.
- 横隔膜が収縮すると，左右の横隔膜は腹腔に向かって下降する．横隔膜の下降は正常の吸息で 1 ～ 1.5cm，深吸息時で 7 ～ 10cm である．このとき外肋間筋は収縮し肋骨を上方および前方へと引っ張り，胸郭の横径と前後径も大きくなる.
- 前斜角筋や胸鎖乳突筋は努力性吸息の場合に，肩で大きく吸息し空気を吸い込もうとする動作を補助する.

【呼　息】

- 正常な呼息は，胸郭と肺の受動的動きによって行われる.
- 胸郭と肺には弾力性があり，吸息終了と同時に拡張していた胸郭と肺がもとの大きさに戻ろうとする働きによるものである.
- 努力性の呼息の場合は腹直筋や腹斜筋，腹横筋などの腹壁筋群が働く．また，このとき内肋間筋も収縮し，肋骨を下方および胸腔方向へ引っ張り，肺の縮小を助ける.

【 呼吸運動の型 】

- 呼吸運動には胸式呼吸，腹式呼吸，胸腹式呼吸の 3 つのタイプがある．
  ①胸式呼吸：主に肋骨が関与し，胸が突出し，肩が上がる．妊娠時や腹部の圧迫などの場合に行うことが多い．
  ②腹式呼吸：横隔膜を使う呼吸であり，胸郭に何らかの問題がある場合にみられることがある．
  ③胸腹式呼吸：これら両者を複合して行う呼吸運動で，実際には最も多くみられる呼吸運動である．

【 肺の神経支配 】

- 肺は自律神経支配を受けているため，交感神経が優位になると気管支に対して収縮を抑制し，副交感神経優位の場合は収縮を促進する．

換気と肺音

【 換　気 】

- 呼吸運動によるガス交換を換気という．
- 1 回の呼吸で肺を出入りする空気の量を 1 回換気量といい，安静時で約 500mL である．しかし，これらのすべてが肺胞に達するわけではなく，肺胞に達してガス交換に直接関係する換気量は，実際にはこのうち 300 ～ 350mL である．これを 1 回肺胞換気量という．
- 換気量は体位によって肺区域の換気量が異なる．立位では肺底部は肺尖部に比べて換気量が多いが，仰臥位では肺尖部と肺底部の換気量は同等となる．
- ガス交換に携わることのできる最大吸気位から最大呼気位までゆっくり呼出したときの空気量を肺活量といい，通常は約 4500mL である．
- 換気量や肺活量は換気機能を知る手がかりとなり，呼吸運動に関与する機能の一つでも支障をきたすと簡単に低下する．
- 下気道には，①空気の導管，②拡張・収縮によって気道内径を変化させ空気の流量を調節する，③気管上皮での漿液や粘液の分泌腺や線毛運動によって異物の除去や加湿，加温を行うという 3 つの働きがあるが，これらのどの働きが阻害されても換気に影響する．

【 肺　音 】

- 呼吸が問題になるのは，肺胞でのガスの拡散と気道での空気の流通状態のいずれかで異常がある場合である．打診や聴診によって肺胞や気管の内部の状態を推測することができる．
- 打診は，体表面から軽く叩くことで音を発し，その響き方から判断する．正常な場合，打診音は気道内で空気が共鳴するような特徴がある．一般に音の強さは大きく，音質は低く，音が長いほど含気量が大きいと考えられる．
- 聴診は，肺音を聴取し，聴取部位の音の特徴によって換気状態を評価する．
- 肺音聴取では，聴取する気道の太さによって空気の流通量が変化し，音の性質が異なる．太い気管から，（細）気管支，気管が徐々に無数に枝分かれし細い管になるにつれて，音は太く大きな音から小さなせせらぎのような音へと変化する．特定部位に管の狭小や液・異物の貯留などがある場合は，肺音の強さと性状が変化する．

□アセスメントの方法

①アセスメントの準備

環境の調整

- 肺・胸郭のアセスメントは胸部や背部を露出して行うため，静かでプライバシーが守られる環境を整える．
- 上半身を露出しても寒くないよう，室温調整に十分注意する．

対象者の準備

- 背部を診査するため，背もたれのない椅子に座って安静にしてもらう．座位が困難な場合はベッド上で行う．
- 診査に先立ってアセスメントの目的，方法，所要時間などを説明し，同意を得る．また，身体に触れることの承諾を得る．
- 看護者の手と聴診器のチェストピースを温めておく．

②必要物品

- 聴診器，定規，皮膚鉛筆．

③自覚症状のインタビュー

- 肺・胸郭に関連した問題を確認する．健康歴のインタビューで訴えがあった場合は，以下の観点から詳しく聴取する．また，自覚症状がある際は，生活への影響を尋ねる．
  ①咳嗽：咳嗽の特徴（湿性か乾性か），息切れや呼吸困難などの随伴症状の有無，出現時期，出現時の状況，持続時間，季節・日内・環境・体位による変化．
  ②喀痰：性状，色調，量，含有物，臭気，季節・日内変動・環境・体位による変化．
  ③呼吸困難や息切れ：出現時期，出現時の状況，呼吸困難や息切れが起こる活動の程度，持続時間，強さの程度，日内または活動による変化．

④肺・胸郭の視診・触診・打診・聴診

胸郭のアセスメント（視診・触診・打診）

【 呼吸状態の観察 】

- 呼吸の速度，リズム，深さ，パターンを観察する．呼吸数が数えにくい場合は，腹部の触診でも観察できる．
- 呼吸困難の徴候や喘鳴の有無を観察する．

☞正常な場合：吸息と呼息の比が 1：3 程度である．

【 胸壁の観察 】

○胸郭の形態の視診

- 左右対称性，外形，全体的な身体の発育，姿勢を観察する．
- 肋骨の走行と肋骨角を観察する．対象者が肥満などでわかりづらい場合は触診する．

☞正常な場合：胸郭はほぼ左右対称で，胸骨は平らである．胸郭の前後径と左右径の比は 1 対 1.4 ～ 2 で，肋骨は体側面に向かって斜めに走行し，肋骨角は 90 度以下である．

○呼吸に伴う胸郭運動の視診

- 対象者に深呼吸してもらい，胸郭運動の左右対称性，吸気・呼気時の肋間の状態を観察する．

☞正常な場合：胸郭運動は左右対称である．

○胸郭の拡張の触診（**図 3-19**）

- 背部と前胸部で触診する．
- 背部の触診では第 10 肋骨の走行に一致するように両母指を「ハ」の字に置き，ほかの 4 指と手掌で胸郭を包むようにする．
- 胸郭の拡大を邪魔しないように両母指を少し内側に寄せ，皮膚に軽くたるみをつくる（**図 3-19 ①**）．
- 対象者に深呼吸を促し，指間の角度の開きと手掌の動きを観察する（**図**

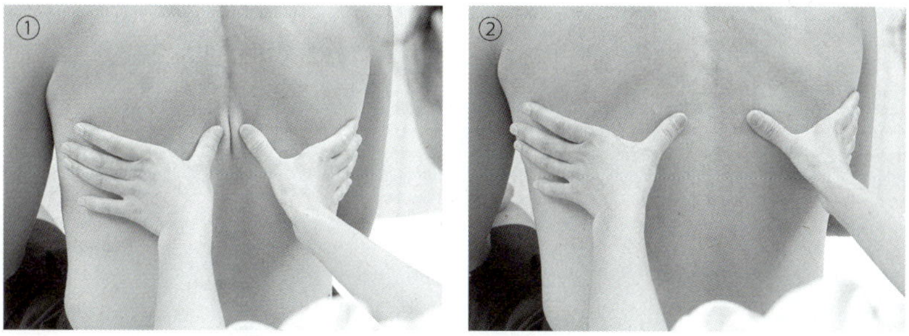

図 3-19　胸郭の拡張の観察

3-19 ②).

- 前胸部では両母指を肋骨弓に沿うように置き，同様に軽くたるみをもたせて深呼吸時の手の動きによって拡張の程度や動きの左右対称性を観察する.

☞正常な場合：深呼吸時の両母指間隔が左右対称で 4 ～ 5cm 前後である.

○声音振とうの触診 （**図 3-20**）

- 背面から音声の伝導を触知し，強弱や左右差から肺領域の状態を確認する.
- 手掌下部を用いる場合（**図 3-20 ①**）は左右同時に, 尺側面を用いる場合（**図 3-20 ②**）は左右交互に同じ高さで行う.
- 肺尖部から肺底部までを 3 分割し，それぞれの部位で行う.
- 対象者に低い声で「ひとーつ」と 1 か所につき 1 回ゆっくりと発声してもらう．前胸部も同様に手掌下部あるいは尺側面を軽く当て，対象者に発声してもらう.

☞正常な場合：左右対称（右側がやや強いこともある）で肺野全体で触知できる．気道付近では大きく，末梢では小さく振動することもある.

○横隔膜の可動域の測定（**図 3-21**）

- 背部で左右片側ずつ，肩甲骨下角から垂直下方に肩甲線上を打診する（**図**

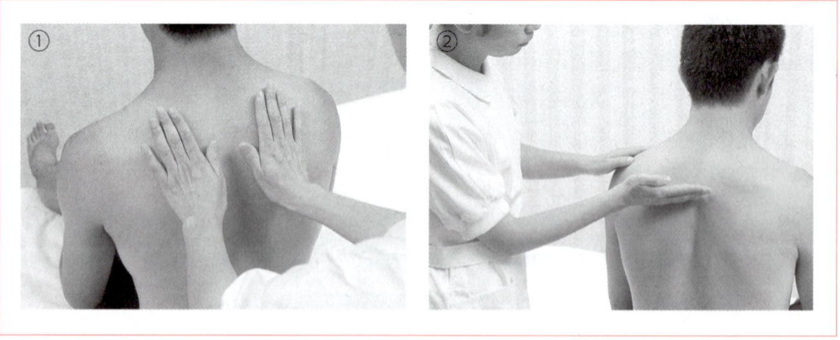

図 3-20 声音振とうの観察

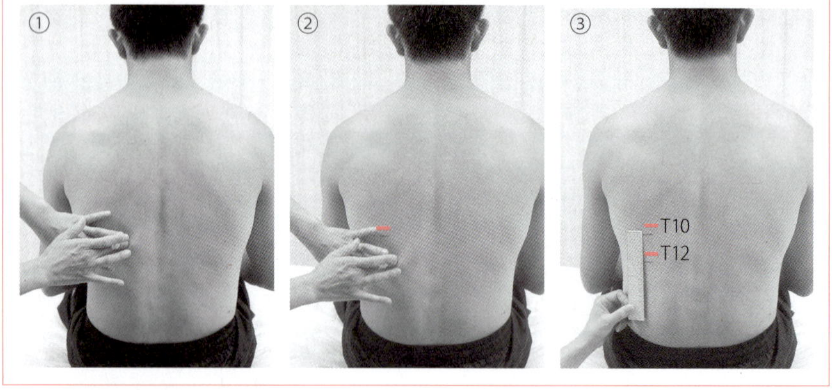

図 3-21 横隔膜の可動域の測定

3-21 ①).

- 対象者に息を吐いてもらい，しっかり吐き切った状態で息を止めてもらい，肩甲骨線上を上から打診して共鳴音から比較的濁音に代わる閾値に印を付ける（最大呼気位における横隔膜の高さ，**図 3-21 ②**）.
- 息を思い切り吸ってもらい，その状態で息を止めて同様に打診し，共鳴音から比較的濁音に変わる位置に印を付ける（最大吸気位における横隔膜の高さ）.
- 両印の距離を定規で測定し，横隔膜の可動域とする（**図 3-21 ③**）．横隔膜の収縮の程度を査定することで，呼吸状態を知ることができる.

☞正常な場合：左右差がなく，4～7cm である.

肺のアセスメント（打診・聴診）

【 共鳴音の観察 】

○前胸部（**図 3-22 ①**）

- 対象者には肩の力を抜いてもらい，手をだらりと垂らすか，軽く膝の上で組んでもらう.
- 看護者の中指指腹を肋間に並行あるいは垂直に置く．女性を診査する場合，適宜乳房を対象者自身の手で内側に寄せてもらう.
- 打診は自分の耳で聞こえる最低の音でよく，看護者は音を聞くことに集中する.
- 左右差に注意しながら，図の順で 4～5cm 間隔で肋間を打診する.
- 両肺尖部の打診では，鎖骨があり中指では密着しにくいため，左母指を用いて行うとよい（背部から始めてもよい）.

☞正常な場合：左右差はなく共鳴音が聞こえる.

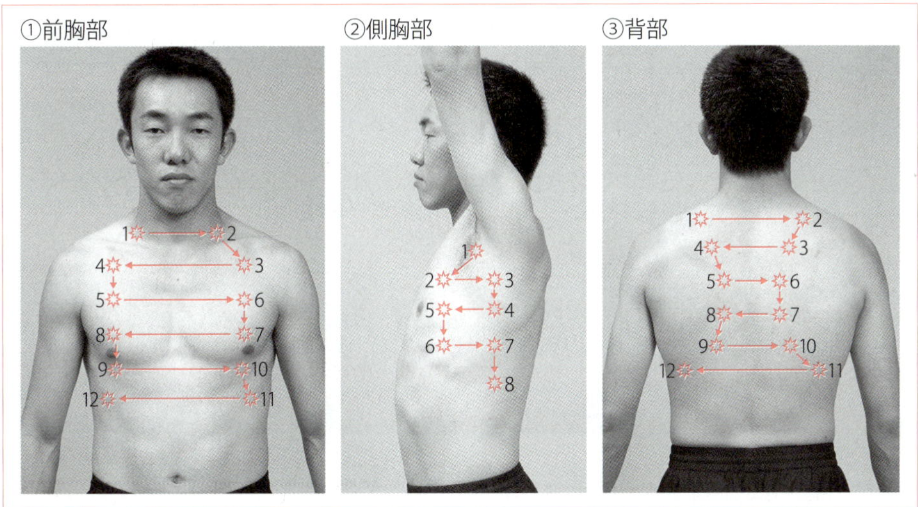

図 3-22　打診の位置と順序

○側胸部（**図 3-22 ②**）

- 左右片方ずつ行う．
- 打診する側の上肢を挙上してもらい図の順で行う．

☞正常な場合：左右差はなく，共鳴音が聞こえる．

○背部（**図 3-22 ③**）

- 左右差に注意しながら，図の順で行う．
- 肩甲骨を避けて 4 ～ 5cm 間隔で行う．

☞正常な場合：左右差はなく，共鳴音が聞こえる．

【 呼吸音の聴取 】（**図 3-23**）

○頚　部

- 前頚部の気管を左右片方ずつ聴取する．この場合，聴診器は膜側を使用する．

☞正常な場合：高く大きな気管（支）音が聴取され，吸気と呼気の長さは 1：2 の比率で呼気が長く聞こえる．

○前胸部（**図 3-24 ①**）

- 聴診器の膜側を使用し，左右差に注意しながら図のように左右交互に聴取する．ただし，右肺尖部と左肺尖部は，鎖骨上窩で聴診するため，背部のほうが聴診しやすい．
- 対象者には通常よりやや深めの呼吸を繰り返してもらい，1 か所につき吸気と呼気の 1 呼吸のサイクルを完全に聞き終えてから，次の聴診部位に聴診器を移動させる．

☞正常な場合（**図 3-25**）：気管直上部で気管（支）音が聞き取れる．

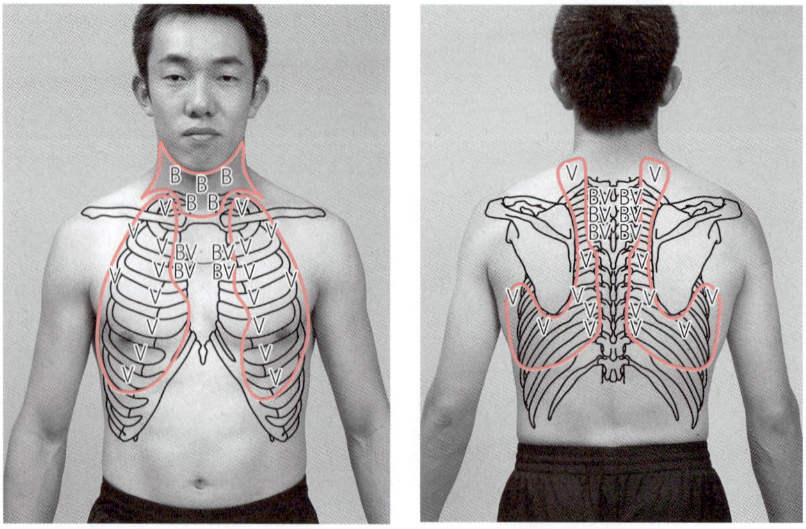

図 3-23　聴診による呼吸音の種類

B：bronchial（気管支音），BV：bronchovesicular（気管支肺胞音），
V：vesicular（肺胞音）．

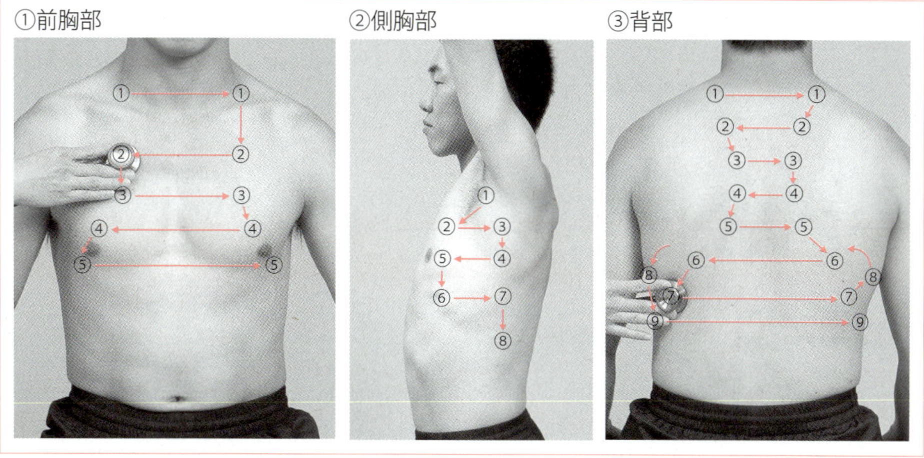

図 3-24　聴診の位置と順序

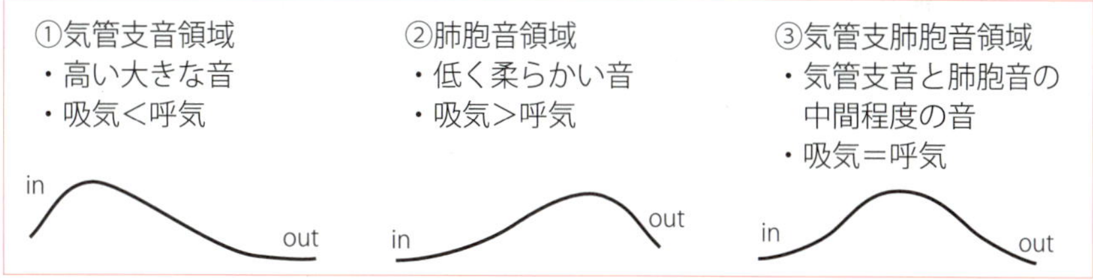

図 3-25　正常な呼吸音

第 2，第 3 肋間の左右の胸骨縁で気管支肺胞音が聞き取れ，音調や強度は中程度で，吸気と呼気の長さは 1：1 でほぼ同じである．
肺野の末梢では肺胞音が聞き取れ，低く弱い音で，吸気と呼気の長さは 2.5：1 の比率で吸気が長くなる．
いずれも左右差がなく，異常呼吸音は聴取されない．異常呼吸音が聞き取れた場合は，咳によって消失するかどうかを確認する．

○側胸部（**図 3-24 ②**）

- 聴診する側の上肢を挙上してもらい，左右片側ずつ，図の順で行う．

☞正常な場合：左右差がない．

○背部（**図 3-24 ③**）

- 左右差に注意しながら，図の順で行う．前胸部で左右肺尖部の聴診が難しい場合は，背部で行う．

☞正常な場合：肺野の末梢は肺胞音領域となり低く柔らかい音に変化し，左右差がない．

【 声音振とうの聴取 】

- 触診の声音振とうと同様に，対象者に「ひと一つ」とゆっくり発声してもらい聴診する.

- 背部のほうが発声と混じらず聞き取りやすいため，背部で左右差の有無や副雑音の有無などを聴取する.

☞正常な場合：左右差はなく，「おー，おー」と聴取される.

□異常所見と生活への影響

①異常所見

【 胸郭の異常所見 】

○胸郭の変形

- 胸郭の変形には様々なものがある（**図 3-26**）．胸郭の前後径が増大するビール樽状の胸郭の変形は呼吸状態に影響する．その原因として慢性閉塞性肺疾患が考えられる.

【 呼吸機能の異常所見 】

○呼吸困難

- 呼吸に過度な労力を要し，努力して呼吸運動を行っている状態.
- 原因として，間質性肺炎，肺炎，肺がん，肺結核，肺梗塞，喘息などが疑われる．また，心疾患や精神的不安が関連している場合もある.
- 通常，呼吸困難の程度には，修正ボルグスケール（**表 3-3**）を用いる.

○胸　痛

- 肺・胸郭に原因のある胸痛は，気管支や胸腔壁，胸部の筋肉，胸膜，肋軟骨などから起こる．これらは吸気時にみられる.
- 深呼吸で増強する場合は，肺疾患（肺炎，胸膜炎，肺がん，肺塞栓，気胸など）が疑われる.

【 分泌物の異常 】

○咳　嗽

- 湿性咳嗽と乾性咳嗽があり，典型的な呼吸器疾患に認められる.
- 深夜から早朝にかけて起こる咳嗽は気管支喘息が原因であることが多く，起

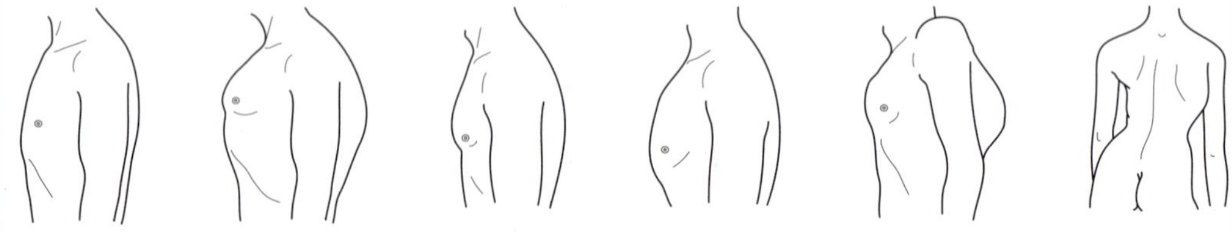

図 3-26　胸郭と脊柱の変形

床時の咳嗽は慢性気管支炎やび漫性汎細気管支炎が考えられる．

○喀　痰

● 正常な喀痰は白色透明，無味，無臭，さらっとしており，ごく少量である．黄色から黄緑色の痰はインフルエンザや肺炎球菌による感染が考えられ，濃緑色の場合は緑膿菌などの細菌感染が疑われる．

○喀　血

● 咳嗽と共に吐き出される血液で，鮮紅色で泡沫を含む．血液そのものが喀出されることもあるが，痰の中にすじ状に混入して喀出されることもある．原因としては，肺結核や肺がんが疑われる．

表 3-3　修正ボルグスケール

0	呼吸困難を感じない（nothing at all）
0.5	非常に弱い（very very weak）
1.0	やや弱い（very weak）
2.0	弱い（weak）
3.0	
4.0	多少強い（somewhat strong）
5.0	強い（strong）
6.0	
7.0	とても強い（very strong）
8.0	
9.0	
10.0	非常に強い（very very strong）

ボルグスケールが心拍数から運動をしたときの感覚を表すのに対し，修正ボルグスケールは呼吸困難の評価スケールで，呼吸リハビリテーションに応用されている．

○異常呼吸音

● 呼吸器に病変があるとき，呼吸音の変調とは別に付加されて聞こえる音で，異常呼吸音（副雑音）には様々な音がある（**表 3-4**）．

表 3-4　聴診時の異常な呼吸音

種類	原因と性質	聞こえ方	聞こえるとき
捻髪音（細かい断続性副雑音）	間質性肺炎や慢性閉塞性肺疾患などによって，線維化し弾力性を失った肺胞が吸気により膨らむときに鳴る音．咳払いをしても消失しない	断続的で，音楽的でなくパチパチ，パリパリという細かい破裂音	吸気時
水泡音（粗い断続性副雑音）	肺水腫，細菌性肺炎，び漫性汎細気管支炎，肺炎，慢性閉塞性肺疾患などにより局所に水分が増加し，気道内の増加した分泌物の中で気泡が破裂することにより生じる	低調音のブクブク，グウグウという長めの音	呼気時と吸気時
喘鳴音（高調性連続性副雑音）	気管支喘息，び漫性汎細気管支炎，慢性閉塞性肺疾患，気管内異物，肺水腫などにより，比較的太い気管支の内腔が狭窄したために乱流が生じることで鳴る	ヒューヒューという高調音	呼気時
いびき音（低調性連続性副雑音）	ポリープなどが気管や主気管支などの太い気道を部分的に狭めていることにより生じる	グーグーと，いびきに似た大きな高調音	吸気時
胸膜摩擦音	炎症で荒れた胸膜表面同士の擦り合いによって生じる音．痛みを伴う	ギュッギュッと，こすれて軋む音	吸気時と呼気時

②生活への影響

日常生活活動（ADL）の低下

- 呼吸機能が低下することにより全身の組織への酸素供給量が不足し，体内に二酸化炭素が蓄積される．このため，生活動作に必要なエネルギーが産出されず，日常生活活動を制限せざるをえない状況となる．つまり，酸素供給量不足に見合った範囲での日常生活を余儀なくされ，酸素消費量が増大しないように生活を工夫することが必要となってくる．
- どのような日常生活に制限があり，どのように工夫しているかをアセスメントし，それらが呼吸機能低下とどのように関連しているか，また原因となっているかを分析する．
- 呼吸機能の程度が日常生活の自立度にどの程度影響しているかのアセスメントにはヒュー－ジョーンズ分類（**表 3-5**）を用いることが多い．

体重減少

- 呼吸困難のために食事摂取量が減少すると，栄養状態の悪化や体重の減少をきたす．その結果，体力や免疫力の低下を招き，感染のリスクを高める．また，呼吸筋の筋力の低下を招き，呼吸状態をさらに悪化させる．

休息・睡眠への影響

- 呼吸機能の低下が進行すると，臥位での呼吸が困難になり，夜間十分な睡眠を得ることが難しくなる．
- 酸素供給量の不足に見合った活動をし，かつ十分な休息を得るためには，活動と休息についてアセスメントすることが重要である．

社会生活と心理的苦痛

- 社会生活においては，就業状況や生活を変化させなくてはならない場合もある．特に，成人期にあたる対象者にとっては人生の目標や自己概念の変更を意味しており，その受容には困難を要し，経済的自立にも大きく影響する．

不安，死への恐怖

- 呼吸は生命維持に直結しているため，呼吸機能の低下や呼吸異常を生じる息

表 3-5　ヒュー－ジョーンズ分類

I度	同年齢の健常者と同様の仕事ができ，歩行，階段の昇降も健常者なみにできる
II度	同年齢の健常者と同様に歩行できるが，坂，階段の昇降は健常者なみにできない
III度	平地でさえ健常者なみに歩けないが，自分のペースでなら1km 以上歩ける
IV度	休みながらでなければ 50m 以上歩けない
V度	会話，衣服の着脱でも息切れがするため外出もできない

切れや呼吸苦などの自覚症状は，程度によって死の恐怖を感じさせるものである．呼吸機能に何らかの問題をもつ人は，これらの自覚症状が起こるのではないかという不安をもちながら生活しなければならない．呼吸症状とともに心理的影響も併せてアセスメントし，心身の安定を図る看護につなげる．

□高齢者の場合の留意点

①アセスメントの視点

- 加齢に伴い脊柱後彎の亢進や前後径の増加などの胸郭の形状に変化が認められることが多くなる．また，器質的変化による胸郭の過共鳴，呼吸音の減弱，肺機能低下による分泌物貯留の増加も認められる．
- 長年の就業環境や生活環境，喫煙歴などの生活習慣によっても，肺・胸郭の形態・機能に影響し，時として呼吸機能に支障をきたす．
- アセスメントを行う場合は，加齢による影響なのか，肺・胸郭の異常徴候なのかを慎重に見きわめる．

②診査の際の留意点

- 加齢による肺・胸郭の形態的変化や機能低下は，診査時の体位や時間の長さ，時間帯などにより，呼吸状態の増悪につながりやすいため十分配慮して行う．また，簡単な動作にも制限を及ぼしている場合があり，動作が緩慢になることを十分配慮する．
- 加齢による酸素化能の低下は，細胞におけるエネルギー化および抵抗力を低下させている．診察時の環境によっては感染拡大の機会となるため，対象者の自尊心を尊重しながら，感染防止に配慮する．

参考文献

1）稲葉佳江編著：成人・高齢者看護のためのヘルスアセスメント，メヂカルフレンド社，2004.
2）マリーブ，EN 著，林正健二・他訳：人体の構造と機能，医学書院，1997.
3）Jarvis C：Physical Examination and Health Assessment, 5th ed, WB Saunders, 2007.
4）日野原重明・他監，塩田浩平編：人体の構造と機能，看護のための最新医学講座 第 30 巻，中山書店，2002.
5）シボドー，GA，パットン，KT 著，コメディカルサポート研究会訳：カラーで学ぶ解剖生理学，医学書院，1999.

3　フィジカルアセスメントの実際

心・血管系のアセスメント

□学習のねらい

心・血管系は，血液を送り出す心臓と血液の循環経路である血管からなる．これらは血液を介して酸素と栄養を身体の隅々に供給し，二酸化炭素や老廃物を排泄器官に運ぶ機能を果たしている．心・血管系は休むことなく働いており，人間の生存や生活にとって不可欠な役割を担っている．

本節では，血液循環が円滑に営まれているかどうかを観察するため，心・血管系のアセスメントを学ぶ．

□学習の目標

1．心・血管系の形態と機能を説明できる．
2．心・血管系の正常所見と異常所見を説明できる．
3．心・血管系の機能に関係する問診を行うことができる．
4．心・血管系の機能に関係する視診・触診・聴診ができる．
5．問診・視診・触診・聴診で得られた情報を生活行動と関連させ，異常がある場合は生活への影響を推論することができる．

□アセスメントの目的

- 心・血管系は人間が生きている限り休むことなく働いており，生命維持に不可欠な機能を担っている．その機能は，呼吸（酸素および二酸化炭素の運搬），栄養の供給（グルコース，アミノ酸，脂肪酸などの運搬），排泄（代謝産物，尿素，クレアチニンなどの運搬），pH の調節（体内の pH を一定に保つ），体温調整（熱の配分），生体防御と免疫（細菌や異物の処理）などである．
- 心・血管系に異常が生じると，身体の各組織への血液の供給が滞り生命の維持や生活行動に支障をきたす.

- 心・血管系のアセスメントの目的は，心・血管系が円滑に機能しているか，血液循環が正常に機能しているかを観察することにより，酸素や栄養など生体が必要とする物質と代謝産物との交換が問題なく行われているか，生活を営むうえで必要な栄養や酸素が各組織に提供されているか，生活行動が心・血管系に負担をかけていないか，という点から判断することである.
- 心・血管系に問題があると考えられる場合は，そのことが対象者の生命の安全や心身の安楽に影響を及ぼしていないか，生活上の自立・自律を阻害していないかをアセスメントすることが重要である.

□形態と機能

①形　態

心　臓

【 心臓の位置 】

- 心臓は，左右の肺に包まれるようにして縦隔内にある（**図 3-27**）.
- 胸部の基準線をもとに心臓の位置をみると，前胸部中央で左右に分ける胸骨中線の右側第 2 肋間あたりから，左鎖骨の中央を垂直に下ろした左鎖骨中線の第 5 肋間上にかけた位置にある．それはちょうど胸骨の裏側から左にやや傾くように左側横隔膜と接しており，胸骨中線を中心に約 1/3 は右寄りに，2/3 は左側に位置する（**図 3-28**）.

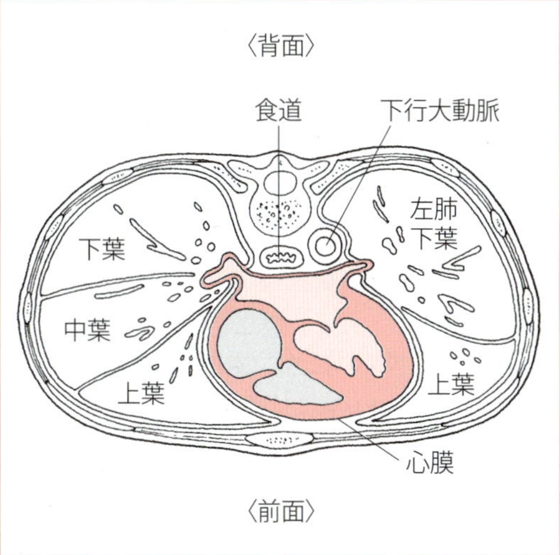

図 3-27　胸郭断面からみた心臓

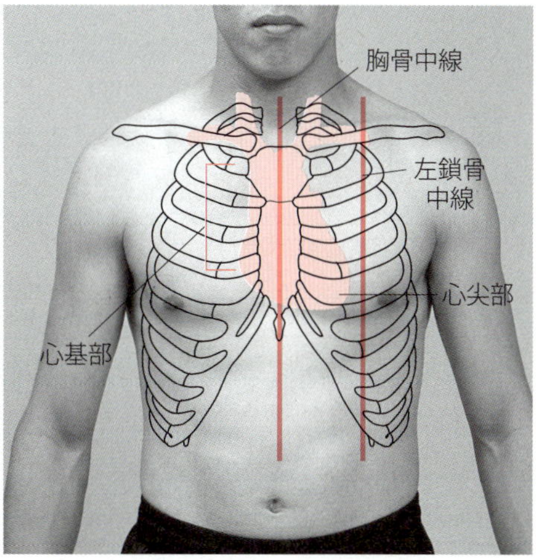

図 3-28　体表面からみた心臓の位置

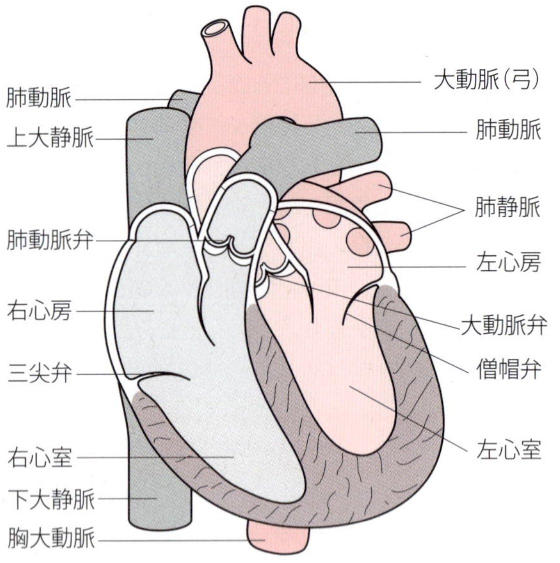

図 3-29 心臓の構造

【 心臓の形態 】

- 心臓の大きさは握りこぶし大で，その形状は全体的にやや変形した丸みのある円錐形である.
- 心臓は心内膜，心筋，心外膜の三層からなる中空器官である. 心臓を形づくる心筋は，主に横紋筋の構造をとるが不随意筋で，自律神経系の調節支配を受ける.
- 心臓の上部には心房，下部には心室があり，それぞれ心房中隔と心室中隔によって右心房と左心房，右心室と左心室に分かれている.

○心房，心室と血管の接続

- 右心房は体循環の上大静脈と接続し，右心室は肺動脈につながり肺循環する.
- 左心房は肺循環して心臓に血液を戻す肺静脈とつながっており，左心室は大動脈管と接続して体循環に戻る仕組みになっている.
- 右心房と右心室には心房室を仕切る三尖弁（右心房室弁）が，左心房と左心室にも同様に僧帽弁（左心房室弁）が，肺動脈管の入り口には肺動脈弁が，大動脈への出口には大動脈弁があり，血液循環の逆流を防いでいる（**図 3-29**）.
- 頭部側に位置する心臓上限部を心基部，横隔膜側の心臓下限部を心尖部とよぶ. 心尖部は胸郭に直接接しているため，体表から心臓の拍動を確認することができる.

○心領域

- 心臓の構造と各心房室の位置をもとに大きく５つの心領域に分けられる. 第２肋間胸骨右縁を大動脈弁領域，第２肋間胸骨左縁を肺動脈弁領域，第４と第５肋間胸骨左縁および剣状突起部を三尖弁領域，第５肋間左鎖骨中央線上を僧帽弁領域，肺動脈弁と三尖弁の中間位置となる第３肋間胸骨縁をエルプ領域という（**図 3-30**）．

- 身体診査ではこれらの５つの領域を目安に診査し，心機能を評価する．

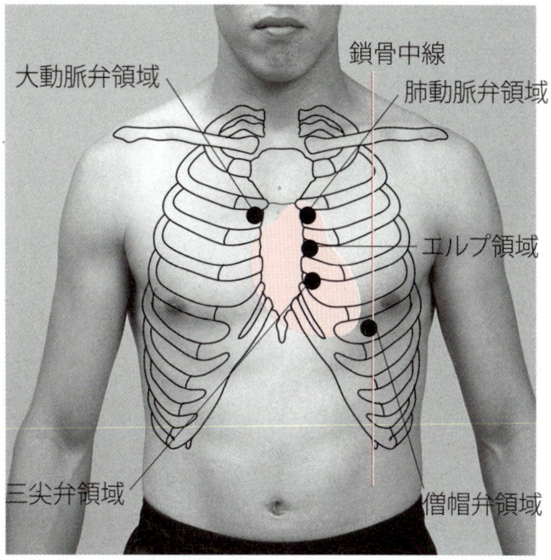

図 3-30　５つの心領域

血管系

【 血管の構造 】

- 心臓から拍出された血液は血管の中で循環している．
- 血管は閉鎖性の管で，血管壁は内膜，中膜，外膜の三層からなり，なかでも，中膜は血管の強度を支え，血液動力学的機能を有し，主にらせん状に配列する平滑筋と弾性線維網を含んでいる．
- 動脈血の循環を担う大動脈は中膜の弾性有窓膜が著しく発達しており，血管壁の厚みと弾力性が特徴である．これに対し，心臓から遠位の動脈は中膜の平滑筋が発達し，筋の収縮力がある．
- 毛細血管は内膜（内皮細胞）のみで，血管内外の物質交換を容易にする仕組みになっている．
- 静脈血を運ぶ血管壁は薄く，弾性線維や筋層も少ないが，伸展性は動脈血管に比べてはるかに大きいという特徴がある．

【 血液循環 】

- 血液循環には，体循環，肺循環，冠循環がある．

○体循環（**図 3-31**）

- 心臓のポンプ機能によって左心室から大動脈へと血液を駆出されることから始まり，全身に張り巡らされている動脈を通じて血液を運び，毛細血管床でガス交換する．血液はガス交換によって静脈血となり，全身の静脈から下大静脈と上大静脈に流れ込み，最終的に血液を心臓に戻す一連のサイクルをなしている．
- この循環の起点となる大動脈は，内腔が母指大の最も太い血管である．大動脈は上方に走行する上行大動脈，左にアーチ状をなす大動脈弓，さらに脊椎に沿って下方に走行する胸大動脈に分かれる．胸大動脈は胸腔内を走行し，横隔膜から腹腔へと走行する腹大動脈となり，臍部で総腸骨動脈となって両側下肢の動脈へと走行・分枝する．

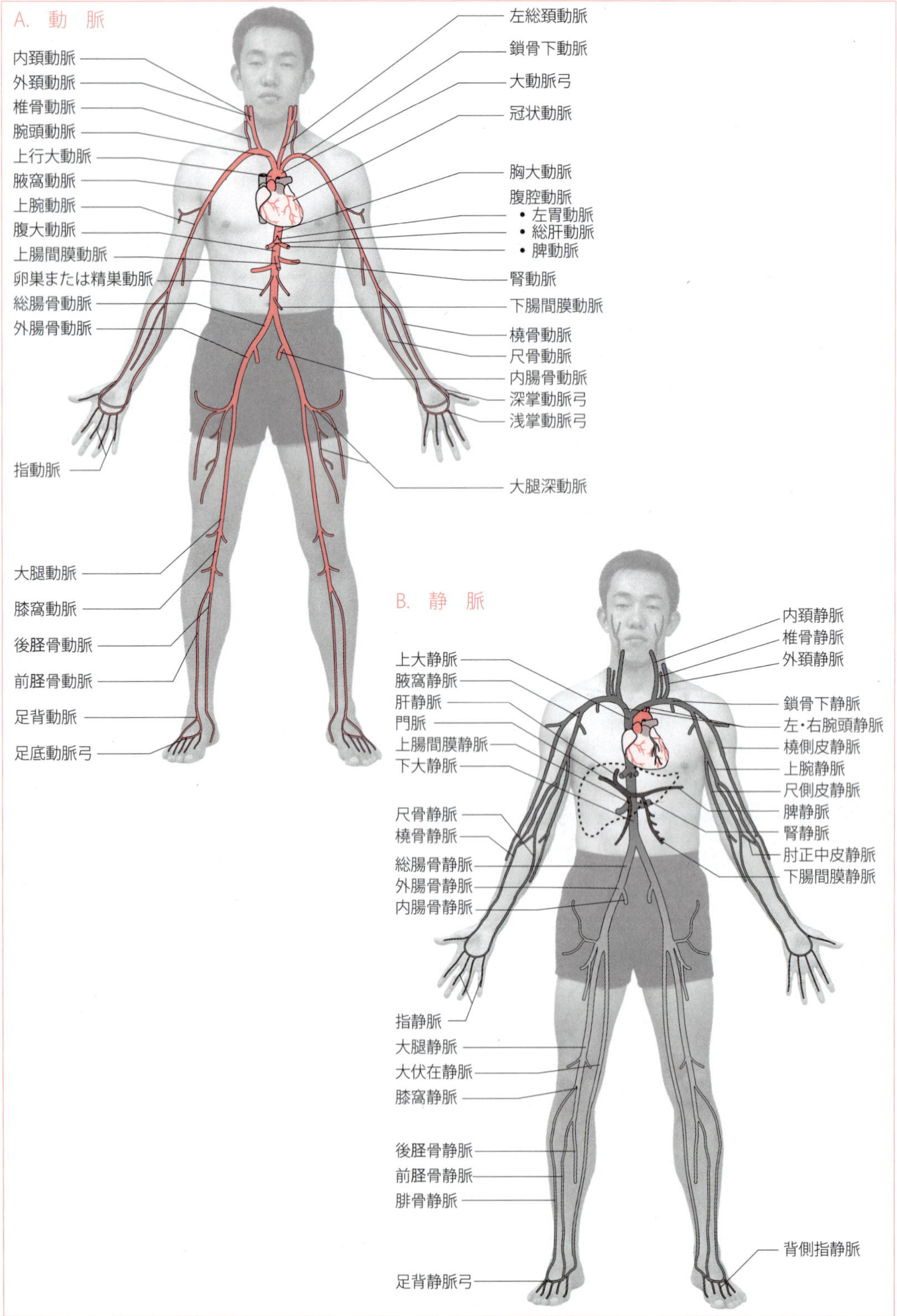

図 3-31　体循環の主要な動脈と静脈

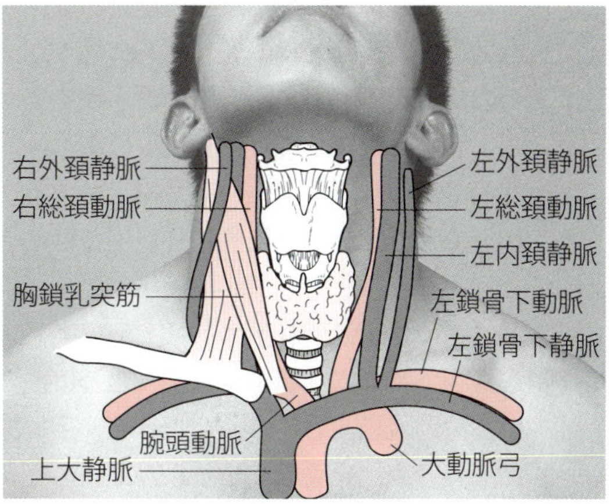

図 3-32　頸部の動静脈

- 動脈弓と上行動脈はそれぞれ左右の腕頭動脈，総頸動脈，鎖骨下動脈となり頭頸部および上腕の細動脈へと分枝する（**図 3-32**）．
- 静脈は心拍出量と同等量の血液を重力に抗して心臓に戻すことから，太い静脈には静脈弁があり，血液の逆流を防いでいる．

○肺循環

- 体循環し右心房に戻った血液を右心室から左右に分かれる２本の肺動脈に送り，肺内でガス交換し肺静脈から左心房に戻る．

○冠循環

- 心臓への栄養と酸素供給の役割をもち，大動脈起始部から左右の冠状動脈が走行し，左冠状動脈主幹部を経て心臓全体に分枝する．静脈血は冠状静脈洞を経て右心房に戻る．

②機　能

- 心・血管系の主たる機能は，生命維持に不可欠な酸素と栄養素を全身の組織に輸送することであり，またその代謝産物である二酸化炭素や老廃物を集め心臓に戻すことである．
- 心臓のポンプ機能によって全身のすみずみの組織まで動脈を通じて酸素・栄養素を送り出し，静脈を通じて二酸化炭素や老廃物を回収している．そして全身に張り巡らされている毛細血管によってこれらの物質交換を行っている．つまり，心臓の機能と全身の血管が正常に働いて初めて恒常性が維持されている．

心臓のポンプ機能

- 心臓は一定リズムで電気刺激を発し，肺と全身に同時に血液を駆出する機能をもっている．つまり，自家電動ポンプのようなものである．

- 心臓のポンプ機能は，心筋のもつ興奮性，収縮性，自動性，伝導性という4つの特性をもとに，洞房結節から始まる刺激伝導系によって心房と心室が交互に収縮と弛緩を繰り返す営みである．
- 心臓は自律神経系の支配を受けているため，人間の様々な生活行動や心理的体験に影響される．交感神経が優位なときは心機能を促進させ，逆に副交感神経が優位なときは抑制させる．たとえば，スポーツなどの運動量の増加，精神的興奮やストレスのあるときは交感神経が優位となり，心拍数が増加し心負担が高まる．反対に，心身が安定していると副交感神経が優位となり，心拍数は減少する．こうした神経作用は血管にも及び，前者では心拍数増加に加えて末梢血管の縮小により血圧の上昇を招く．また，後者では末梢血管は拡張し血圧を安定させる．

心周期と心音

【心周期】

- 心臓の心房と心室が規則正しく収縮を繰り返す働きを心拍動という．1回の拍動は，左右の心房が同時に収縮し，心房が拡張を始めて左右の心室が同時に収縮するまでをいい，これを心周期（約0.8秒間）という（**図3-33**）．1回の拍出量は成人で約70mLである．
- 心周期は収縮期と拡張期とに大別できる．収縮期では，左右の心室が同時に収縮し心室内圧が高まると大動脈弁と肺動脈弁が開き，心室内に充満していた血液がそれぞれ全身と肺に駆出され，動脈弁は閉鎖する．一方，拡張期では全身や肺から還ってきた血液は左右の心房に充満し，心房内圧が上昇すると三尖弁と僧帽弁の両房室弁が開き，左右の心室に血液が流入する．流出し終えると房室弁は閉鎖する．

【心　音】

- 心音は，これらの弁が閉鎖する際に心臓壁や血管の振動によって発生する音をいう．
- 僧帽弁と三尖弁の閉鎖時に生じる音をⅠ音といい，大動脈弁と肺動脈弁の閉鎖によって生じる音をⅡ音という．正常な心周期ではⅠ音とⅡ音が発生する．
- Ⅲ音とⅣ音は心雑音で，Ⅲ音は拡張早期に左心房から左心室に急速に流入する血液によって生じる心筋の振動音で，Ⅱ音よりやや遅く生じる．Ⅲ音は主として心不全のときに生じるが，健康な小児や若年者でも発生する．Ⅳ音は心房収縮によって前収縮期に聞かれる振動音である．
- 心音は聴診器で聴取でき，Ⅰ音は長く，Ⅱ音は短く鋭いという特徴がある．
- 聴取位置と領域の位置によってⅠ音とⅡ音の聞こえ方は異なる．三尖弁や僧帽弁（心尖部）の領域で聴取するとⅠ音のほうが強く，両動脈弁領域ではⅡ音のほうが強く聞こえ，さらにエルプ領域では同等の強さに聞こえる．
- 通常は心音とよばれるこれらの振動音は5つの心領域で触診しても僧帽弁領

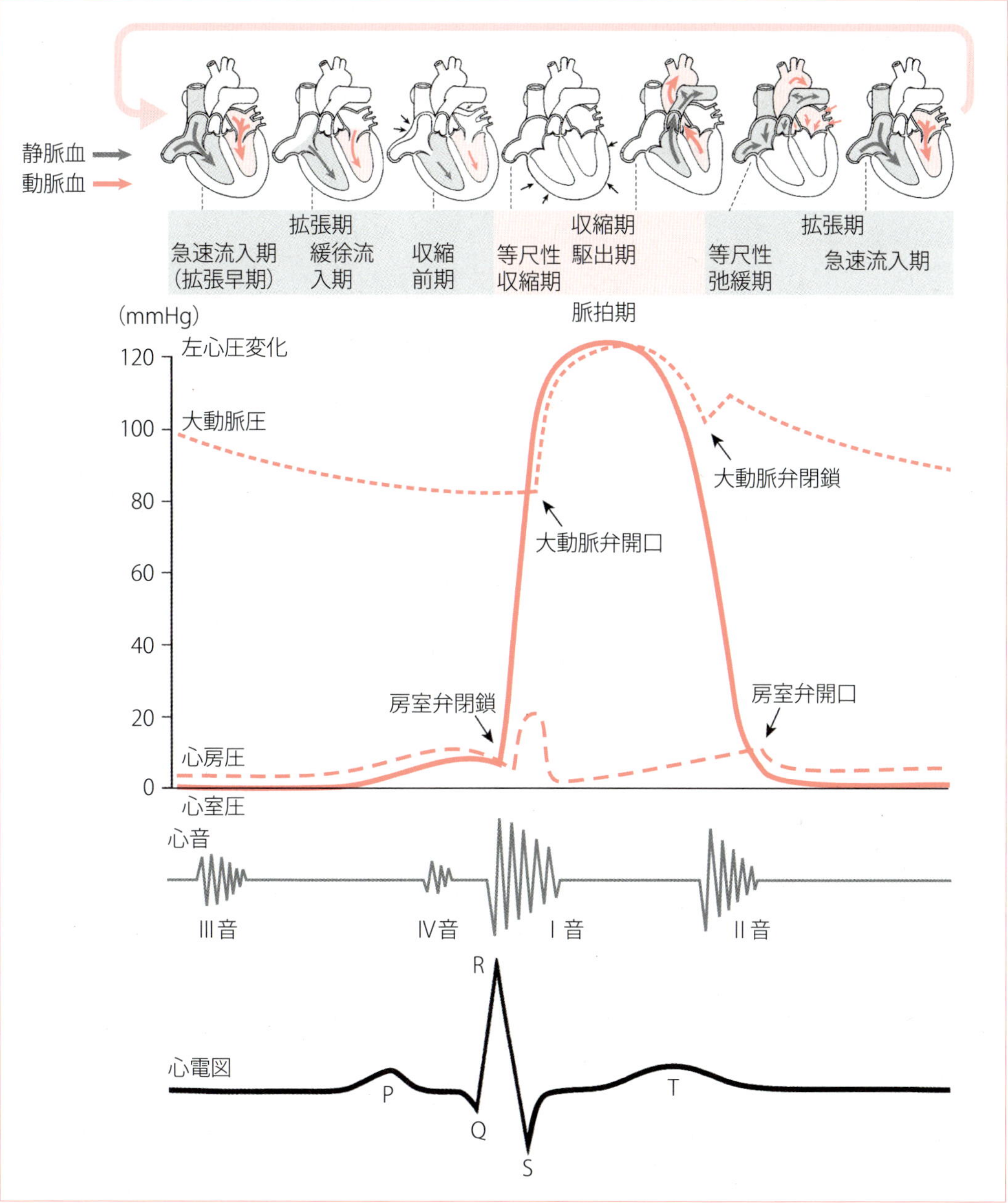

図 3-33　心周期と心音

域（心尖部）以外は触知できないが，振動の大きな心雑音の場合には触診すると手掌全体に振動を感じることがある．

□アセスメントの方法

①アセスメントの準備

環境の調整

- 心・血管系のアセスメントは，騒音や雑音が少なくプライバシーが確保できる個室で行うことが望ましい．個室が準備できない場合は，カーテンやスクリーン等を活用する．
- 安楽に座ることのできる椅子とベッドも準備し，明るさや照度，壁の色などにも気を配る．
- 視診・触診・聴診を行うにあたっては，胸部や四肢の皮膚を露出しても肌寒さを感じない，室温 25 ～ 26℃，湿度 50 ～ 60%に設定する．室温や湿度は個人差もあるため対象者に確認をするとよい．

対象者の準備

- 心・血管系のアセスメントでは，胸部や四肢の皮膚を露出して，視診・触診・聴診を行うため，インタビューに入る前にどのようなことをするのか説明し，同意を得てから実施する．
- 着脱の容易な衣服に着替えてから行うことが望ましい．
- 立位になってもらうこともあるため，床が滑らないように，あるいは滑らない履物であることを確認する．
- 化粧（マニュキュアを含む）をしていないことを確認する．
- 10 分間程度安静にしてから開始する．

②必要物品

- 聴診器，秒針付き時計，定規．

③自覚症状のインタビュー

- 心・血管系に関連した問題を確認する．健康歴のインタビューで以下のような自覚症状があった場合は，さらに詳しく聴取するとともに生活への影響について尋ねる．
  ①胸痛：出現時期，部位，始まり方と持続時間，出現状態（周期的か持続的か），体位による増減，胸痛に伴うほかの症状（圧迫感，絞扼感，呼吸困難，動悸，息切れ，悪心，冷汗など）．
  ②呼吸困難：発現時の活動の程度，持続時間，体位による増減．

③疲労感：始まり方，持続時間，程度と強さ，日内変動，活動による変化．
④動悸：出現時期，出現時の活動の程度，出現状態（持続的か間欠的か），休息により軽減または消失するか．
⑤浮腫：発現時期，部位，程度，体位による増減．
⑥下腿・足部・殿部の痛み：どのようなときに増強するか（歩行距離，座位の持続時間，立位の持続時間），どのようなときに緩和するか（安静，下肢挙上，弾性ストッキングの着用）．
⑦下肢・殿部のけいれん：どのようなときに増強するか（運動，歩行距離）．
⑧下肢・殿部の知覚異常：どのようなときに増強するか（運動，歩行距離）．

④心・血管系の視診・触診・聴診

- 心・血管系システムは，顔色や皮膚・爪床・口唇などの色調，皮膚温などの外観から循環状態をおおまかに把握することができる．
- 診査は全身の循環状態から始め，次いで心臓，血管系のそれぞれの視診・触診・聴診を行う．しかし，対象者の一般状態をみて，血管系の視診・触診・聴診を部位ごとに同時に行うことで実施時間を短縮し，対象者の負担を最小にすることができる．
- 心臓の視診・触診・聴診では，心臓の5つの領域を大動脈弁領域→肺動脈弁領域→エルブ領域→三尖弁領域→僧帽弁領域の順にZパターンを描くように行う．また，血管系の触診では，各動脈の左右差を確認するように実施する．
- 鎖骨中線を基本線とし左右対称に観察する．
- 看護者は触診・聴診時に，自分の手と聴診器のチェストピースを温めてから始める．
- 実施中は不必要な露出は避け，保温とプライバシーに配慮する．

循環状態の一般的なアセスメント（視診・触診）

- 初めに循環状態をおおまかに観察するため視診と触診を行う．

【 顔色・口唇色の観察 】

- 顔色・口唇色を視診し，色調を観察する．

☞正常な場合：顔色，口唇色が蒼白でなく，チアノーゼがない．

【 皮膚・爪床の観察 】

- 皮膚・爪床を視診し，色調を観察し，触診で皮膚温を観察，圧迫して色調の変化を観察する．
- 手指や足趾に触れて末梢の皮膚温を観察する．
- 手指，足趾の1指ずつ2，3秒間圧迫し，解除した後の色調の変化を観察する．

☞正常な場合：20秒以内にピンク色に戻る．

【 頸静脈の観察 】

- 上体を45度挙上して頸静脈の怒張の有無を観察する．

☞正常な場合：頚静脈に怒張がみられない.

心臓のアセスメント（視診・触診・聴診）

【 胸郭の観察 】

○胸　郭

- 胸部の変形による心機能への影響，あるいは心疾患による胸郭の変形の有無について観察する.
- 座位または仰臥位になってもらう.
- 対象者の胸部全体が見えるように衣服を調整する.
- 対象者の真正面から胸郭の形状（肋骨の輪郭，胸骨の位置など）を視診する.

☞正常な場合：胸郭は左右対称である.

【 最大拍動点（point of maximal impulse：PMI）】

- 座位またはファーラー位になってもらう.
- 第４または第５肋間の鎖骨中線やや内側の位置で心尖拍動を視診する.
- 深呼吸後息を止めてもらい，示指と中指の先端で左第５肋間と鎖骨中線より１～２cm 内側を触診し，PMI の位置と大きさを調べる.
- 仰臥位で触れない場合は，左側臥位にすると乳房が大きい人や肥満の人でも観察しやすい（**図 3-34**）.

☞正常な場合：心尖拍

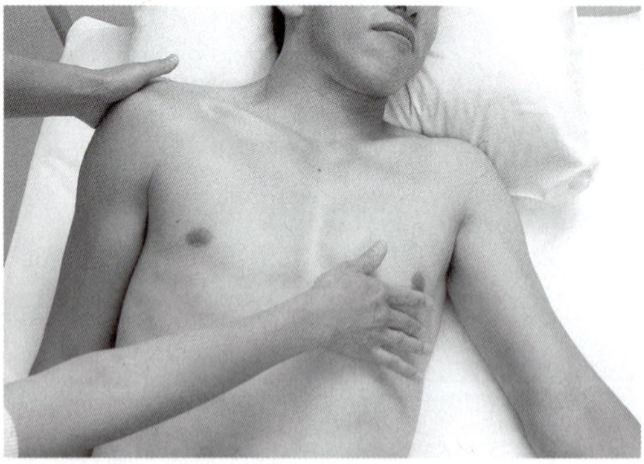

図 3-34　触診の部位

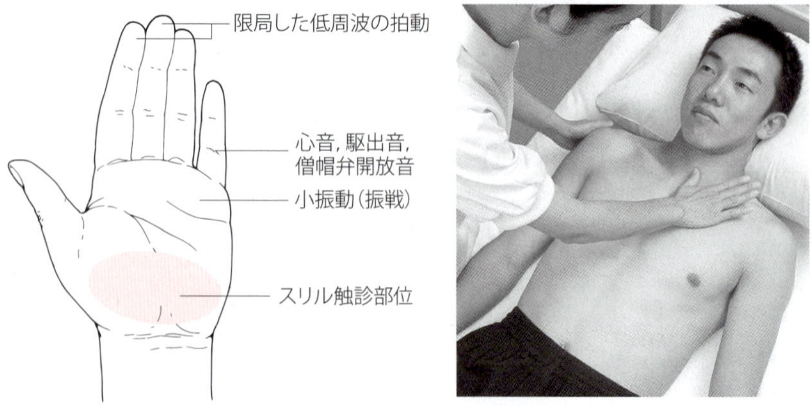

図 3-35　スリルの触診

表 3-6　心臓の 5 領域と心音の強さ

大動脈弁領域	I 音（S_1）＜II 音（S_2）
肺動脈弁領域	I 音（S_1）＜II 音（S_2）
エルブ領域	I 音（S_1）＝II 音（S_2）
三尖弁領域	I 音（S_1）＞II 音（S_2）
僧帽弁領域	I 音（S_1）＞II 音（S_2）

I 音（S_1）と II 音（S_2）の間に音は聴こえない．

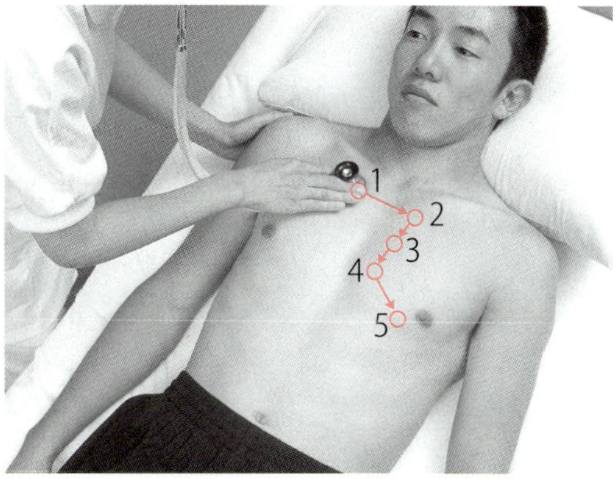

図 3-36　膜側での聴診

動は第 5 肋間の鎖骨中線やや内側の位置に拍動を認める．また PMI は 2 cm 径の範囲で肋骨内の大きさである．

○スリル（非常に大きな心雑音による振動の触知）

- 手掌で軽く押さえ，振動の有無を触知する．
- 心臓の 5 領域の順（Z パターン）で行う（**図 3-35**）．

【 心音の観察 】

- 座位または仰臥位で，前胸部を露出してもらう．
- 心臓の 5 領域を聴取する（**表 3-6**）．

○ I 音（S_1）と II 音（S_2）の聴取

- 聴診器の膜側を Z パターンの順で胸壁に密着させ，心臓の 5 領域を聴診する（**図 3-36**）．
- 各領域で心周期ごとの I 音と II 音の強さ，間隔，リズムを聴取する．I 音はツーという比較的低く長く続く音で，II 音はトンという高く短い音である．
- I 音は，収縮期の初めに心室から発する僧帽弁と三尖弁が閉鎖するときの音でツーという比較的低くやや長く続く音である．
- II 音は，心室収縮期の終わりに発する大動脈弁と肺動脈弁が閉鎖するときの音でトンという高く短い音である．

☞正常な場合：I 音と II 音のみが心音として聴かれる．

○III 音（S_3）とIV音（S_4）の聴取

- 聴診器のベル側を胸壁に軽く押す程度に密着させ，スリルの触診の部位と同じ部位を僧帽弁領域→三尖弁領域→エルブ領域→肺動脈弁領域→大動脈弁領域の順に聴取する（**図 3-37**）．

☞正常な場合：III 音とIV音の雑音は聴かれない（**表 3-7**）．

末梢血管のアセスメント（視診・触診・聴診）

【 動脈の拍動の観察 】

- 血管を診査することは，直接的に観察できない心臓や血管の状態を推測することである．動脈の拍動の観察では，対象者の頸部の動脈から足先の動脈の

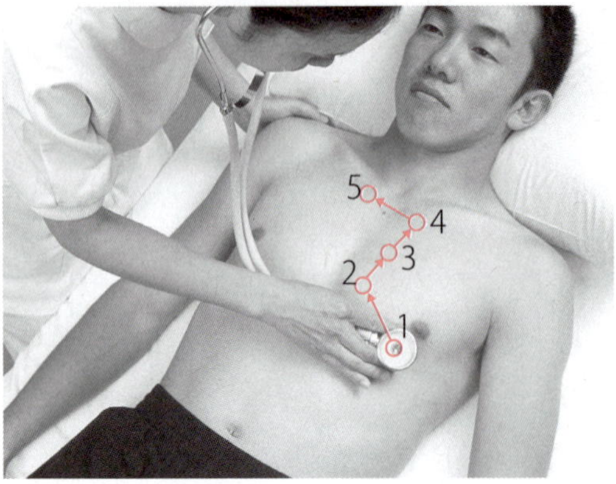

図 3-37 ベル側での聴診

表 3-7 心雑音の強度

1度	きわめてかすかであるため，注意深く聴くことで聴取できる
2度	弱い雑音は聴診器を当てるとすぐ聴取できる
3度	中等度に強い雑音が聴取できる
4度	強い雑音が聴取できる
5度	きわめて強い雑音で，聴診器の一部を皮膚から離しても聴取でき，スリルを伴う
6度	極端に強い雑音で，聴診器を皮膚から離しても聴取でき，スリルを伴う

順に触診し，脈拍の回数，強さ，リズムの左右差の有無を確認する．左右差の有無を確認するには両側同時に触診するが，頸動脈，膝窩動脈は必ず左右片方ずつ触診する．

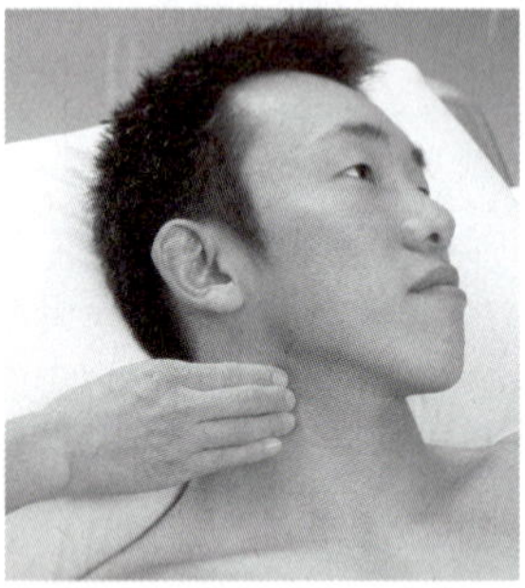
図 3-38 頸動脈の触診

○頸動脈

- 座位または仰臥位になってもらう．
- 甲状軟骨より少し下で，気管と胸鎖乳突筋の間を触診する．
- 利き手の示指，中指，環指の指腹部で総頸動脈と外頸動脈を軽く圧迫するように左右一側ずつ触診する（**図 3-38**）．
- 頸動脈洞を強く圧迫すると血圧低下，脈拍低下，不整脈を招くおそれがあるため，圧迫しないよう頸動脈の下半分で行う．

☞正常な場合：拍動は一定の間隔で規則的であり，左右差なく強く触れる．

○上腕動脈

- 肘関節部の上腕二頭筋と上腕三頭筋溝間を示指，中指，環指の指腹部で少し押さえ込むようにして両側同時に触診する．

☞正常な場合：拍動は左右差なく，適度な弾力性があり，強く触れる．

○橈骨動脈

- 示指，中指，環指の指腹部で適度な圧を加え，両側同時に触診する．

☞正常な場合：拍動は左右差なく，適度な弾力性があり，強く触れる．

○尺骨動脈

- 示指，中指，環指の指腹部で両側同時に触診する．

☞正常な場合：拍動は左右差なく，適度な弾力性があり，強く触れる．

○アレンのテスト（**図 3-39**）

- 橈骨動脈，尺骨動脈の閉塞の有無を調べる．手部で動脈弓となってつながっ

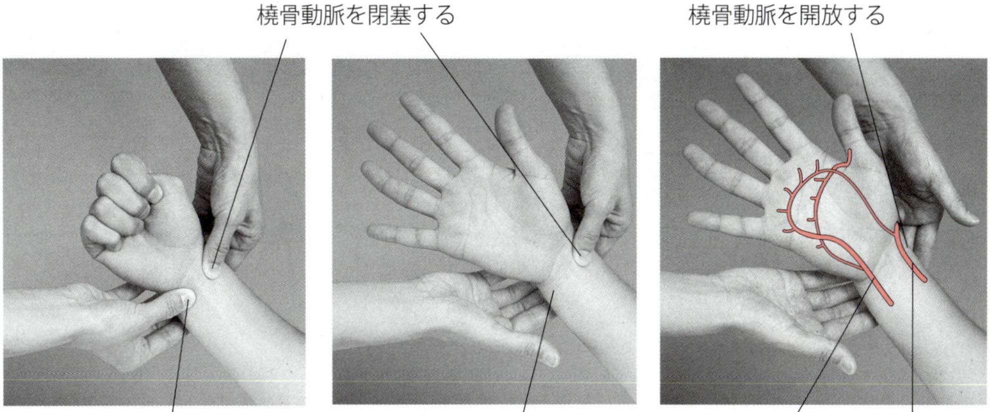

図 3-39　アレンのテスト

ている.
①対象者に片側の手を握ってこぶしをつくってもらう.
②看護者の両母指で対象者の尺骨動脈，橈骨動脈を同時に圧迫する.
③対象者に手を開いてもらう.
④尺骨動脈を圧迫していた母指のみを放し，手の色調を観察する.
⑤次に橈骨動脈を圧迫していた母指を放し，手の色調を観察する.
⑥もう一方の手も同様に行う.

☞正常な場合：手掌全体がピンク色に戻る（血流が戻る）.

○大腿動脈

- 仰臥位になってもらう.
- 示指，中指，環指の指腹部で軽く押さえ込むようにして左右同時に触診する.

☞正常な場合：拍動は左右差なく，適度な弾力性があり，強く触れる.

○膝窩動脈

- 仰臥位または腹臥位になってもらい，膝を軽く曲げてもらう.
- 示指，中指，環指の指腹部あるいは母指指腹部で膝窩動脈を強く圧迫して触診する（**図 3-40**）.

☞正常な場合：拍動は左右差なく，適度な弾力性がある.

○後脛骨動脈

- 示指，中指，環指の指腹部で圧迫するように両側同時に触診する.

☞正常な場合：拍動は左右差なく，適度な弾力性がある.

○足背動脈

- 足を底屈（足関節の伸展）してもらう.
- 示指，中指，環指の指腹部で足背動脈を両側同時に触診する（**図 3-41**）.

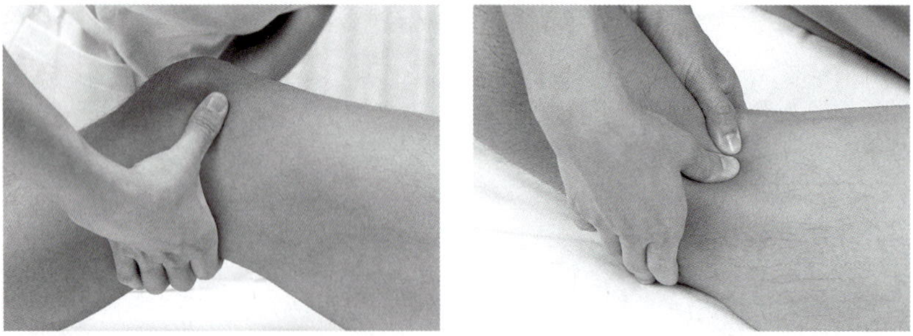

図 3-40 膝窩動脈の触知

☞正常な場合：拍動は左右差なく，適度な弾力性があり，強く触れる．正常であっても 5 ～ 10% の人は触れない．

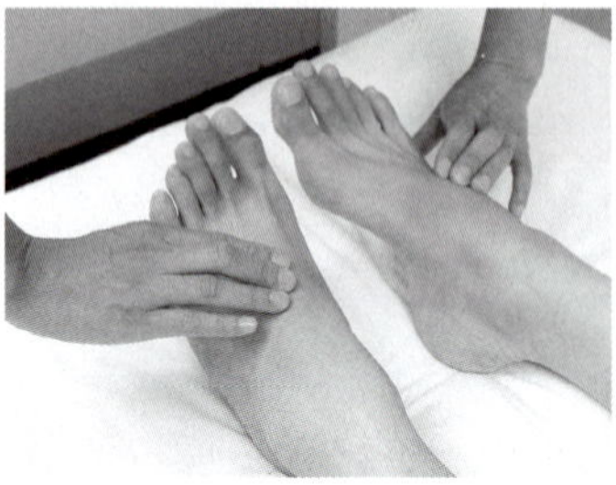

図 3-41 足背動脈の触知

【 動脈の雑音の観察 】

○頚動脈

- 頚動脈の狭窄の有無を確認するために，血管雑音の有無を聴取する．
- 対象者にファーラー位になってもらう．
- 聴診器のベル側を頚動脈洞周辺（下顎骨直下 2cm の部位）とその下方に当てて聴取する．

☞正常な場合：雑音は聴取されない．

○腹部の動脈と大腿動脈

- 下肢の動脈触診で循環不全が認められた場合，聴診器のベル側で，腎動脈，腹大動脈，腸骨動脈，大腿動脈の血管雑音の有無を聴取する（**図 3-42**）．

☞正常な場合：いずれの動脈においても雑音は聴取されない．

【 静脈還流の観察 】

○下肢の静脈

- 対象者に立位になってもらい，表在性静脈の拡張，蛇行，瘤の有無を観察する．
- 仰臥位になってもらう．対象者の両膝と足首を支え，心臓の位置より約 30cm 挙上し，下肢の色調の変化を観察する（**図 3-43**）．

☞正常な場合：血管に蛇行や瘤がなく，挙上後はかすかに蒼白になるが，10 秒以内

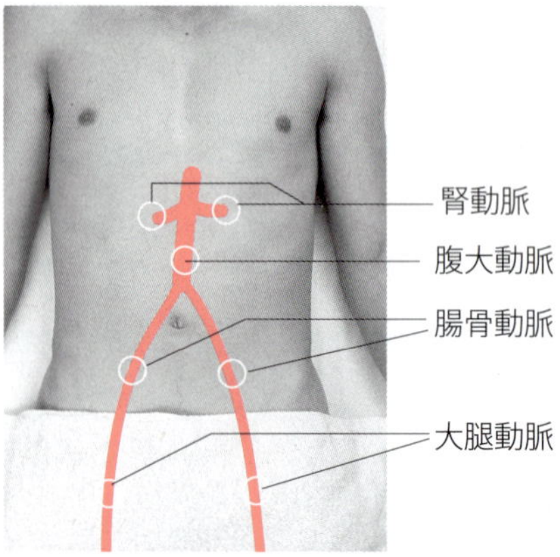

図 3-42 腹部の動脈と大腿動脈の聴診

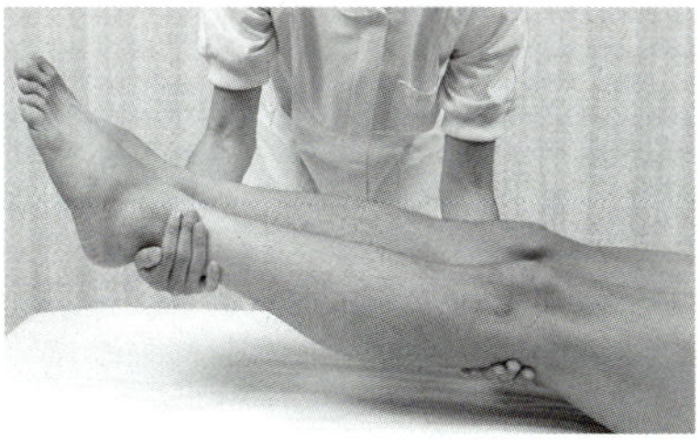

図 3-43　下肢の静脈の視診

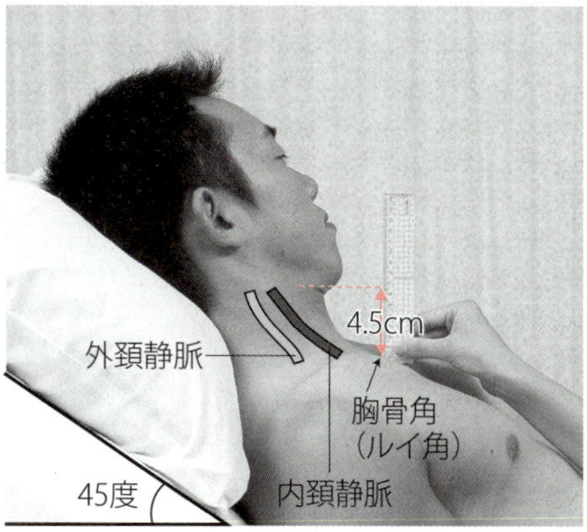

図 3-44　頚静脈による中心静脈圧の推定

に爪先の色がピンクに戻る．

【 頚静脈による中心静脈圧の推定 】

- 内頚静脈は右心房と直結しているため，右心内圧を反映し，中心静脈のラインをとらなくても簡便に右心内圧を推定できる方法である．
- ベッドを 45 度に挙上する．
- 対象者の右側に立ち，顔を看護者と反対側に向けてもらう．
- 胸鎖乳突筋の内側沿いに内頚静脈を探す．内頚静脈は表面から見えることは少なく，鎖骨付近で拍動が見えるためそれを目安にする．内頚静脈が見えない場合は，内頚静脈より表在する外頚静脈を探す．静脈の波動点の上限部を見つける．
- 胸骨角（胸骨柄と胸骨の接合部）に垂直に定規を当てる．
- 内頚静脈または外頚静脈の波動上限部と胸骨角との高さを測定する．測定時は波動上限部が床と平行になるように胸骨角まで伸ばすことに注意する（**図 3-44**）．

☞正常な場合：3cm 以内（3 ～ 4cm ＝約 10cmH_2O）である．

□異常所見と生活への影響

①異常所見

【 心・血管系の異常所見 】

○心音の亢進・減弱

- **表 3-8** を参照．

○心雑音

- 心雑音は血液の流れに異常が起きている可能性が考えられる．心雑音が聞こ

表 3-8 心音の亢進・減弱

I音の亢進	僧帽弁の狭窄，頻脈や心収縮能の亢進（運動，発熱，貧血，甲状腺機能亢進など）の可能性が考えられる
I音の減弱	左心室の収縮力低下，心膜液貯留，胸水の可能性が考えられる
II音の亢進	高血圧症の可能性が考えられる
II音の減弱	大動脈弁の狭窄，肺動脈弁の狭窄が考えられる
過剰心音	吸気時・呼気時共にII音の分裂がある場合は，心房中隔欠損が疑われる．III音，IV音が聴取される場合は，僧帽弁閉鎖不全，うっ血性心不全，拡張型心筋症などが疑われる IV音は拡張期に聴取される弱く低い音で，高血圧症，肺動脈弁狭窄，大動脈弁狭窄，左室肥大など，左心室の伸展性が悪い可能性が考えられる

える場合は，I音とII音の間か，II音とI音の間のどちらなのかを聴取する必要がある．

- 心雑音が聴取されることは，弁の閉鎖不全や狭窄などの異常が疑われる．
- PMI が 2.5cm 以上，左寄りあるいは肋骨外で触知される場合は，左心肥大が疑われる．
- スリルが触知される場合，弁口の狭窄や心室中隔欠損などの血流障害が考えられる．
- 大動脈弁領域での触知は，大動脈弁での狭窄の可能性，肺動脈弁領域での触知は，肺動脈弁の狭窄・肺高血圧症の可能性，三尖弁領域での触知は甲状腺機能亢進の可能性，僧帽弁領域での触知は，僧帽弁不全・左心室肥大の可能性が考えられる．

○不整脈

- 心拍動が不整になる原因は様々である．呼吸性の不整脈などの生理的不整脈のほか，機能的・器質的な異常が起きている可能性が考えられる．
- リズム不整がある場合は，刺激生成異常や刺激伝導異常が疑われる．
- 脈拍の強さで左右差，上下肢の差がある場合は，動脈の閉塞が疑われる．

○胸　痛

- 胸痛は心・血管系だけでなく，呼吸器系や腹部臓器の異常など原因は様々である．
- 胸痛がある場合，心臓では狭心症，急性心筋梗塞，急性心膜炎，大動脈弁狭窄症，僧帽弁逸脱症，肥大型心筋症の可能性が考えられる．
- 血管系では，大動脈解離，肺塞栓症，肺高血圧症が考えられる．

○動　悸

- 心拍数の増加，1 回拍出量の増加，不整脈などが原因となる．

【 末梢循環の異常所見 】

○末梢循環不全

- 末梢血管の動脈を触診した結果，いずれかの部位で拍動に左右差がある場合，拍動の弱い部位より中心部の血管の狭窄または閉塞や血流を阻害する何らかの変化がある可能性が考えられる．大動脈炎症候群（高安動脈炎），閉塞性動脈硬化症，胸郭出口症候群などが疑われる．

- アレンのテストで手掌の半分がピンク色で半分が蒼白のままで血流が戻らない場合は，橈骨動脈または尺骨動脈の狭窄または閉塞の可能性が考えられる．
- 下肢の脈が弱い，あるいは触れないときや若年者高血圧で下肢の血圧が低いときは，単純型大動脈縮窄症を疑う．

○皮膚・爪の変化

- 皮膚の色調変化，腫脹，発赤，潰瘍，静脈瘤などの皮膚障害は，血行障害によるものである．
- 皮膚温の左右差は動脈閉塞が考えられる．
- 爪床の蒼白・チアノーゼがある場合，心拍出量が低下していることが考えられる．
- 心・血管系疾患ばかりでなく慢性呼吸不全がある場合，ばち状指がみられる．

○末梢血管の変化

- 座位で頚静脈怒張がある場合，右心不全や右心への還流障害で静脈圧が上昇するために起こる．三尖弁狭窄または閉鎖不全，心タンポナーデ，収縮性心膜炎，上大静脈症候群などが考えられる．
- 下肢の動脈が閉塞または狭窄している場合，下肢の血行障害が生じ，歩行時下肢に痛みを感じ，休むことで痛みが回復し歩けるようになる．このような場合，閉塞性動脈硬化症を疑う．
- 下肢の静脈の高度の拡張，蛇行または瘤がある場合，静脈還流の障害が考えられる．

②生活への影響

日常生活の活動耐性の低下

- 心・血管系機能の低下によって全身の組織への酸素供給量が不足し，日常生活での活動量減少や活動制限が余儀ない状態となる．不規則な生活習慣や排便時の努責，入浴時間・温湯なども心筋の酸素消費量を増大させる．また，食生活では食行動や食事内容，あるいは飲酒や喫煙などの習慣が心負荷を高める場合もある．
- 心・血管系のアセスメントでは，日常生活での活動耐性や習慣について安全・安楽，自立との関係からアセスメントする必要がある．

精神的不安・恐怖

- 心・血管系の機能障害は，身体的な活動量を減少・制限するばかりでなく，生命への危機感を与え精神的な不安や恐怖を抱かせる．精神的苦痛は，心・血管系への負荷を高め，心身の悪循環を繰り返す可能性がある．

- 生命への強い危機感や不安は，過剰に生活行動を自制したり，活動意欲を低下させたりする場合もある.

社会的生活への影響

- 心・血管系機能の問題は日常生活のみでなく，社会的交流や職業生活にも影響を及ぼす．今まで行ってきた社会での生産的な活動を継続することを困難にし，社会的な交流の範囲やあり方，労働形態を変更せざるをえない状況におかれる場合もある.
- 社会的活動の変更は，経済的問題につながる可能性もある.

□高齢者の場合の留意点

①アセスメントの視点

- 高齢者は，加齢により心筋や血管の弾力性が低下するため，心収縮が低下し心拍出量が減少する．心収縮力低下のため，軽度の収縮早期雑音が聴取されることが多い.
- 脊柱が後彎あるいは側彎することにより，心音とPMIの位置が異なることがある．アセスメントを行う場合は，脊柱の変形を考慮し，心音とPMIの位置を確認する.
- 加齢により動静脈が硬化し蛇行するため，静脈還流量が減少する．このため，下肢静脈の視診では，静脈の拡張や静脈瘤が認められることが多く，静脈血のうっ滞により浮腫を生じやすい．アセスメントを行う場合は，加齢の影響による静脈血のうっ滞か心・血管系の障害による浮腫であるのかを見極める.

②診査の際の留意点

- 加齢による心・血管系機能の低下によって長時間の活動が困難になるため，診査は短時間で的確に実施する.
- 心・血管系機能の低下の程度は，長期間にわたる生活習慣に大きく左右されるため，同年齢でも個人差が非常に大きいことを考慮して診査する.
- 高齢者の心・血管系のアセスメントにおいては，心機能の低下や循環不全が加齢によるものか病的なものかを見きわめることが大切である.
- 高齢者は病的な場合でも無自覚なことが多いため，慎重に診査するよう心がける.

参考文献

1）稲葉佳江編著：成人・高齢者看護のためのヘルスアセスメント，メヂカルフレンド社，2004.

2）Wolsters K, Eckman M, eds：Assessment Made Incredibly East!, 4th ed, Lippincott Williams & Wilkins, 2008, p.189-220.

3）阿曽洋子・他：基礎看護技術Ⅱ，第6版，医学書院，2005，p.240-260.

4）香春知永・他編：基礎看護技術－看護過程のなかで技術を理解する，南江堂，2009，p.120-165.

5）日野原重明：臨床看護の基礎となる新看護学テキスト－看護の革新を目指して，日本看護協会出版会，2009，p.55-93.

6）松尾ミヨ子・他編：ナーシング・グラフィカ⑰基礎看護学－ヘルスアセスメント，第2版，メディカ出版，2010.

7）日野原重明・他：系統看護学講座 専門基礎2　解剖生理学，医学書院，1996，p.288-320.

8）横山美樹：はじめてのフィジカルアセスメント－看護を学ぶすべてのひとが身につけたいフィジカルイグザミネーションの知識と技術，メヂカルフレンド社，2009，p.87-108.

9）医療情報科学研究所：病気がみえる vol.2 循環器，第3版，メディックメディア，2010，p.2-27.

10）マリーブ，EN著，林正健二・他訳：人体の構造と機能，医学書院，1997.

11）Jarvis C：Physical Examination and Health Assessment, 5th ed, WB Saunders, 2007.

12）日野原重明・他監，塩田浩平編：人体の構造と機能，看護のための最新医学講座　第30巻，中山書店，2002.

13）シボドー，GA，パットン，KT著，コメディカルサポート研究会訳：カラーで学ぶ解剖生理学，医学書院，1999.

3 フィジカルアセスメントの実際

腹部・消化器系のアセスメント

□学習のねらい

消化器系は，口から通じる食道・胃・小腸・大腸・肛門までの 1 本の消化管と，肝臓や胆嚢・膵臓といった消化を補助する消化腺から成り立っている．人間は口から食物を取り込んで栄養を補給し，不要物質や有害物質を体外に排出している．消化器系は成長・発達や日々の活動に必要なエネルギーを生み出すうえで重要な役割を果たしている．

また，腹部には消化器系や泌尿器系，生殖器系などの臓器が位置しており，アセスメントにとって重要な部位である．

本節では，消化吸収機能と排泄（排便）機能を観察するため，腹部・消化器系のアセスメントを学ぶ．

□学習の目標

1．腹部・消化器系の形態と機能を説明できる．
2．腹部・消化器系の正常所見と異常所見を説明できる．
3．腹部・消化器系の機能に関係する問診を行うことができる．
4．腹部の視診・聴診・打診・触診を行うことができる．
5．問診・視診・聴診・打診・触診で得られた情報を生活行動と関連させ，異常がある場合は生活への影響を推論することができる．

□アセスメントの目的

- 腹部は横隔膜直下から骨盤底までの部位であり，消化器系や泌尿器系，生殖器系の臓器を含んでいる．
- 消化器系は口から食物を取り入れ，食道，胃，小腸，大腸を経て，肛門で排泄するという消化管と，肝臓や胆嚢・膵臓といった消化を補助する消化腺の機能から成り立っている．

- 人間の身体をシステムとしてとらえると，食事によって生命を維持し，成長・発達，身体活動に必要なエネルギーや栄養素を内部環境に取り込み，不要な物質を外部環境へと排出させている．
- 消化・吸収・排泄に関する機能がうまく働いているか，エネルギーや栄養素の取り込みと排泄が円滑に行われているかは，生命を維持するうえで不可欠な要素である．
- 腹部・消化器系のアセスメントでは，正常所見と異常所見，および消化器系の機能に関する情報を生活行動と関連させて推論することで看護上の問題を見出し，根拠のある看護実践の提供に結びつける．

□形態と機能

①形　態

腹部の領域

- 腹腔内にある各臓器の位置と腹部の体表面との位置関係を立体的に考えながら診査を行う．体表面からみた腹部の領域は 4 分割もしくは 9 分割で示される．
- 4 分割の場合は正中線と臍が基準となり，①右上腹部（right upper quadrant：RUQ），②右下腹部（right lower quadrant：RLQ），③左上腹部（left upper quadrant：LUQ），④左下腹部（left lower quadrant：LLQ）の領域に分けられる（**図 3-45**）．
- 9 分割の場合は肋骨弓下縁と上前腸骨棘および鎖骨中線が基準となり，①右季肋部，②右側腹部，③右鼠径部（回盲部），④心窩部，⑤臍部，⑥下腹部，⑦左季肋部，⑧左側腹部，⑨左鼠径部（左腸骨窩部）の領域に分けられる（**図 3-46**）．

腹部臓器（図 3-47）

- 胃は左上腹部にあり，長さは成人の場合約 25cm 程度である．
- 小腸は胃と大腸との間にある管状の器官で，十二指腸，空腸，回腸の 3 つに分かれ，回盲弁を介して大腸へつながる．
- 大腸は回盲弁から肛門までを指し，盲腸，虫垂，結腸，直腸，肛門に分かれる．結腸は上行結腸，右結腸曲で左へ曲がり，横行結腸，さらに左結腸曲で下方へ曲がって下行結腸，骨盤腔内に入り S 状結腸となる．盲腸，上行結腸の一部は右上腹部で軟らかく太い管として，S 状結腸は左下腹部で細い管として触知できる．

右上腹部（RUQ）
肝臓と胆嚢，幽門輪，十二指腸，膵頭部，右副腎，右腎の一部分，結腸の肝彎曲部，上行結腸と横行結腸の一部分

右下腹部（RLQ）
右腎下極，盲腸と虫垂，上行結腸の一部分，膀胱（拡張時），卵巣と卵管，子宮（腫大時），右精索，右尿管

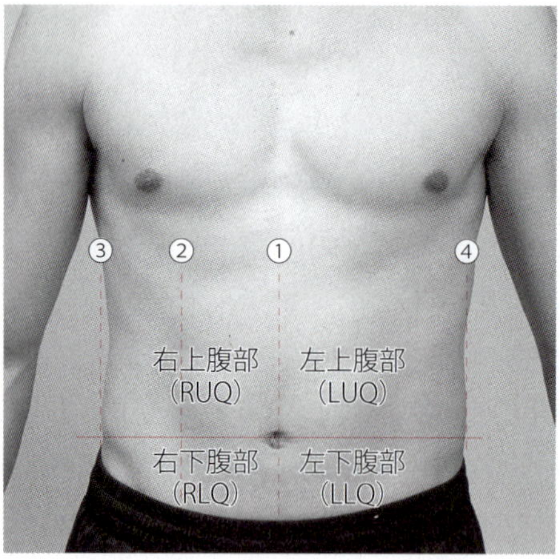

①正中線（midline：ML）
②鎖骨中線
（mid-clavicular line：MCL）
③前腋窩線
（anterior axillary line：AAL）
④中腋窩線
（mid-axillary line：MAL）
（腋窩の中央の線）

左上腹部（LUQ）
肝臓左葉，脾臓，胃，膵体部，左副腎，左腎の一部，結腸の脾彎曲部，横行結腸と下行結腸の一部分

左下腹部（LLQ）
左腎下極，S状結腸，下行結腸の一部分，膀胱（拡張時），卵巣と卵管，子宮（腫大時），左精索，左尿管

図 3-45　腹部の 4 分割領域

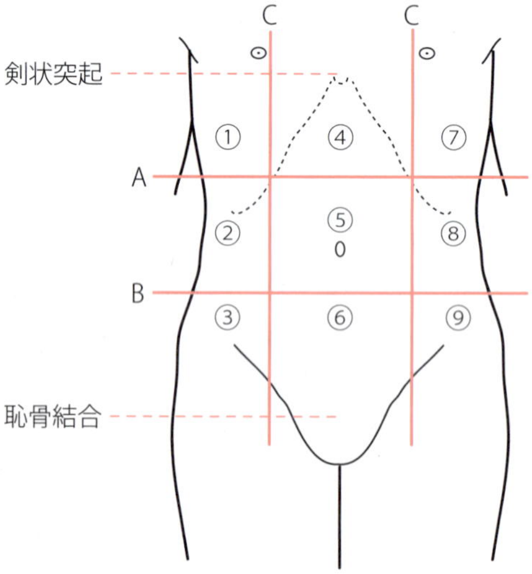

A：肋骨弓下縁を結ぶ線
B：上前腸骨棘を結ぶ線
C：鎖骨中線

①右季肋部
②右側腹部
③右鼠径部（回盲部）
④心窩部
⑤臍部
⑥下腹部
⑦左季肋部
⑧左側腹部
⑨左鼠径部（左腸骨窩部）

図 3-46　腹部の 9 分割領域

- 直腸は長さが 15 ～ 20cm 程度あり，その末端部 2 ～ 3cm は肛門管とよばれ，肛門管の開口部が肛門である．肛門は不随意筋である内肛門括約筋と随意筋である外肛門括約筋で囲まれている．
- 膵臓はその大部分が壁側腹膜の後方に位置し，右端部は膵頭，中央は膵体，左端部は膵尾とよばれる．
- 肝臓は横隔膜の下に位置し，右葉，左葉，方形葉，尾状葉の 4 つの肝葉からなる．右葉が肝臓全体の約 5/6 であることから，右上腹部はほとんど肝臓で占められている．肝臓の下縁は右肋骨縁の下に位置する．

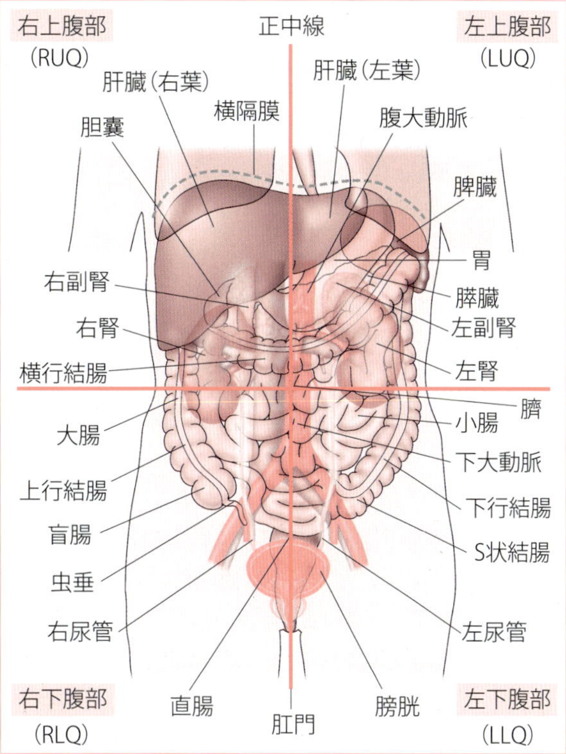

図 3-47　腹部臓器と腹部の４分割領域

- 肝臓の下面には胆嚢がある.
- 脾臓は循環器系のうちのリンパ性器官であり，腹腔の左上部，第 9・10・11 肋骨の位置で横隔膜と接している.

腹部の主要静脈

- 左右の外腸骨静脈と内腸骨静脈が合流して左右の総腸骨静脈となる．左右の総腸骨静脈が合流して下大静脈となり，腹腔内を上行する.
- 右卵巣静脈と右精巣静脈は下大静脈に注ぎ，左卵巣静脈と左精巣静脈は左腎静脈に注ぐ.
- 門脈は腹腔内の消化器官からの血液をすべて集めて肝臓に運ぶ静脈である．左右の肝静脈は肝臓からの血液が流れる.

②機　能

腹部の骨格と筋

- 腹部を支えている骨格は腰椎であり，腹部の外壁は腹直筋と外腹斜筋，内腹斜筋，腹横筋の 3 層の筋で構成されている．腹部の骨格は姿勢を支えることが中心で外力に対する抵抗力は弱いが，様々な姿勢をとる際は柔軟に対応できる．

- 腹直筋は脊柱を前屈させ，排便時や分娩時に腹圧をかけ，深呼吸の際にも関与する筋肉である．外腹斜筋と内腹斜筋も腹直筋と同様の機能がある．また腹横筋は排便時に腹腔内容を圧迫する．

消化管と消化腺

【胃】

- 食物が胃に入ると迷走神経の刺激により胃液が分泌される．胃液には塩酸やペプシンなどの消化酵素が含まれ，たんぱく質を分解する．食物は胃の攪拌運動により破砕され，胃液と混和され，び汁(じゅう)となり，腸胃反射で調節されながら小腸へ送られる．

【小腸】

- 小腸では脂肪・たんぱく質・炭水化物の消化が行われる．膵臓でつくられた膵液にはたんぱく質分解酵素，脂質分解酵素，糖質分解酵素などが含まれ，肝臓でつくられた胆汁は脂肪の分解と吸収に不可欠である．
- 小腸運動は神経性および体液性の調節を受けている．運動のパターンには蠕動運動，分節運動，振子運動があり，胃からのび汁は分節運動によって消化液と混和される．そして粘膜と接触して消化・吸収され，さらに内容物は大腸へ送られる．

【大腸】

- 大腸では小腸で吸収されなかった水分や塩類を吸収する．食物残渣，消化液（胆汁や消化液中の酵素類・塩類など），食物の分解産物（乳酸，炭酸ガス，脂肪酸，インドール，スカトールなど），消化管の粘膜に由来する有形物質，細菌類によって糞便が形成される．
- 大腸運動は神経性調節を受け，内在（壁内）神経と交感神経および副交感神経が結腸の反射を調節している．
- 大腸運動には蠕動，逆蠕動，分節運動がある．近位結腸では逆蠕動が生じ，内容物が滞留してくるとその刺激で蠕動運動が起こり，内容物は遠位結腸（直腸）へ送られる．そして直腸壁が伸展し，直腸内圧が 40 ～ 50mmHg になると排便反射が起こる．すなわち，直腸内圧の上昇により求心性のインパルスが骨盤神経を経由して脊髄肛門中枢（S_2 ～ S_4）ならびに大脳に達し便意を感じる．
- 排便反射の遠心路は内肛門括約筋を弛緩させ，次に陰部神経を介して外肛門括約筋を弛緩させて糞便が排出される．
- 便意に応じて，随意的に横隔膜の下行と腹筋を収縮させることにより，腹腔内圧を上昇させて排便を補助する．便意を生じても大脳からの指令により外肛門括約筋を収縮させることができ，排便をある程度我慢することができる．ただし，我慢をすると直腸壁の緊張が緩み，内圧が下がるので便意が起こりにくくなる.

肝臓の消化腺以外の機能

- 胆汁の産生は肝臓の消化腺としての機能であるが，そのほかに栄養の代謝，薬物や化学物質（アルコールなど）の解毒，身体に必要な物質（コレステロール，アルブミンや血液凝固因子などの血漿たんぱく，リポたんぱく）の産生など消化腺以外の機能もある.

膵臓の消化腺以外の機能

- 膵臓の消化腺としての機能は外分泌であるが，内分泌腺としてランゲルハンス島からインスリンとグルカゴンなどのホルモンを分泌し，血糖値を調節している.

脾　臓

- 脾臓は血液を多く含む臓器で，血液の濾過を行っている．脾臓で血液中の老朽赤血球が選別・分解され，再生可能な鉄分は肝臓へ，不可能な部分は胆汁内に分泌されて体外へ排泄される.
- 脾臓ではリンパ球と単球を産生し，血液の貯蔵と動員を行う.

□アセスメントの方法

①アセスメントの準備

環境の調整

- 腹部・消化器系のアセスメントでは，排泄など他人にあまり知られたくない情報を収集する必要があるため，プライバシーが守られるよう環境を整える.
- 視診・聴診・打診・触診時に腹部や肛門部を露出する必要があるため，室温や照明を調整する.

対象者の準備

- あらかじめアセスメントの目的，方法，所要時間などを対象者に説明し，同意を得る．また，対象者の腹部に触れたり，場合によっては肛門部を露出することの承諾を得る.
- 診査は通常，仰臥位で行い，腹壁の緊張をとるために膝関節を軽く曲げてもらう．必要に応じて膝の下に小枕を入れる．また，腹部の力を抜いて，口で浅い呼吸をしてもらうように説明する．上肢は身体の横か胸の上に置いてもらう．剣状突起から恥骨結合までを十分に露出し，それ以外の部位はバスタオルで覆う.

- 触診することで圧痛や反動痛が出現する可能性があること，そのような症状が出現した場合は我慢しないでよいこと，また速やかに伝えるよう説明する．
- 直腸，肛門の診査では砕石位，側臥位，シムス位などのうち，対象者の状態に応じた体位をとってもらう．

②必要物品

- バスタオル，聴診器，メジャー，皮膚鉛筆，秒針付き時計，ディスポーザブル手袋，潤滑油，小枕．

③自覚症状のインタビュー

- 腹部・消化器系に関連した問題を確認する．消化器系疾患の既往歴（手術歴，検査歴，治療歴など）および現在の生活と関連させ，以下の観点から詳しく聴取する．
  ①腹痛：痛みの出現時期・部位・性質・程度・経過，発熱・食事・排泄・嘔吐などとの関連，女性の場合，月経や妊娠との関連．
  ②食欲不振：出現時期，食事摂取量・内容との関連，体重減少の有無．
  ③悪心・嘔吐・噯気（げっぷ）：どのようなときに起こるのか，程度，持続時間，食事摂取との関連，吐物の血液混入，吐血の有無．
  ④胸やけ：空腹時か食後か，夜間臥床時か，胃酸の逆流を伴うか．
  ⑤嚥下困難，嚥下時つかえ感，嚥下時痛：摂取する飲食物による違い．
  ⑥下痢・便秘・排便時の出血：出現時期，排便の回数，便の性状・色調．
  ⑦肛門部のかゆみ，痛み，出血：出現時期，程度，性質．

④腹部・消化器系の視診・聴診・打診・触診

- 腹部の診査では，視診・聴診・打診・触診の順に行う．
- 打診や触診の前に聴診を行うのは，打診や触診により腸蠕動が増強することがあるためである．また，触診の前に打診を行うのは，腹部臓器の把握と，打診により患者に痛みを生じさせる可能性があることからである．
- 痛みがある場合は，慎重に触診を行う．
- 通常，診査は右手で行うため，対象者の表情が観察できるよう，対象者の右側に立つ．
- 看護者の手や聴診器は診査の前に温めておく．

腹部のアセスメント（視診）

- 初めに腹部のおおまかな状態把握のための視診を実施する．これにより，次に行う聴診や打診，触診で何をみるかを判断する．

【 皮膚の観察 】

- 皮膚の色調，体毛の状態，発疹，損傷，瘢痕，ケロイド，妊娠線（線条）の長さや色などを視診する．

☞正常な場合：腹部とほかの部位の皮膚が同じ色調である．

【 腹壁静脈の観察 】

- 2 本の指をそろえて腹壁静脈を圧迫し，指を少しずつ開く．そのうち 1 本の指を皮膚から離し，静脈に血液が充満する様子から，血流の方向を調べる．
- 次に反対側の指を離し，怒張あるいは隆起した腹壁静脈を観察する．

☞正常な場合：やせている対象者以外はぼんやりとしており，怒張や隆起はない．

【 臍の観察 】

- 臍の位置，炎症の有無，ヘルニアの有無を観察する．ヘルニアがある場合，対象者に頭部を挙上してもらうとわかりやすい．

☞正常な場合：臍は平らで凹状の半球で，剣状突起と恥骨結合の間に位置している．色は周囲の皮膚と同じである．

【 腹部全体の観察 】

- 腹部の左右対称性，膨隆の有無，腸蠕動，腹部大動脈の拍動，腹部膨満の有無，側腹部の斑状出血や隆起の有無を観察する．
- 視線を対象者の腹壁の高さに下げて，腸蠕動の拍動を観察する（**図 3-48**）．

☞正常な場合：平らな腹部は剣状突起から恥骨結合にかけて，水平面・凹状・凸状・舟状である．やせている対象者では腸蠕動や腹大動脈の拍動が見えることがある．

腹部のアセスメント（聴診・打診・触診）

- 腹部の診査では，打診・触診に先立って聴診を行う．
- 腹部の聴診では，腸蠕動音と血管雑音を聴取する．

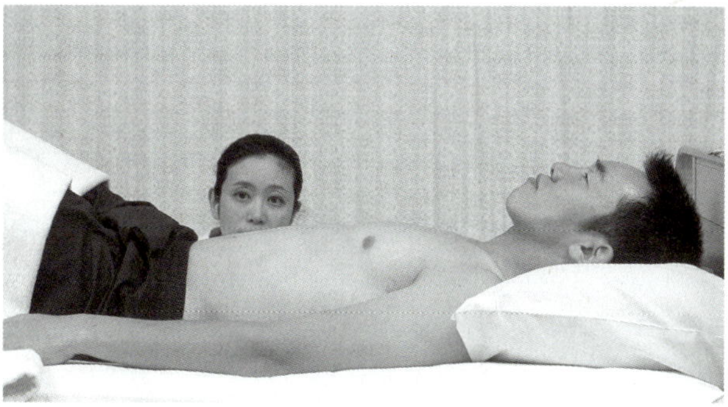

図 3-48　腹壁の視診

【 腹部の聴診 】

○腸蠕動音の観察

- 液状物やガスが腸管内を通過するときに発生する腸蠕動音を聴取することにより，腸管の動きをアセスメントできる.
- 対象者に話をしないように説明する.
- 右下腹部に聴診器の膜側を当てて 1 分間聴診し，音の性状を観察する.
- 腸蠕動音が容易に観察できない場合あるいは亢進している場合は右上腹部，左上腹部，左下腹部をそれぞれ 1 分間聴診する．蠕動の有無のみ確認する場合は，臍周囲のどこか 1 か所に膜側を当てて聴取してもよい.

☞正常な場合：5 ～ 15 秒ごと不規則にキュルキュル，コポコポなどの液状物が流れるような音が聴取できる.

○血管音の観察

- 「心・血管系のアセスメント」p.82 参照.

【 腹部の打診 】

○腹部全体の観察

- 腹部の 4 領域それぞれを打診し，鼓音と濁音の分布を把握する.

☞正常な場合：胃や大腸内にガスが存在するために大部分は鼓音である．肝臓，脾臓，充満した膀胱，便の貯留している腸管は濁音である.

○胃の観察

- 胸骨左側の下方を打診する.

☞正常な場合：腸の鼓音より低い気泡音が聞こえる.

【 腹部の触診 】（図 3-49）

○腹部全体の浅い触診による観察

- 利き手の指先をまっすぐ伸ばし，指を閉じて腹部の表面に軽く置き，約 1cm の深さで押さえていく（単手触診）．指を移動させるときは皮膚から離し，腹部の 4 領域をまんべんなく触診する.
- 患者の表情や言動を観察しながら行う.

☞正常な場合：腹部全体は軟らかく滑らかで，腫瘤や痛みはない.

○腹部全体の深い触診による観察

- 浅い触診のように押さえた利き手の上に，もう片方の手を重ねる（双手触診）．3 ～ 4cm とより深く皮膚を押し下げ，腹部の器官の輪郭や腫瘤の有無を観察する.
- 疼痛のある器官の部位や手術創の上では深い触診を行わない.

☞正常な場合：痛みはない.

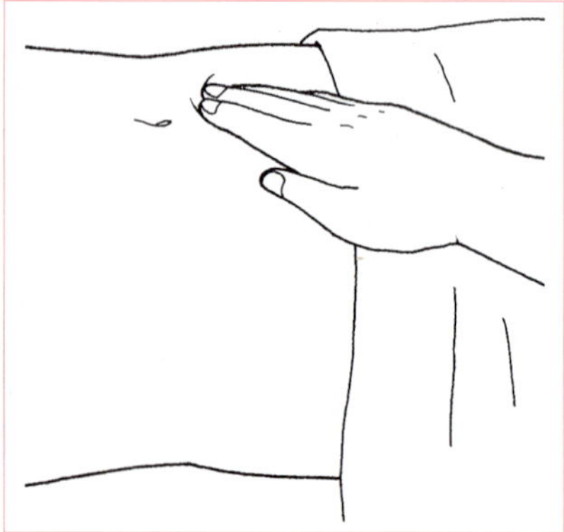

図 3-49 腹部の触診

肝臓のアセスメント（打診・触診）

【 肝濁音界の観察 】（図 3-50）

- 右鎖骨中線上を肺から肝臓のほうに打診し，共鳴音（空洞音）から濁音（ずしんと響く音）に変わるところに皮膚鉛筆で印を付ける．これが肝臓の上縁にあたる．
- 次に，右鎖骨中線上で臍の下の位置から肝臓に向かって打診し，鼓音から濁音に変わるところに印を付ける．これが肝臓の下縁にあたる．
- 印を付けた肝臓の上縁と下縁の間の距離＝肝濁音界（肝縦径）を測定する．

☞正常な場合：肝濁音界すなわち肝縦径は，鎖骨中線上で 6 ～ 12cm である．

【 スクラッチテスト 】（図 3-51）

- スクラッチテストではさらに確実に肝臓の上縁，下縁を推定できる．
- 右鎖骨中線上，肋骨弓の少し上に聴診器の膜側を当て，反対の指で右鎖骨中線上を肺から肝臓に向かって皮膚の表面を軽く引っかいていく（**図 3-51** ①）．急に音が大きくなる箇所が肝臓の上縁である．
- 次に，右鎖骨中線上で臍の下の位置から肝臓に向かってひっかいていき（**図 3-51** ②），急に音が大きくなる箇所が肝臓の下縁である．

☞正常な場合：肝濁音界すなわち肝縦径は，鎖骨中線上で 6 ～ 12cm である．

【 肝臓の触診による観察 】（図 3-52）

- 肝臓の触診は，表面の性状，硬さ，圧痛の評価に役立つ．
- 左手を患者の背側の第 11・12 肋骨付近に置き，下から上に向かって腹部臓器を支えるようにし，右手をそろえ正中線と平行にして，右肋骨縁の下に置く（**図 3-52** ①）．患者に腹式呼吸を行ってもらいながら，息を吐くときに指先で腹部を押さえ（**図 3-52** ②），息を吸うときに，吸気のタイミングより少し遅らせながら，指先を戻し，肝臓を触知する．

☞正常な場合：多くは触知することが難しいが，正常な肝臓は軟らかく，辺縁は鋭く，表面は平滑である．正常でも軽い圧痛がある．

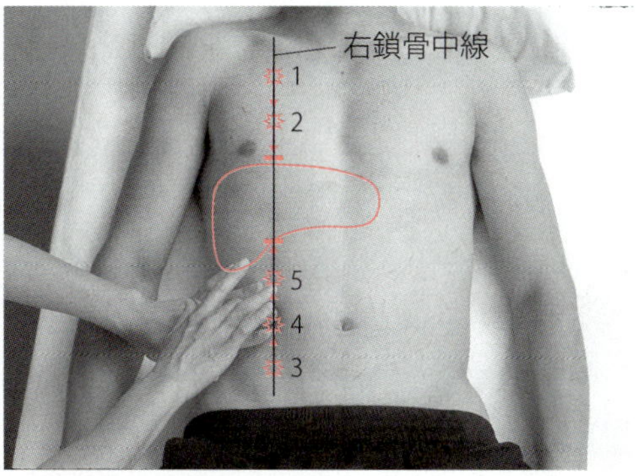

図 3-50　肝濁音界（肝縦径）の測定

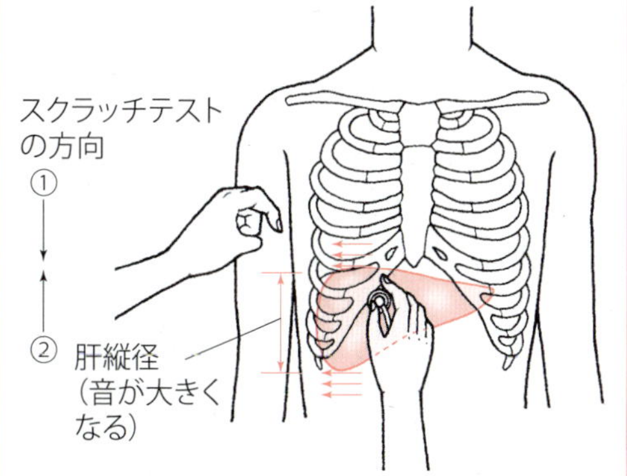

図 3-51　スクラッチテスト

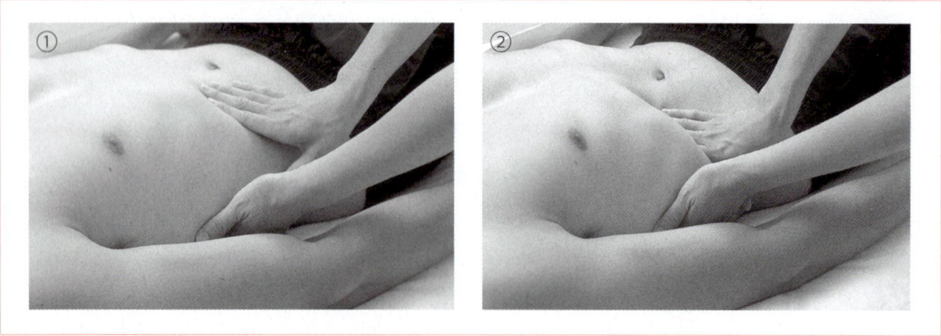

図 3-52 肝臓の触診

肝門部・直腸のアセスメント（視診・触診）

- 痔核や腫瘍，前立腺肥大などの情報を得ることができる．診査には，羞恥心や恐怖心を伴いやすいため，環境の調整や説明の仕方に十分な配慮が必要である．
- 砕石位，側臥位，シムス位のうち，患者の状態に応じた体位をとってもらう．
- 触診時に便意を感じるが，実際は排便がないこと，放屁したくなることは恥ずかしいことではないので，かまわず放屁してよいことを説明する．
- 感染予防のため，看護者は両手にディスポーザブル手袋を装着する．
- 触診時には，挿入しやすいように指に潤滑油を塗布し，粘膜の損傷や痛みが出現することを避ける．

【 肛門・その周囲の観察 】

- 肛門輪（**図 3-53**）とその周囲の皮膚を視診し，発赤，腫脹，圧痛，湿疹，びらん，痔核，痔ろうの有無を観察する．痔帯（肛門管下端部）を観察する場合は，大殿筋を両手で広げながら肛門管を伸展させて行う．

☞正常な場合：肛門周囲の皮膚，肛門輪は滑らかである．

【 肛門管・直腸の観察 】

- 裂肛がない場合は肛門管の触診を行う．
- 利き手の示指に潤滑油を塗布し，反対の手で肛門周囲の皮膚を広げ，対象者に口呼吸を促して肛門括約筋が緩むのを待ってから，指を 2 ～ 3cm ゆっくり挿入する．
- 肛門管からさらに深く指を挿入し，届く範囲の直腸壁を触診する．
- 肛門括約筋の収縮状態，狭窄，結節，腫瘤，圧痛，出血の有無を観察する．

☞正常な場合：肛門管は滑らかである．直腸壁は滑らかで平坦である．

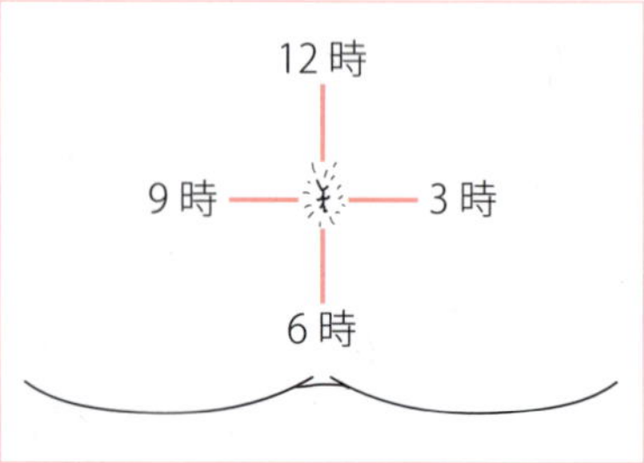

図 3-53 肛門輪の位置の名称

□異常所見と生活への影響

①異常所見

皮膚の異常所見

○皮膚線条

- 皮膚が一度伸展拡張後，弛緩することにより真皮が裂傷すると，皮膚線条となる．最近形成されたものは紅色で，過去のものは白色である．皮膚線条は過度の肥満や腹水貯留，妊娠時にみられる．クッシング症候群では赤色線条を呈する（**図 3-54**）．

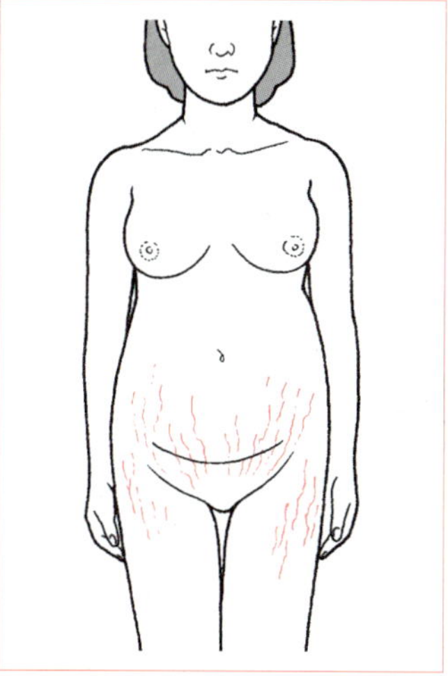

図 3-54　クッシング症候群による皮膚線条

○くも状血管腫

- 肝硬変や慢性肝疾患の対象者の腹部や胸部には，大きさ数 mm の赤く放射状に伸びたくも状血管腫（**図 3-55**）がみられることがある．くも状血管腫は中心部をペン先などで圧迫すると消失する．

○メドゥサの頭

- 肝硬変による門脈圧亢進時にみられる臍を中心とする放射状の血管拡張はメドゥサの頭（**図 3-56**）とよばれる．

腹部の異常所見

【 腹部の膨隆 】

○腹　水

- 腹水が疑われる場合は，まず仰臥位の状態で

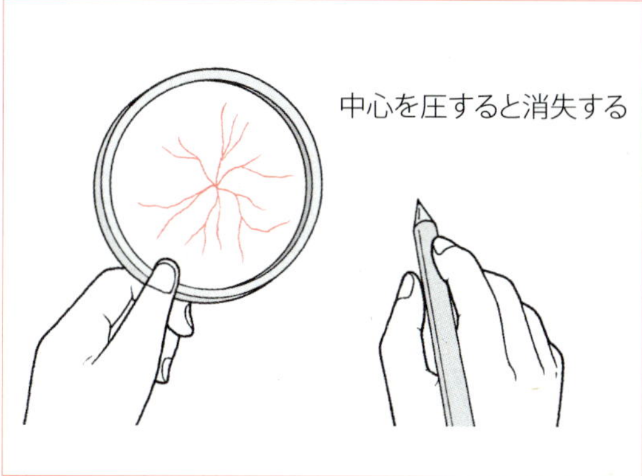

図 3-55　くも状血管腫

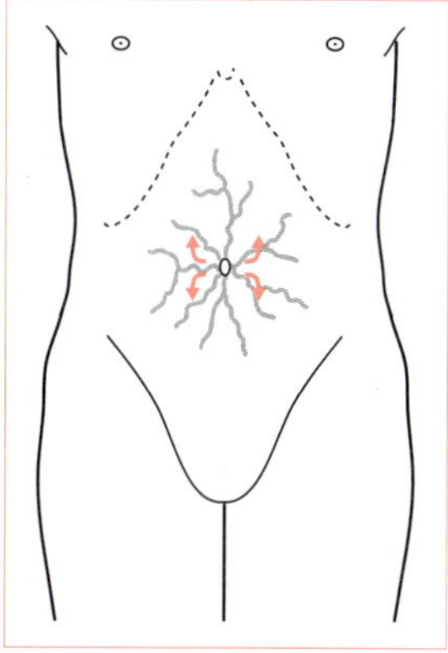

図 3-56　メドゥサの頭
門脈圧亢進がある場合，門脈の血液は臍静脈を通り放射状に腹壁を流れ心臓に戻るため，矢印の方向の血流となる．

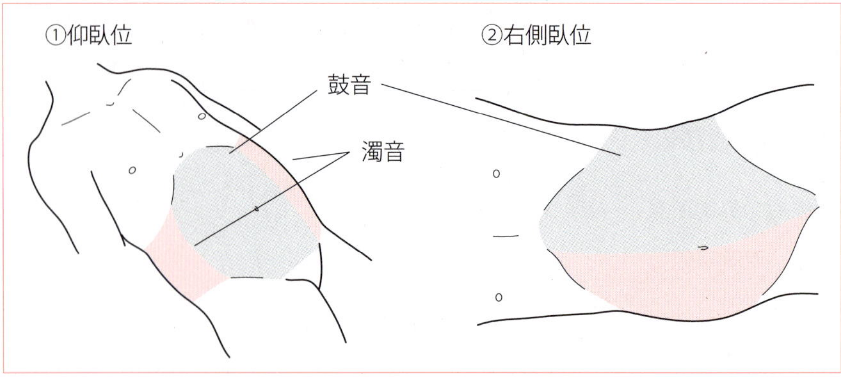

図 3-57 腹水貯留時の打診音

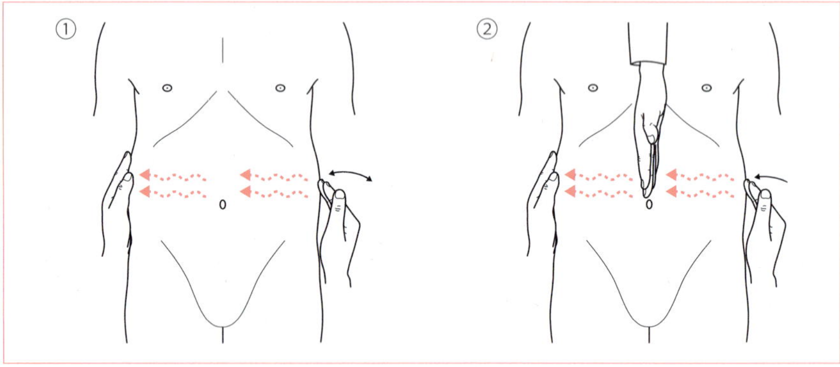

図 3-58 波動テスト

腹部中央から側腹部に向け打診をする（**図 3-57 ①**）．水分は重力で背中側に回るため，腹部中央は鼓音，側腹部は濁音となる．鼓音から濁音に変わったところに皮膚鉛筆で印を付ける．次に，印を付けた側を下に側臥位になってもらい同様に打診を行う（**図 3-57 ②**）．水分は重力で下側に貯留するため，上側が鼓音，下側が濁音となる．同様に，鼓音から濁音に変わったところに皮膚鉛筆で印を付ける．腹水が存在する場合は，側臥位時の濁音が仰臥位時の濁音より上側に移動する．

- 波動テスト（**図 3-58**）からも腹水の存在を推測することができる．片側の側腹部に手掌を当て，もう一方の手で反対側の側腹部をトントンと軽く叩く（**図 3-58 ①**）．皮下脂肪が多いときは，対象者かもう一人の看護者により手の尺骨側と前腕を腹部の正中線に縦に置き，皮下脂肪による波動を消失させる（**図 3-58 ②**）．波動が伝わる場合，腹水があると判断できる．

○腹部膨満

- 腸閉塞で腸管にガスが充満した場合，高度の便秘で大腸内にガスが充満している場合にも腹部膨満がみられ，このとき，腸蠕動音は鼓音となる．このほ

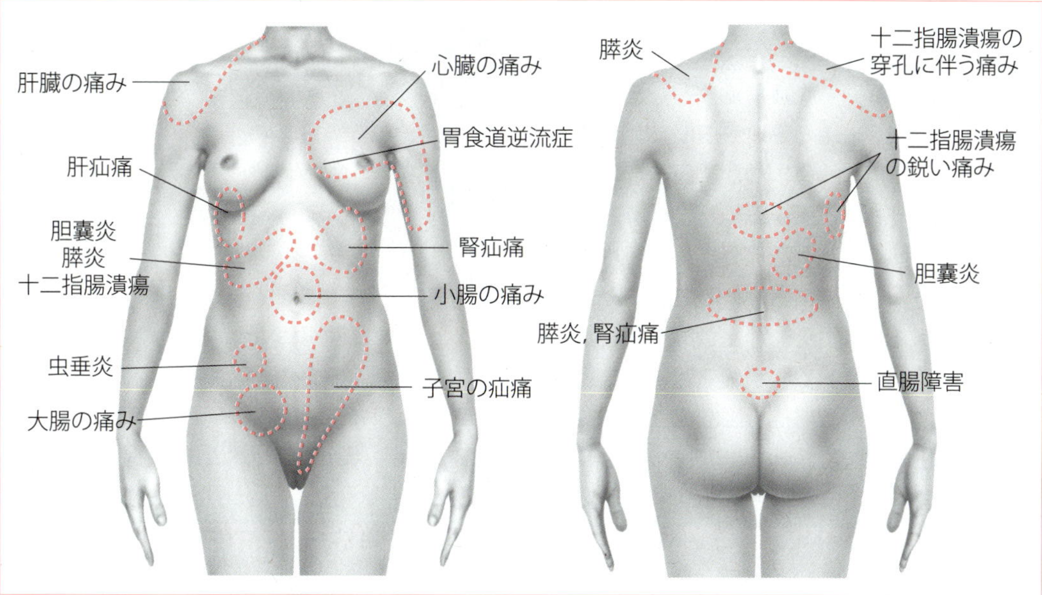

図 3-59 腹痛に関する一般的な部位

か，著明な腹部突出を示すものとして巨大な卵巣腫瘍などがあげられる.

【腹　痛】

- 腹痛の種類として，腸蠕動異常，炎症，腫瘍によるものがあげられる（**図 3-59**）.
- 対象者が腹痛を訴える場合，腹痛を訴える部位が障害部位とは限らない．なぜなら同じ脊髄レベルから神経が分布している障害臓器と離れた部位に，放散痛が起きることがあるからである.

○マックバーネー圧痛点，ランツ圧痛点

- 虫垂炎の場合にみられるマックバーネー圧痛点，ランツ圧痛点が特徴的である（**図 3-60**）．マックバーネー圧痛点は，右上前腸骨棘と臍とを結ぶ線上の右外 1/3 の点，ランツ圧痛点は，左上前腸骨棘と右上前腸骨棘を結ぶ線上の右外 1/3 の点である.

○マーフィー徴候

- 胆嚢炎の場合は，右肋骨弓下で肝縁下に看護者の指を挿入し，対象者に深く息を吸ってもらうと，肝臓が下降し胆嚢が触れたときに痛みが出現するマーフィー徴候がみられ

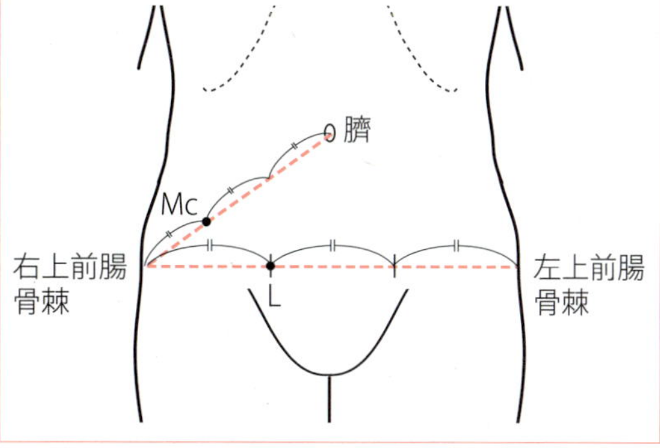

図 3-60 虫垂炎の圧痛点
Mc：マックバーネー圧痛点，L：ランツ圧痛点

る．

○ブルンベルグ徴候

- 炎症が進むと，圧痛がある部位を腹壁に対して垂直に静かに圧迫して急に手を離したときに感じる反動痛（ブルンベルグ徴候）がみられることがある．消化管穿孔などによる腹膜炎で起こることがある（**図 3-61**）．

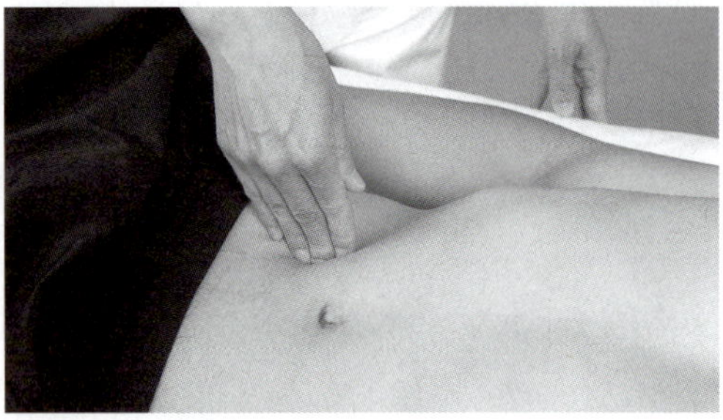

図 3-61　反動痛のみかた

【 腸蠕動の異常 】

○腸蠕動の亢進

- 亢進は，強いゴロゴロとした音の連続であり，下痢や早期の閉塞性イレウスで認める．高音のチリンチリンと鳴る音（金属音）は，高圧で拡張した腸管に液状物とガスが充満していることを示し，閉塞性イレウスを示唆する．

○腸蠕動の異常

- 聴診開始から 1 分たっても腸蠕動音が聞こえない場合を減少といい，5 分続けても 1 度も聞こえない場合を消失という．腸蠕動の減少や消失は開腹手術後にみられる麻痺性イレウスや腹膜炎を示唆する．

②生活への影響

- 腹部・消化器系の異常が生活に及ぼす影響は，消化・吸収・排泄能力の低下により，食物を摂取してもエネルギーや栄養素の不足が起こり，生命の維持に影響が生じる，また，日常生活活動および成長・発達の遅滞を引き起こすことである．
- 「おいしく食べる」ことは，生きていくうえでの心理的な満足や社会的な活動においても重要なことである．下痢や便秘といった排泄パターンの変化も日常生活活動や社会的な活動に影響する．
- 食事と排泄は密接に関連しており，食事摂取のあり方が便秘や下痢を引き起こしたり，その反対に便秘や下痢が食事摂取に影響を及ぼす場合もある．看護者は腹部・消化器系の異常がある場合，それらの症状を緩和し，食事の工夫や排泄のコントロールを行うことが必要である．
- 腹部に痛みがあると，日常生活での移動が困難となり，清潔の保持や食事，睡眠を妨げる．このように安楽を阻害し，ストレスの原因となり，活動と休息に影響を与える．
- 腹水や腹部腫瘤などで腹部膨満がある場合には，呼吸運動が妨げられたり，体動が困難になったりする．また腹部膨満によって腹壁が伸展し，傷つきやすくなることで，感染の危険が高くなる．

□高齢者の場合の留意点

①アセスメントの視点

- 高齢者は，加齢に伴う消化・吸収能力の低下がみられるため，胃の粘膜の収縮，胃液の分泌の減少から，消化不良や胃のもたれが生じたり，小腸粘膜の血流低下，大腸の平滑筋細胞数の低下，消化管運動時間の遅延，蠕動の減少から容易に便秘となる．閉塞性イレウスの頻度も高い．これらを念頭におきながらアセスメントする必要がある．加齢による変化は，個人で大きく異なることを理解する．

②診査の際の留意点

- 加齢による脊柱の彎曲により，長時間の仰臥位には苦痛を伴う場合がある．そのため，診査にかかる時間を考慮する．
- 加齢に伴う筋力低下により長時間の膝関節の屈曲が難しい場合には，足枕を使用するなど安楽な体位を工夫する．
- 高齢者は若年者より合併症や既往歴，多臓器に併存する疾患を有していることが多く，その原因の特定を慎重にする．また，自分から訴えることが困難な場合もあるため，ささいな変化も注意深く診査する．
- 高齢者は，炎症を起こしていても発熱が出現しにくく，疼痛に対する閾値が上昇しているなど，対象者の自覚症状が必ずしも疾患の重症度を反映しないため，重篤な疾患が見逃される可能性があることに留意する．

3 フィジカルアセスメントの実際

筋・骨格系のアセスメント

□学習のねらい

筋・骨格系は骨組みとなる骨格とこれに付着する骨格筋からなる．随意筋である骨格筋は，腱を介して骨をテコに身体の動きをつくり出している．人間の活動は，筋・骨格系と神経系による運動と知覚，および中枢神経系のフィードバック調整，さらにこれらを支配する認知機構によって成り立っている．筋・骨格系は人間の動きをつくる基本となるもので，あらゆる活動を生み出す重要な役割を果たしている．

本節では，身体を円滑に動かすことができるかを観察するため，筋・骨格系のアセスメントを学ぶ．

□学習の目標

1．筋・骨格系の形態と機能を説明できる．
2．筋・骨格系の正常所見と異常所見を説明できる．
3．筋・骨格系の機能に関係する問診を行うことができる．
4．背部・四肢に関する筋・骨格系の視診・触診を行うことができる．
5．脊柱・四肢の関節の可動性と筋力を評価することができる．
6．問診・視診・触診・打診で得られた情報を生活行動と関連させ，異常がある場合は生活への影響を推論することができる．

□アセスメントの目的

- 私たちの生活動作の多くは，移動と姿勢の保持，目的に合わせた作業動作の複合によって成り立っている．生活動作はいずれも歩行，起座，座位保持，起立，立位保持，さらに上・下肢の円滑な動きが基本となる．これらの動きに必要な筋肉や骨格系の働きの一部分にでも支障をきたすと，生活動作の障害を招くことになる．身体を目的的に動かせることは生活行動にとって不可欠なものである．

- 筋・骨格系の形態と機能は成長・発達の指標であり，生活動作の自立度にも直接影響するため，対象者の発達段階と照らし合わせて評価する．
- 筋・骨格系のアセスメントでは，身体の動きから対象者の日常生活や社会的役割に与える影響を推定することで看護上の問題を見出し，根拠のある看護実践の提供に結びつける．

□形態と機能

①形　態

身体の区分

- 基本的な肢位は，すべての関節が 0 度の直立した姿勢，つまり直立不動のときの状態をいう．一般に身体は軸と面で区分される．基本肢位をもとに便宜上，軸では前後方向（前後軸），縦方向（垂直軸），横方向（左右軸）に区分され，面では矢状面，前頭面，水平面に区分される（**図 3-62**）．
- 身体の運動は一見単純にみえるが，実際は一つの運動に際して複数の筋運動が連鎖的に組み合わされている．運動時の診査は，目的とする運動を担う局面，その運動を補助する局面，またこれらが有効に機能するために起始部を

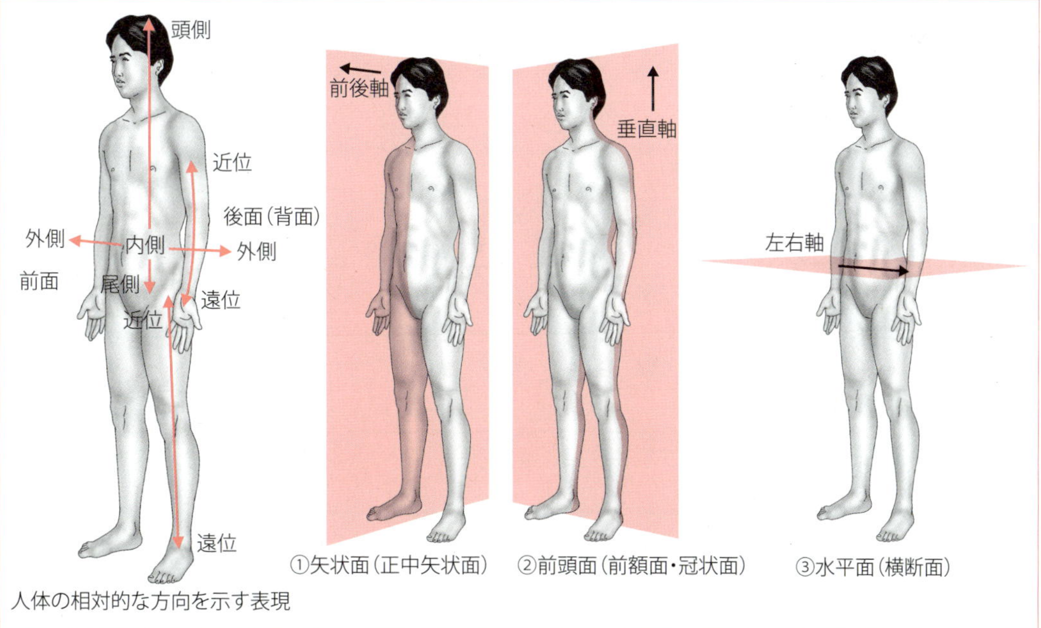

図 3-62　身体の軸と面の関係

固定し働く局面など，全体的な身体の動きをみながら行う．

骨格系

- 骨格系とは，骨，関節，靱帯，腱の総称で，身体の骨組みをいう．骨格は身体保護と運動機能に適合するようにできている．骨は体形の基本をなし，その支持，内部器官の保護，運動，脂肪や無機質の貯蔵といった役割を担っている．
- 成人の骨格は206個の骨で構成される（**図3-63**）．体幹（軸）は，頭蓋，脊柱，胸郭からなり，体肢は上肢帯の骨と上肢骨，下肢帯の骨と下肢骨からなる．
- 成人の脊柱は，頸椎，胸椎，腰椎の24椎と仙骨，尾骨の2個の骨からなる（**図3-64**）．これらの椎骨の間には軟骨性の柔軟な椎間板が介在し，運動時の衝撃を吸収するクッションの役目を果たしている．これらの骨は靱帯で結ばれてS字彎曲を形づくり，運動時の頭への衝撃を和らげている．
- 上肢帯は，鎖骨と肩甲骨で構成される．鎖骨は緩いS字形状をなし，内側端で胸骨柄に，外側端（肩峰端）で肩甲骨に付き，肩関節の屋根を形成している．
- 下肢帯は，寛骨でできている．寛骨は腸骨，坐骨，恥骨の癒合したもので，これらの癒合によって寛骨臼という深い関節窩をつくり，そこに大腿骨頭がおさまり股関節を形成する．

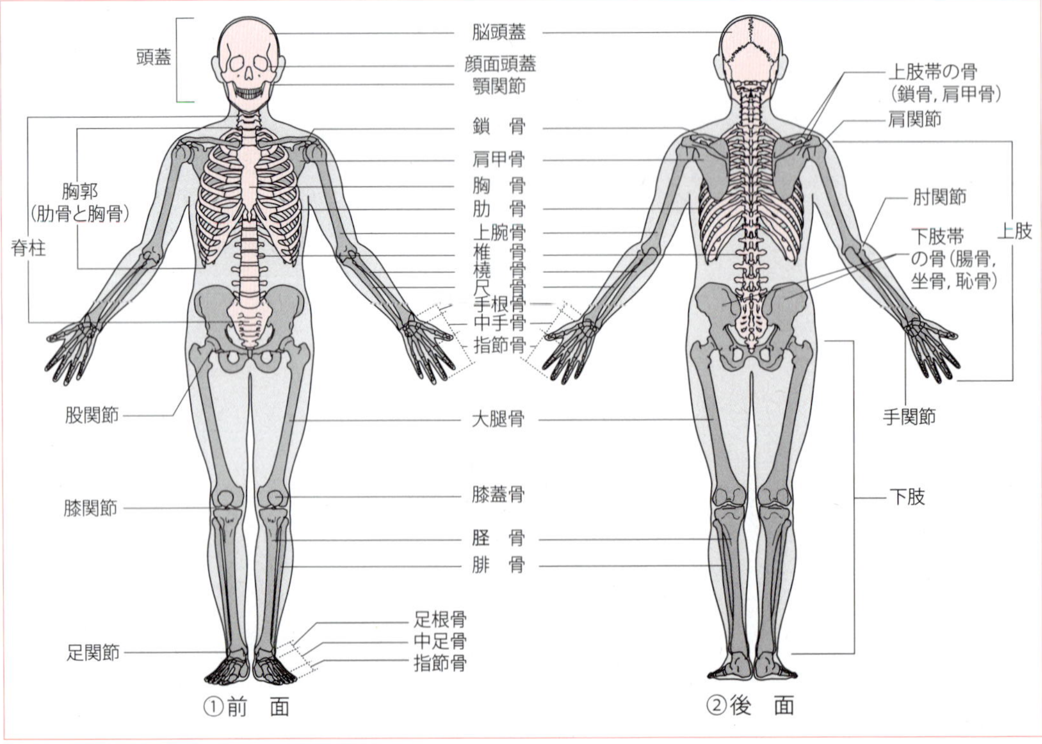

図3-63　骨格と関節（■体幹の骨格，■体肢の骨格）

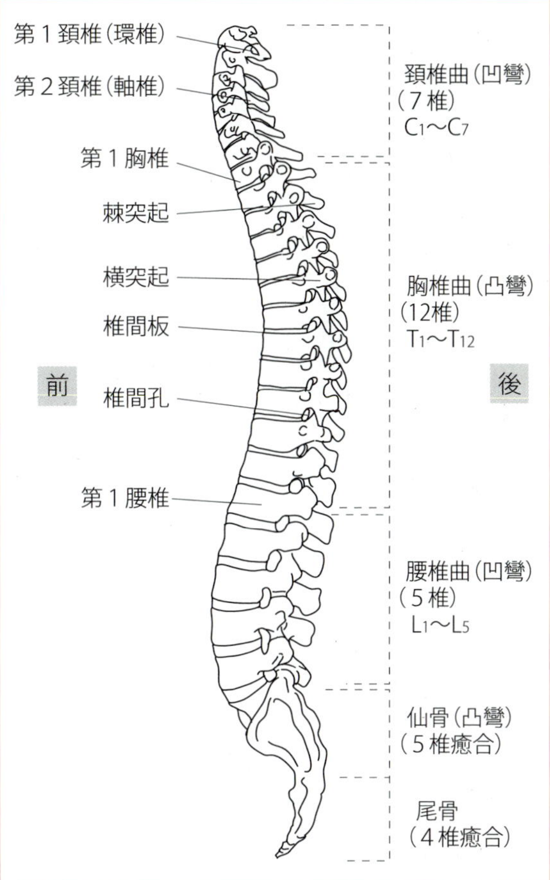

図 3-64　脊　柱

- 骨盤は，左右の寛骨と仙骨，尾骨が集まって構成されている．
- 関節は，２つ以上の骨が接する部分での連結と運動という２つの機能がある．多くの関節は，滑液に満たされた関節包に包まれており，それにより動きを滑らかにしている．

筋

- 筋組織は，基本的には収縮ないし短縮という特質をもち，身体のあらゆる動きに関与する．
- 筋は，横紋筋，平滑筋，心筋の３種に分けることができる．横紋筋は随意な筋で，いわゆる骨格筋とよばれる筋群で，平滑筋は不随意で消化管などの壁をつくる筋である．
- 筋群は様々なかたちで人体のほぼ半分を組み立てている．骨格系に付着する随意筋には 600 余の筋がある（**図 3-65**）．
- 骨格筋は，それぞれ骨または結合組織性の構造に２か所以上の場で付着して

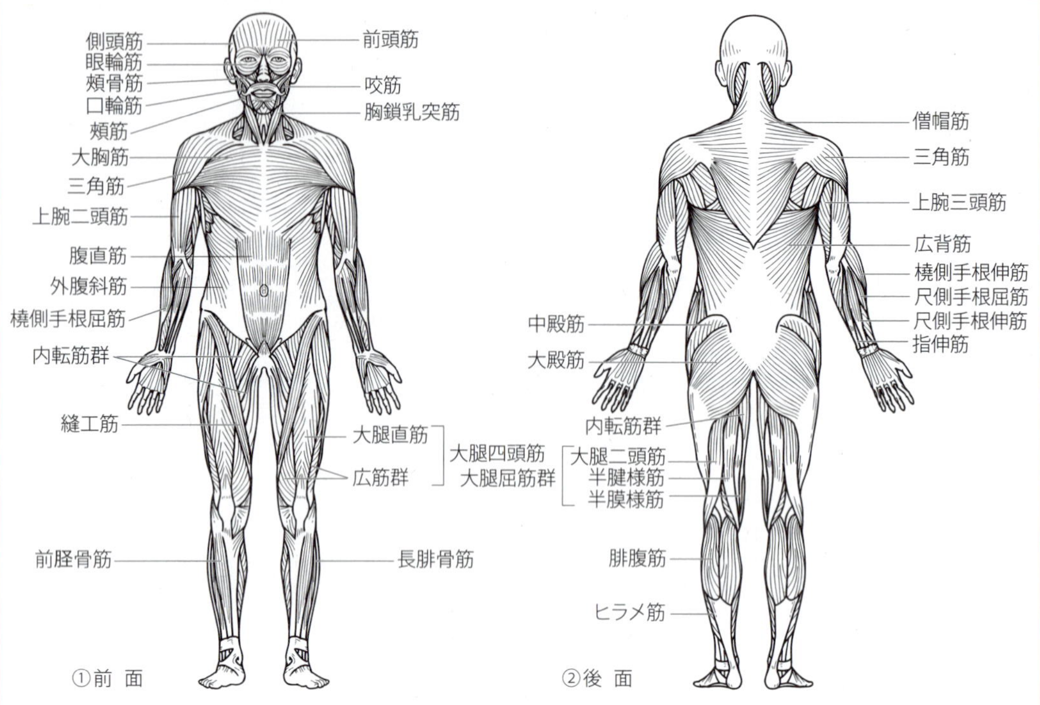

図 3-65 全身の主な筋

おり，筋の起始は頭側あるいは近位の不動ないしは動きの少ない骨に付き，停止は尾側あるいは遠位の動く骨に付いている．

- 骨格筋は運動，姿勢の保持，関節の安定などの働きをし，その特徴は収縮が速く強いが疲れやすい．身体活動などの後，休息を必要とするのはそのためである．

②機　能

運動の基本

- 運動や動作は，関節の構造または筋と関節の位置関係によってその働きが規定される．
- 関節には**図 3-66** に示したように様々に可動する関節があり，その構造により可動範囲は異なる．様々な関節の動きは粗大から微細な動作を可能にする（**表 3-9**，**図 3-67**）．
- 関節における運動の型として伸展と屈曲，外転と内転，回内と回外，回旋，分回しなどがあり，動作はこれらの運動の組み合わせによるものである（**図 3-66**）．
- 骨格筋の働きでは，収縮すると停止の筋は起始に向かって近づき（**図 3-68**），

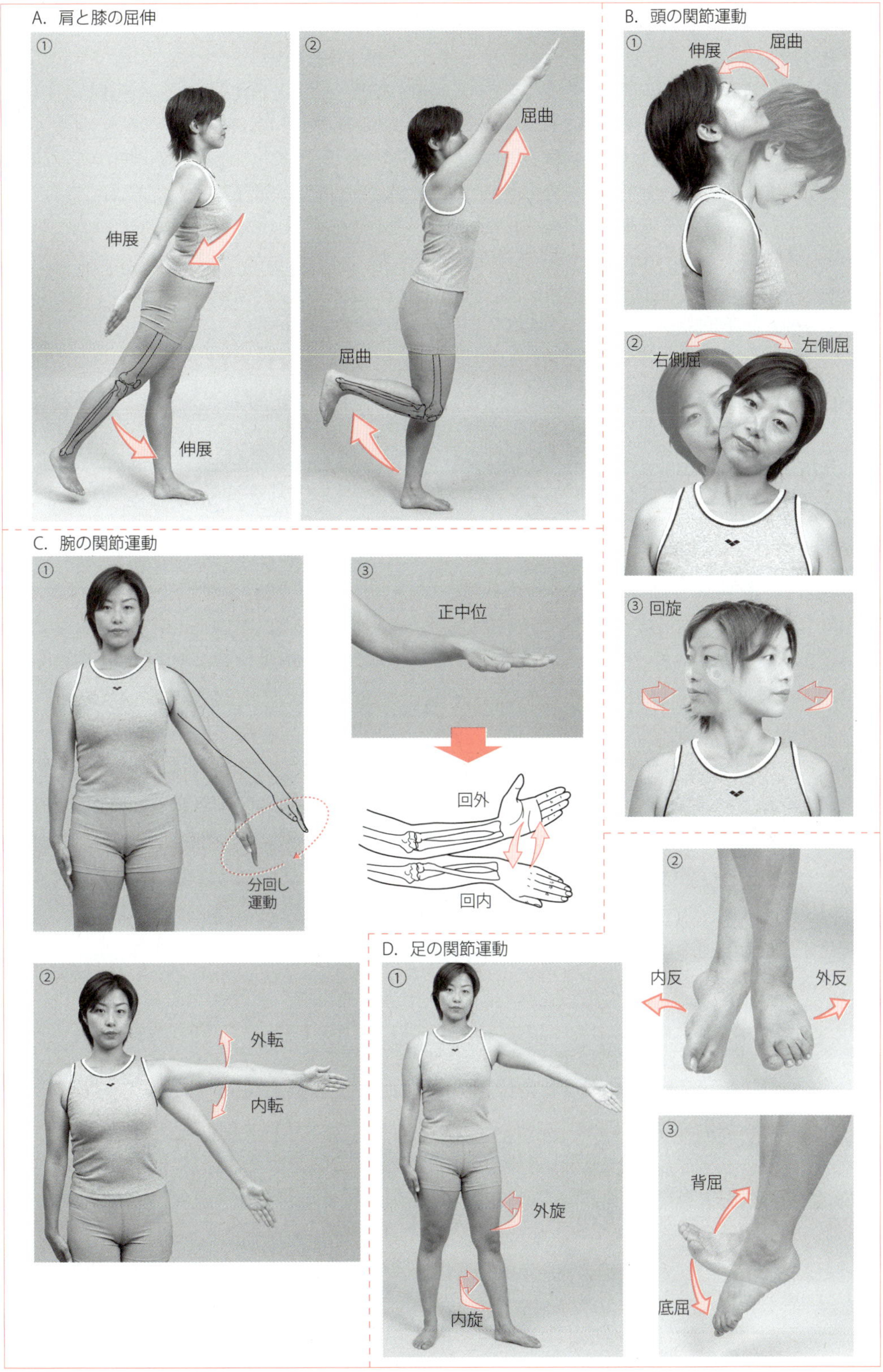
A. 肩と膝の屈伸
①
伸展
伸展
②
屈曲
屈曲
B. 頭の関節運動
①
伸展
屈曲
②
右側屈
左側屈
③ 回旋
C. 腕の関節運動
①
分回し
運動
③
正中位
回外
回内
②
外転
内転
D. 足の関節運動
①
外旋
内旋
②
内反
外反
③
背屈
底屈

図 3-66　関節運動の型

表 3-9 関節運動の型

種　類	運動の特徴
伸　展	両骨間の角度ないし距離を広げる運動．伸展 180 度を超えるものを過伸展という
屈　曲	関節の角度を減少させて双方の骨を近づける運動．一般に矢状面での動き
外　転	四肢のどれかを，身体の垂直軸ないし矢状面から離す方向の運動．一般に前頭面での動き
内　転	外転の反対で，四肢の 1 本を正中に近づける運動
回　旋	骨の縦軸を軸に，回転させる運動
分回し運動	屈曲・伸展・外転・内転を複合させた運動．球関節（肩など）で可能
回　内	手掌を上ないし前向きから，下ないし後ろ向きにひるがえす前腕の運動
回　外	回内と逆に，下向きの手掌を上向きにひるがえす運動
内　反	足底を内側に向けてひるがえす運動
外　反	足底を外側に向けてひるがえす運動
背　屈	足背を脛側へ上げる足首の運動
底　屈	足趾を下向きに伸ばす足首の運動

軸のタイプ	関節の種類	形　状	関節例	可動性
無軸性	平面関節	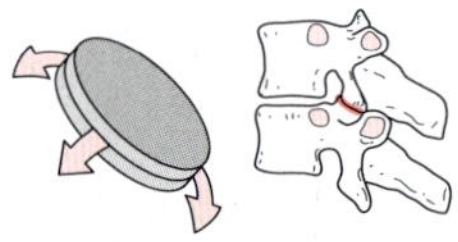	種々の椎間関節	わずかに動く
一軸性	蝶番関節	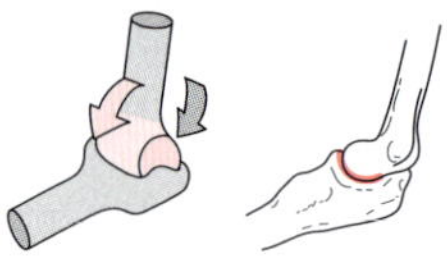	腕尺関節 指節間関節 膝関節 距腿関節 距足根関節	肘の屈曲・伸展 手指の屈曲・伸展 膝の屈曲・伸展 足首の屈曲・伸展 足の回内・回外・内転・外転
	車軸関節	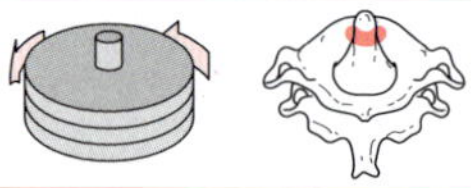	上橈尺関節	肘の回内・回外
二軸性	楕円（顆状）関節	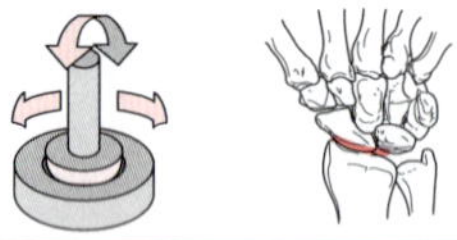	橈骨手根関節	手首の屈曲・伸展・内転・外転・分回し
	楕円（鞍）関節	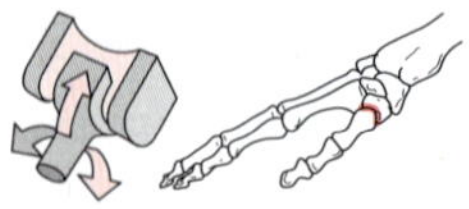	母指の手根中手関節	母指の屈曲・伸展・内転・外転・分回し
多軸性	球関節	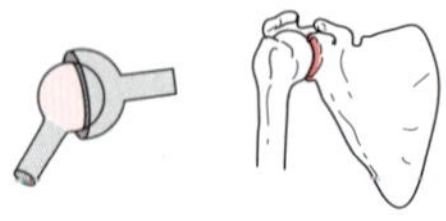	肩関節	屈曲・伸展・内転・外転・内旋・外旋・分回し
	臼状関節（球関節の変形）	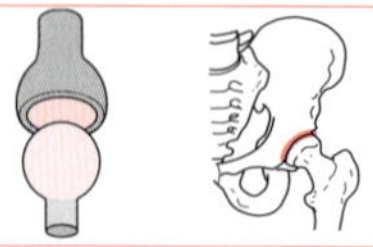	股関節	屈曲・伸展・内転・外転・内旋・外旋

図 3-67 関節の種類と可動範囲

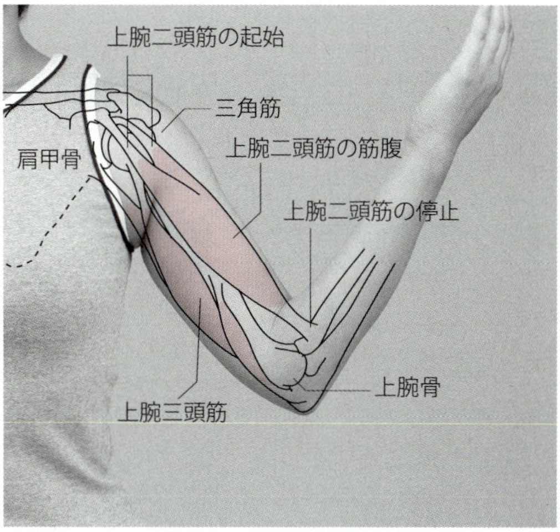

図 3-68　骨格筋の起始と停止（上腕）

筋が関節を越えて収縮するとき運動が生じる．これに，ふだんの生活での自然動作としては筋緊張・筋力が関与する．

- 骨格筋は中枢神経系によって支配される．皮膚や筋，感覚器からの知覚刺激は，上行性の知覚神経路によって脳に送られ，逆に脳からの運動指令は下行性の運動神経路を通じて筋に伝えられることで目的的に運動や動作が開始される．
- 身体を「支える」「動かす」ことは筋・骨格系，神経系における運動機能と知覚機能が絶えずフィードバック機構を介して互いに調整し合い，総合的に機能することによって初めて成り立つ．人の運動や動作はこれらの機能に高次な脳機能が関与し，活動の目的や性質を決定づけている．

移動と姿勢の保持

- 移動するにはまず，姿勢が保持できなければならない．姿勢には，立位，座位，臥位がある．姿勢や動きの安定には基底面の広さ，重心の高さとその移動が関係する．
- 立位は，身体を重力に反して起き上がった姿勢である．立位保持は，重力に抗して骨格を常に引っ張る筋群と脊柱，さらに上半身の全体重が過重される骨盤とこれを支える下肢帯と下肢骨の働きによるものである．立位は他の姿勢に比べ基底面が狭く，重心の高い最も不安定な姿勢である．
- 座位は，椅子などを利用して骨盤を固定させ，足底が床に着き基底面の広い安定した姿勢である．座位は，上半身の抗重力筋による支持と，下半身の大腰筋・腸骨筋，大腿屈筋群（大腿二頭筋，半膜様筋，半腱様筋）の働きによって股・膝関節が屈曲することで保持される．

表 3-10 歩行に使う下肢の筋肉

運動		主な骨格筋（部位は**図 3-65** を参照）
大腿の運動	屈 曲	大腰筋，小腰筋，腸骨筋
	伸 展	大殿筋
	外 転	中殿筋
	内 転	内転筋群（恥骨筋，長内転筋，大内転筋，薄筋）
膝の運動	屈 曲	大腿屈筋群（大腿二頭筋，半膜様筋，半腱様筋）
	伸 展	大腿四頭筋（大腿直筋，内側広筋，中間広筋，外側広筋）
足の運動	背 屈	前脛骨筋
	底 屈	下腿三頭筋（内・外側の腓腹筋，ヒラメ筋）

- 歩行は，立位に移動動作が加わったものである．歩行は，下肢の多くの筋肉の働きによって，股・膝・足・中足指節関節の屈曲と伸展を組み合わせた動作である（**表 3-10**）．このとき中殿筋などの外転筋群が骨盤を安定させ，歩行時の左右の揺れを防いでいる．
- 歩行サイクルは，片方の足の踵が床に着き，爪先が地面を蹴って踏み切り足が床から離れるまでの立脚相と，次に足が床に着くまでの遊脚相からなる．私たちの歩行動作はこのサイクルを一定の歩幅でリズミカルに繰り返すことである．

把握（握る），把持（つかむ，つまむ）

- 手は細かな動作や道具を使うことのできる働きをもつ（**表 3-11**）．生活のなかの作業動作のほとんどが手の働きによるものである．
- 手の機能は，物を把握する（握る），把持する（つかむ，つまむ）という大きく 2 つの働きに分けることができる．こうした手の機能は，手掌と指のそれぞれの屈曲・伸展，内転・外転，さらに指の対向（母指と他の指が向かい

表 3-11 手を使うときの上肢の筋肉

運動		主な骨格筋（部位は**図 3-65** を参照）
肩の運動	外 転	三角筋
	内 転	大胸筋
肘の運動	屈 曲	上腕二頭筋
	伸 展	上腕三頭筋
手と指の運動	手の掌屈と外転	橈側手根屈筋
	手の掌屈と内転	尺側手根屈筋
	手と指の掌屈	浅指屈筋
	手の背屈と外転	橈側手根伸筋
	指の伸展	総指伸筋

合わせになる動き）運動の組み合わせから成り立っている．

- 把持には，つかむ動作（手掌全体でつかむ）とつまむ動作（手指でつまむ）がある．つかむ動作は，前腕や上腕の屈筋群と伸筋群の働きによって各指が同一に屈曲することで可能となる．また，母指と他の指の指腹とを合わせた対向運動，つまりつまむ動作は手掌側にある手根骨や中手骨の筋群と，母指と小指の対立筋，母指内転・外転筋，示指・中指・環指の骨間筋などの働きによるもので，人間特有の動きである．つまむ動作は箸を使う，食器類を手に取る，服の着脱やボタンかけ，鉛筆を持つなど日常生活のなかで最も多く使う動作である．しかも，これらの手の動作は肩関節から上腕，肘関節ら前腕の筋と関節可動があって初めて生活行動を支える動作として意味をもつ．

□アセスメントの方法

①アセスメントの準備

環境の調整

- 筋・骨格系のアセスメントでは，対象者の歩行や四肢の運動を伴うため，転倒・転落などの事故が発生しないように環境を整える．
- 視診・触診時には肌を露出することがあるため，プライバシーが守られるよう配慮する．

対象者の準備

- 筋・骨格系のアセスメントでは，対象者に運動の指示に協力してもらうことが多いため，実施に先立ってアセスメントの目的，方法，所要時間などを説明し，同意を得る．また，全身の筋や関節に触れることの承諾を得る．
- 自動運動はできる範囲で行うように説明する．無理な動きによって疼痛などの症状の出現や増強を招かないように十分注意する．
- 歩行が不安定な対象者の場合は転倒に注意する．また，スリッパやサンダル，靴下などは転倒を誘発する要因となるので，動きやすい履物か，裸足になってもらう．
- 全身や四肢の動きを観察しやすい，また運動を制限しない衣服を着用してもらう．

②必要物品

- 小机．
- 角度計：関節可動域を測定する場合に用いる．

③自覚症状のインタビュー

- 筋・骨格系に関連した問題を確認する．健康歴のインタビューで訴えがあった場合は，以下の観点から詳しく聴取する．その際，自覚症状による生活への影響について尋ねる．
  ①痛み，腫脹，熱感：疼痛の出現時期・部位，運動の開始あるいは終了時の増強の有無，熱感や腫脹の有無，疼痛の種類（鈍痛，鋭痛，疝痛，灼熱痛など），出現の特徴（急性か慢性か，一過性か持続性か）．
  ②しびれ感，こわばり感：出現時期，部位と範囲，知覚障害の有無，出現の特徴（一過性か持続性か，肢位や体位による増強の有無）．
  ③関節運動の変調：出現時期，疼痛や熱感の有無，出現の特徴（急性か慢性か，一過性か持続性か）．
  ④筋力の低下：出現時期，疼痛や熱感の有無，出現の特徴（急性か慢性か，一過性か持続性か）．
  ⑤不随意運動（振戦）：出現時期，部位と程度，振戦の特徴（静止か企図振戦か），出現の特徴（急性か慢性か，一過性か持続性か）．

④筋・骨格系の視診・触診・打診

- 健康歴および自覚症状のインタビューに引き続き，筋・骨格系の視診・触診・打診による系統的な観察を行う．本節では具体的な観察方法について述べる．実施の際は，インタビューにより聴取した健康歴や自覚症状に関する情報に留意しながら行う．
- 各診査では左右差の有無を確認する．通常，関節の視診・触診・可動域や筋力測定では左右差は認められない．左右差がある場合は，特に注意深い診査が必要である．また，痛みなどの自覚症状がある場合も注意して診査を行う．
- 診査では部位ごとに筋・骨格系の視診・触診・関節可動域（range of motion：ROM）の評価・測定，筋力評価を同時に行うことで，対象者の負担を最小にし，短時間で実施することができる．

背部・頸部・四肢の筋・骨のアセスメント（視診・触診・打診）

- 関節の観察は視診・触診から開始する．関節の視診・触診は，以下の点を観察する．
  腫脹・発赤・熱感・圧痛の有無，関節を動かしたときの音（クリック音）の有無，関節の変形や周辺組織の変化，左右差の有無．
- 関節と同時に，四肢の筋の状態を視診・触診する．以下の点を観察する．
  萎縮の有無，肥大の有無，筋緊張・弛緩の有無，けいれんの有無．

【 **背部の観察** 】

- 立位または座位になってもらい，背面から診査する．

○背部全体の視診

- 肩甲骨の形態や位置の左右差を観察する．
- 背部の筋の左右対称性，萎縮，麻痺の有無を観察する．

☞正常な場合：背部の筋や肩甲骨が左右対称で，萎縮や麻痺がない．

○脊柱の視診・触診

- 脊柱の形態：脊柱の生理的彎曲，左右対称性，脊椎の突出や陥没の有無を診る．
  脊柱を診査するためのポイントは以下の４項目である．
  ①前屈時の肋骨，腰の高さの左右差
  ②ウエストラインの左右差
  ③両肩の高さの左右差
  ④両肩甲骨の高さの左右差
- 脊柱の痛みの有無：脊柱に沿って，示指の指腹で軽く叩くように打診する．
- 脊柱に沿った筋の痛みの有無：脊柱の両側を指で押すように触れてみる．

☞正常な場合：脊柱は生理的彎曲で脊柱を軸にして左右対称である．奇形，椎骨の突出や陥没，痛みがない．

○歩行状態の視診

- 対象者に裸足になってもらい，直線上を一往復以上歩いてもらう．歩行中の姿勢の偏り，肢位，歩幅，跛行の有無を観察する．

☞正常な場合：自然にバランスよく一直線上を歩ける．

【 **頚部の観察** 】

- 立位または座位になってもらい，前面と背面から視診する．
- 前面からは胸鎖乳突筋を，背面からは僧帽筋を，それぞれ頭部を中心にして左右対称性を診る．

☞正常な場合：各筋は左右対称で，頭部は中心に位置する．

【 **上肢の観察** 】

- 座位になってもらい，以下の関節と周辺の筋・骨の状態を視診・触診する．各関節は片方ずつ，左右の状態を比較しながら行う．
- 肩関節：軽く（30 度程度）外転した状態で，骨の突出や関節の変形の有無，左右対称性，熱感，痛み，腫脹などを診る．
- 肘関節：手関節を支えて

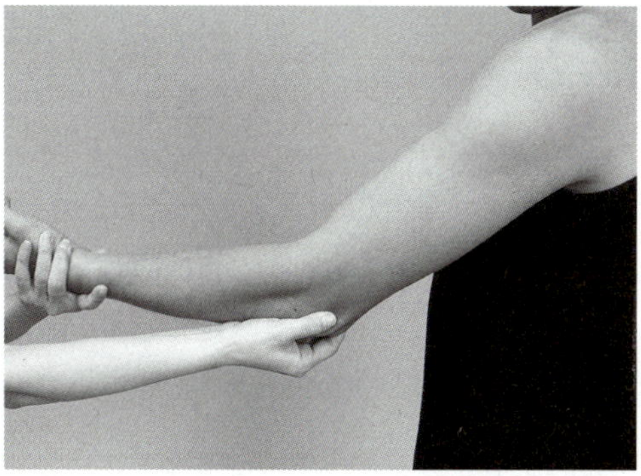

図 3-69　肘関節の触診

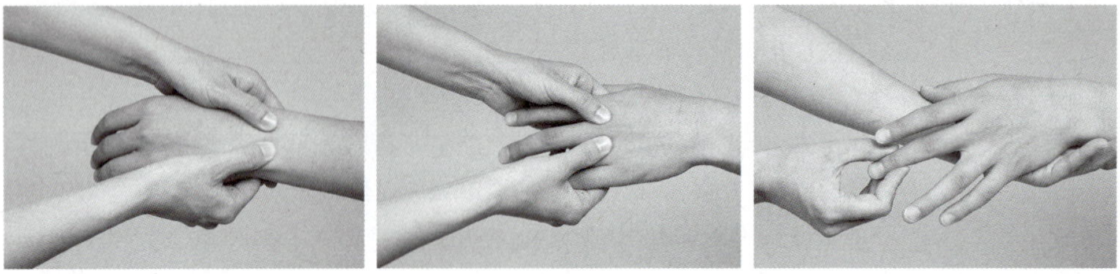

図 3-70　手・手指関節の触診

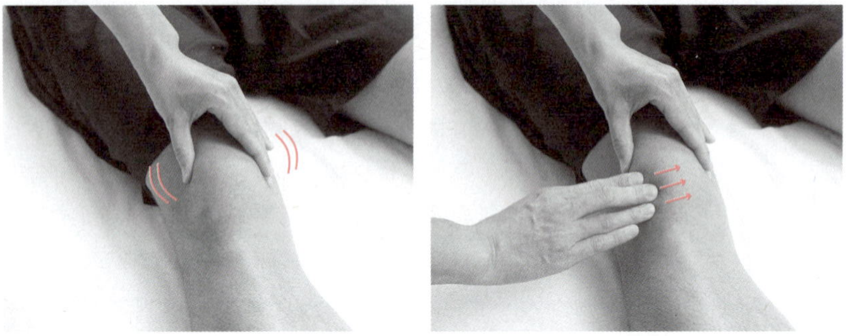

図 3-71　膝関節の触診

軽く屈曲固定し，肘の大きさや位置，左右対称性，熱感，痛み，腫脹などを診る（**図 3-69**）

- 手関節・手指関節：手関節は軽く支えながら，関節の変形，骨突出，左右対称性，熱感，痛み，腫脹などを視診・触診する．手指関節は軽く指を開いてもらい，一指・一関節ずつ視診・触診する（**図 3-70**）.

☞正常な場合：左右対称で変形がなく，熱感，痛み，腫脹などがない.

【 下肢の観察 】

- 以下の関節と周辺の筋・骨の状態を視診・触診する．上肢同様に，各関節の左右片方ずつ行う．
- 股関節：仰臥位または立位になってもらい，外側から骨の突出，関節の変形の有無，左右対称性，熱感，痛み，腫脹を診る．
- 膝関節：仰臥位になってもらい，膝蓋骨の形態と大きさ，骨の突出・変形の有無，左右対称性，熱感，痛み，腫脹を診る（**図 3-71**）.
- 足関節・足趾：仰臥位または座位になってもらい，足関節と足趾の変形，骨突出，左右対称性，熱感，痛み，腫脹などを診る．

☞正常な場合：左右対称で変形がなく，熱感，痛み，腫脹などがない.

背部・四肢の可動性のアセスメント（視診・触診）

- 以下，背部・四肢の関節の可動性を観察する方法について説明する．観察を行う際には，可動域の制限，可動域の左右差，動きのスムーズさ，痛みやクリック音の有無に注意して行う．

- 問題がある場合は，必要に応じて角度計を用いて可動域を測定し，より詳細な診査を行う．
- 各関節の可動域については，**図 3-84**（p.127 参照）を参考にする．

【 関節運動の型 】

- 関節運動には伸展と屈曲，外転と内転，回内と回外，回旋，分回しなどがあり，動作はこれらの運動の組み合わせによって行われる（**表 3-9**，p.110 参照）．

【 関節可動域の測定方法 】

- 関節可動域は基本軸と移動軸の角度差をみる．測定する際には，関節の基本肢位を基準に「基本軸」とする．関節を動かした肢位を「移動軸」とする．
- 測定方法は，まず測定する関節の基本軸と移動軸の交点に角度計の中心を合わせる．次に，基本軸を 0 度に合わせ，関節運動の最大可動域を移動軸にして，その角度を測定する（**図 3-72**）．

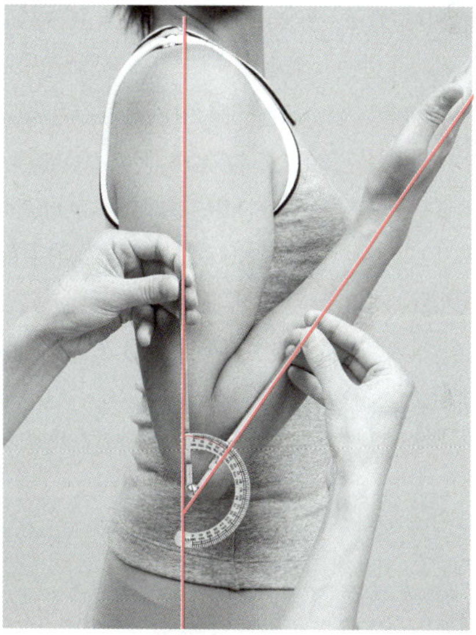

図 3-72　角度計での測定方法

【 脊柱の可動性の観察 】

- 対象者に立位になってもらい，以下のように身体を動かしてもらう（**図 3-73**）．
  ①前屈：背中を丸めるように上半身を前に倒す．このとき股関節は動かさないように注意する．
  ②後屈：背中を反らすように上半身を後ろに倒す．
  ③側屈：上半身を左右に曲げてもらい，背面か

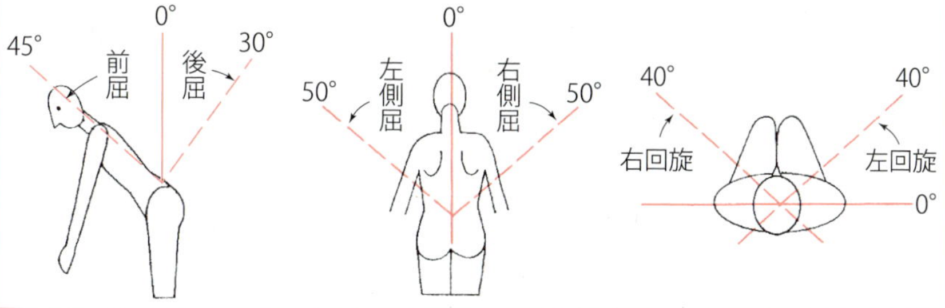

図 3-73　脊柱の可動域

ら観察する．

④回旋：上半身を左右にひねってもらう．骨盤が動かないように注意する．

☞正常な場合：伸展（直立）0 度，前屈 45 度で左右の背部の高さが対称，後屈 30 度，側屈 50 度，回旋 40 度．

【 上肢の可動性の観察 】

○肩関節

- 肩関節は多軸性の球関節であることから，可動性は上肢の関節のなかで最も広く，屈曲・伸展，内転・外転，内旋・外旋，分まわしのできる関節である．
- 対象者に立位になってもらい，肩関節を動かしてもらう（**図 3-74**）．

①屈曲（前方挙上）：肘関節を伸ばした状態で前方に腕を上げる．

②伸展（後方挙上）：肘関節を伸ばした状態で後方に腕を伸ばす．

③外転：肘関節を伸ばした状態で側方に腕を上げる．

④内転：肘関節を伸ばした状態で体の前から内側に動かす．または，肩関節を 20 度あるいは 45 度屈曲させ，身体の前面内側に動かし測定する場合もある．

⑤外旋・内旋：上腕を体幹に接して，肘関節を前方に 90 度に屈曲し，次いで前腕を中間位（手掌を立てた状態）にする．そのまま前腕を体幹に近づけ（内旋），次に前腕を体幹から遠ざける（外旋）．

☞正常な場合：伸展 50 度，屈曲 180 度，外転 180 度，内転 0 度，外旋 60 度，内旋 80 度．内転の測定では内転 75 度で痛みやクリック音がない．

○肘関節

- 対象者に立位または座位になってもらい，肘関節を動かしてもらう（**図 3-75**）．

①伸展：手掌を前方に向けて腕を伸ばした状態から手掌を後方に向けて動かす．

②屈曲：手掌を前方に向けて腕を伸ばした状態から手掌を肩に近づくように曲げる．

③回内：肘関節を 90 度に屈曲し，手掌が下を向くように動かす．

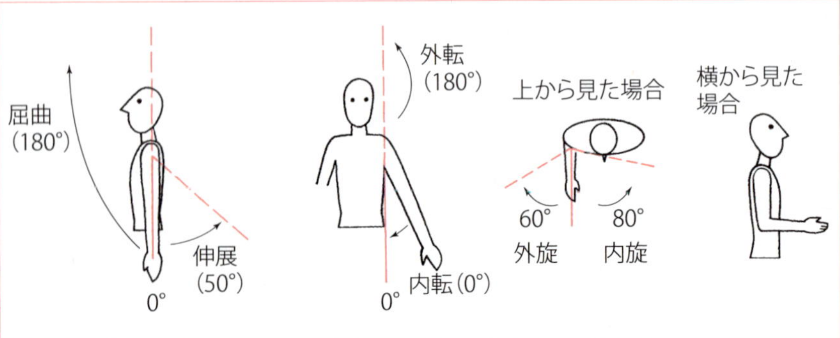

図 3-74　肩関節の可動域

④回外：肘関節を 90 度に屈曲し，手掌が上を向くように動かす．
回内・回外の可動性を観察するときは，小机に前腕を乗せ固定させて行うと観察しやすい．

☞正常な場合：伸展 5 度，屈曲 145 度，回内・回外 90 度．痛みやクリック音がない．

〇手関節

- 対象者に立位または座位になってもらい，両腕を伸ばした状態で手関節を動かしてもらう（**図 3-76**）．
  ①伸展（背屈）：手首を手背側に曲げる．
  ②屈曲（掌屈）：手首を手掌側に曲げる．
  ③橈側屈曲（橈屈）：肘・手関節が動かないように固定しながら，手首を橈骨側に曲げる．
  ④尺側屈曲（尺屈）：肘・手関節が動かないように固定しながら，手首を尺骨側に曲げる．

☞正常な場合：伸展 70 度，屈曲 90 度，橈屈 25 度，尺屈 55 度．痛みやクリック音がない．

〇手指関節

- 手指関節の可動性は，以下の動きをしてもらうことで観察できる．

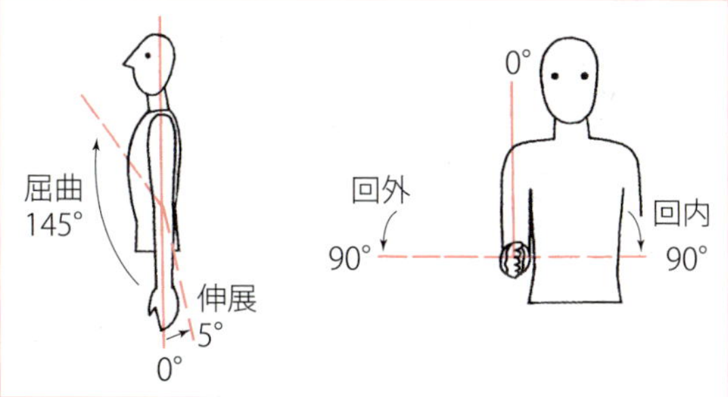

図 3-75　肘関節の可動域

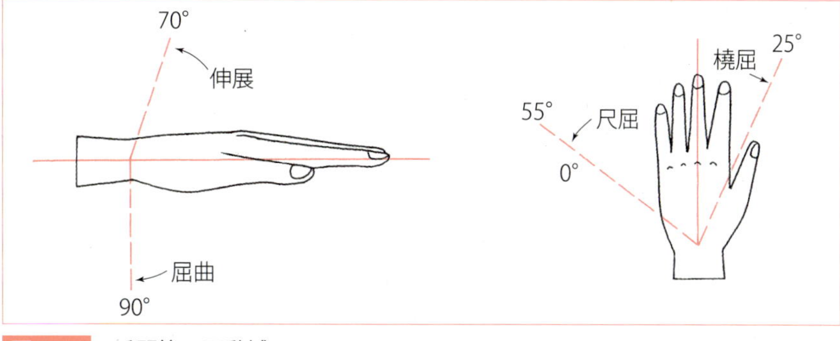

図 3-76　手関節の可動域

①伸展・屈曲：掌握運動や手を広げて指と指を離す運動をしてもらう（グー・パー運動）.

②外転・内転：5指を伸展させたまま，密着させて揃えたり，5指を広げたりする.

- これらの関節運動は，母指と他の指頭を順に接触させる動作（対立運動）や，対象者と握手をすることでも評価できる.

☞正常な場合：中手指節間関節（MP関節）は伸展45度，屈曲90度，近位指節間関節（PIP関節）は伸展0度，屈曲100度，遠位指節間関節（DIP関節）は伸展0度，屈曲80度．痛みやクリック音がない.

【 下肢の可動性の観察 】

○股関節

- 股関節は肩関節同様に多軸性の臼状関節であり，可動性が下肢の関節のなかで最も広い（**図3-77**）.

①伸展：腹臥位になってもらい，膝を伸ばした状態で大腿を背面へ上げる（反らせる）.

②屈曲：仰臥位になってもらい，片側の膝関節を曲げた状態で，腹部へ向かって曲げる.

③外転：膝を伸ばし，骨盤が動かないように注意しながら，足を外側に動かす.

④内転：膝を伸ばし，骨盤が動かないように注意しながら，足を内側に動かす．その際，反対側の下肢は屈曲挙上させ，内転させる空間を確保する.

⑤外旋：仰臥位になってもらい，股関節と膝関節を90度屈曲させ，膝関節が動かないように注意しながら下腿を内側に動かす.

⑥内旋：仰臥位になってもらい，股関節と膝関節を90度屈曲させ，膝関節が動かないように注意しながら下腿を外側に動かす.

☞正常な場合：伸展15度，屈曲125度，外転45度，内転20度，外旋・内旋45度．痛みやクリック音がない.

○膝関節

- 膝関節の可動性は，以下の動きをしてもらうことで観察できる.

①伸展：仰臥位になってもらい，膝関節を伸ばしてもらう.

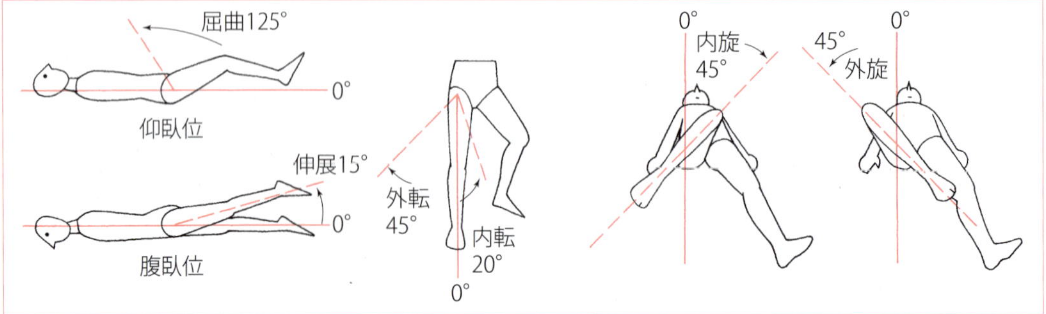

図3-77 股関節の可動域

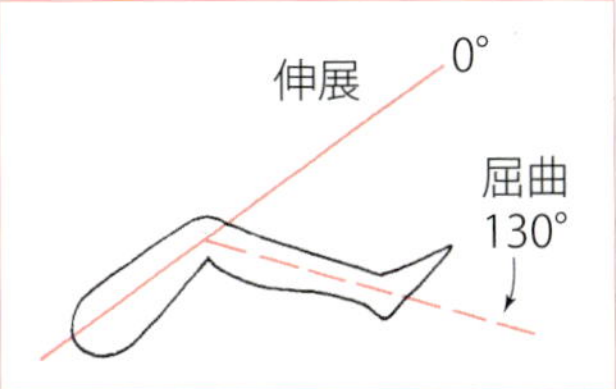

図 3-78　膝関節の可動域

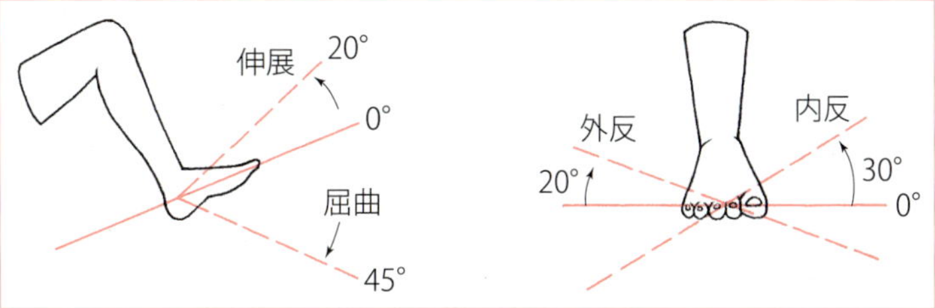

図 3-79　足関節の可動域

②屈曲：仰臥位または座位になってもらい，膝関節を曲げてもらう（**図 3-78**）.

☞正常な場合：伸展 0 度，屈曲 130 度．痛みやクリック音がない.

○足関節

- 座位になってもらい，足関節を以下のように動かしてもらう（**図 3-79**）.
  ①伸展（背屈）：足関節を足背側に曲げる.
  ②屈曲（底屈）：足関節を足底側に曲げる.
  ③外反（外がえし）：足部の第 5 趾側を上げてもらう.
  ④内反（内がえし）：足部の第 1 趾側を上げてもらう.
- 足趾の関節運動は足趾を上に反らしたり，縮めたりしてもらうことで観察することができる.

☞正常な場合：背屈 20 度，底屈 45 度，内反 30 度，外反 20 度．痛みやクリック音がない.

頸部・四肢の筋力のアセスメント（視診・触診）

- 筋力をアセスメントする際は，実施者が一定の水準で筋力評価を行うことが必要である．すなわち，看護者が常に一定の力で対象者の身体に触れ，一定の感覚で評価を行う．複数の看護者がアセスメントに携わる場合は，看護者によって筋力評価がばらつくことがないように，看護者間の評価基準をすり合わせする.
- 筋力判定には，徒手筋力テスト（manual muscle test：MMT）を用いて評価する（**表 3-12**）．これは関節ごとの筋または筋群を量的に測定

表 3-12　徒手筋力テスト

段　階	判　定
0 (zero)	筋収縮を触れない
1 不可 (trace)	筋収縮は触れるが，自動運動はない
2 可 (poor)	重力を除いた場合に自動運動ができる
3 良 (fair)	抵抗を加えなければ，重力にうち勝って正常に自動運動ができる
4 優 (good)	ある程度の抵抗を加えても，正常に自動運動ができる
5 正常 (normal)	強度な抵抗を加えても，正常に自動運動ができる

各段階の中間レベルにある場合は，各段階に（＋）または（－）を付記する（例：3^{+}）.

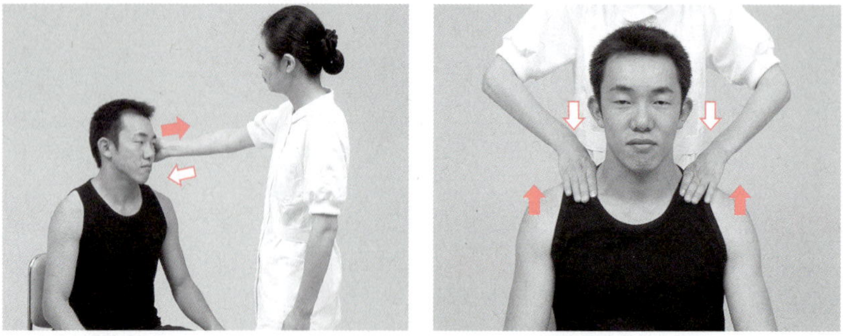

①胸鎖乳突筋（頸部の回旋）　②僧帽筋（肩の挙上）

図 3-80　頸部の筋力評価
関節運動と主に働く筋肉．⇧：看護者，⬆：対象者．

する方法である．日常生活での動作が可能な範囲はMMT 3〜5の段階である．

- 上・下肢の筋力評価では，左右差の有無を観察する．MMT が 2 以下の場合，筋力低下の原因と生活動作に与える影響をさらにアセスメントする．

【 頸部の筋力評価 】（図 3-80）

- 対象者に座位になってもらい，以下の方法で観察する．
  - ①胸鎖乳突筋（第XI脳神経）：片方の側頭部（頬部）に看護者の手を当て，対象者にこれに抗して顔を押し戻してもらう．もう一方の側頭部でも同様に行う．
  - ②僧帽筋（第XI脳神経）：対象者の肩を両手で押さえ，これに抗して肩を挙上してもらう．胸鎖乳突筋および僧帽筋は運動神経である第XI脳神経（副神経）により支配されている（「頭頸部のアセスメント」p.139 参照）．

☞正常な場合：抵抗して運動可，そのまま固定できる．筋力判定 3 〜 5.

【 上肢の筋力評価 】（図 3-81）

- 上腕（肩関節）の運動には三角筋と大胸筋，前腕（肘関節）の運動には上腕二頭筋と三頭筋の筋力が関係する．
- 対象者に立位または座位になってもらう．
  - ①三角筋：看護者は対象者の上腕を内側に向かって押さえ，これに抗して腕を動かしてもらう．
  - ②大胸筋：肩関節を水平位にし，肘関節を屈曲してもらい，看護者が後方に向かって押さえてこれに抗して動かしてもらう．
  - ③上腕二頭筋：肩関節を水平位にして肘関節を屈曲してもらい，看護者は前腕を握り外側に向かって押さえ，これに抗して肘を屈曲する方向に動かしてもらう．
  - ④上腕三頭筋：上腕二頭筋と同様の姿勢で，看護者は対象者の前腕を内側に向かって押さえ，これに抗して腕を伸ばすように動かしてもらう．
  - ⑤手指の筋力：対象者に看護者の両手を握ってもらい，同時に力いっぱい握

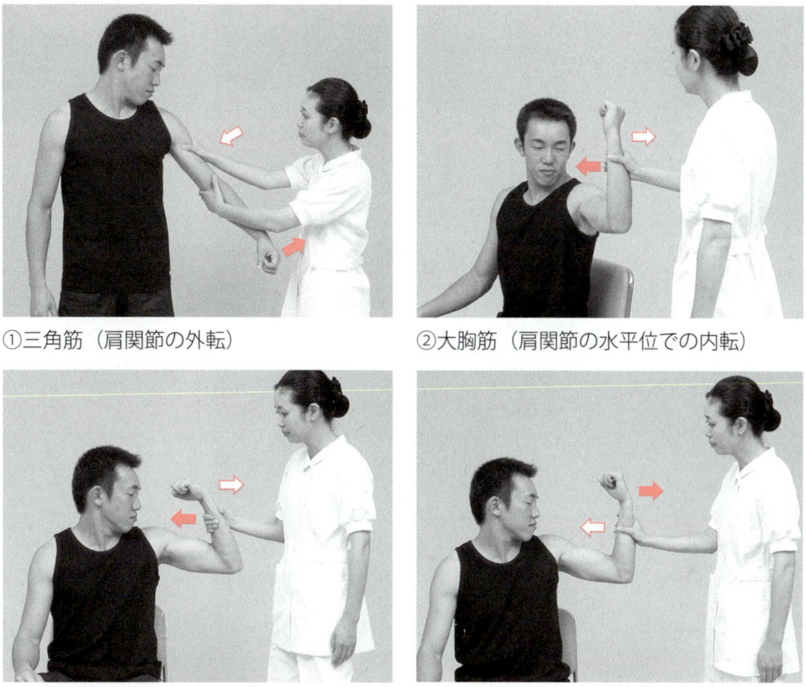

①三角筋（肩関節の外転）　②大胸筋（肩関節の水平位での内転）

③上腕二頭筋（肘関節の屈曲）　④上腕三頭筋（肘関節の伸展）

図 3-81　上肢の筋力評価

関節運動と主に働く筋肉．⇧：看護者，⬆：対象者．

りしめてもらう．

☞正常な場合：左右均等に抵抗する運動があり，左右均等に握れる．筋力判定 3 ～ 5．痛みがない．

【 下肢の筋力評価 】（図 3-82）

- 下肢の運動は大腿・膝・足の運動によって成り立っている．大腿運動には大腰筋，小腰筋，大殿筋，中殿筋などの筋力が関係し，膝の運動には大腿二頭筋や大腿四頭筋などの筋力が関係する．
- 対象者に座位になってもらう．
  - ①殿筋：看護者は左右の大腿外側を押さえ，これに抗して足を外側に開くように動かしてもらう．
  - ②内転筋群（恥骨筋，短内転筋，長内転筋，大内転筋など）：大腿内側を押さえ，これに抗して足を閉じるように動かしてもらう．
  - ③大腿二頭筋・大腿三頭筋：両足関節を後方から手前に押さえ，これに抗して膝を曲げるように動かしてもらう．
  - ④大腿四頭筋：両足関節を前方から押さえ，これに抗して膝を伸ばすように動かしてもらう．

☞正常な場合：左右均等に抵抗する運動がある．筋力判定 3 ～ 5．痛みがない．

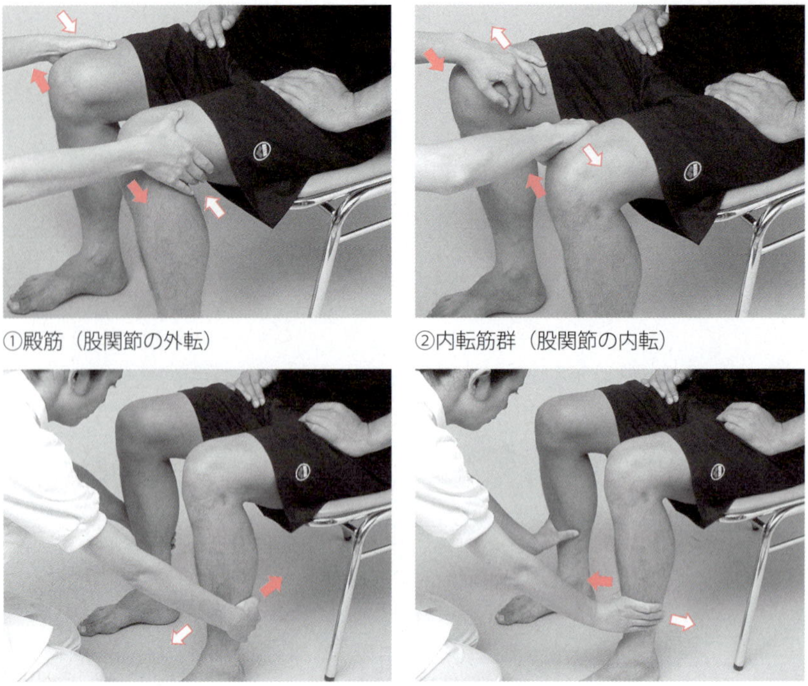

①殿筋（股関節の外転）　②内転筋群（股関節の内転）　③大腿二頭筋・下腿三頭筋（膝関節の屈曲）　④大腿四頭筋（膝関節の伸展）

図 3-82 下肢の筋力評価
関節運動と主に働く筋肉．⇧：看護者，⬆：対象者．

□異常所見と生活への影響

①異常所見

○脊柱の彎曲・変形

- 脊椎や椎間板の変形によるもので，彎曲には側彎曲，後彎曲，前彎曲がある（**図 3-83**）．
- 原因には特発性，先天性，神経障害などがある．著しい彎曲・変形は，心肺機能に影響を及ぼす場合がある．

○しびれ

- 上肢や下肢の異常感覚であり，知覚麻痺や運動障害を伴う．筋・骨格系の原因としては脊柱の椎間板の変形やヘルニアによるもので，どの部位に異変があるかによってしびれの発生部位は異なる．
- 上肢のしびれは頚椎，下肢のしびれは腰椎や仙椎の変形による神経圧迫障害が考えられる．

- 原因としては，加齢による神経周辺組織の変化や疾病による変化がある.

○前傾姿勢・小きざみ歩行

- 加齢による骨・関節の変形，姿勢筋の筋力低下が考えられる.
- このほかにはパーキンソン病，脳血管障害，脊髄小脳変性症などにより錐体路系，錐体外路系，末梢神経系などの障害が考えられる.

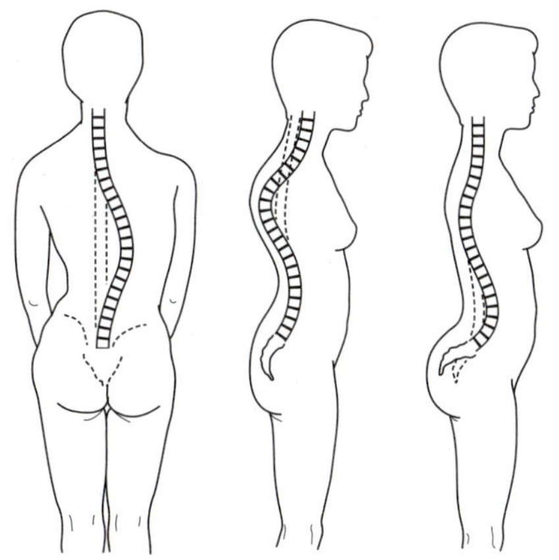

図 3-83　脊柱の異常

○跛行などの歩行異常

- 変形性関節症によって関節や筋肉の変形，疼痛などが生じ，歩行障害をきたすものである.
- このほかの原因としては，脊髄の血管あるいは下肢動脈の血流障害が考えられる場合もある.

○関節の変形

- 加齢や病的変化によって生じる. 加齢では変形性関節症，病的変化では関節リウマチが原因となる. このほかに，歩行や生活様式が大きく影響する外反母趾がある.

○腰　痛

- 加齢，脊椎の変形，疲労などによって生じる. 加齢による姿勢の変化，腰椎椎間板ヘルニアによる腰椎神経の圧迫障害が原因となる.
- 長時間の同一姿勢やストレスから腰痛を訴える場合もある.

②生活への影響

日常生活活動（ADL）・手段的日常生活活動（IADL）への影響

- 筋・骨格系の状態は，私たちの日常生活活動（activities of daily living：ADL）や手段的日常生活活動（intermediate activities of daily living：IADL）の自立，社会的機能の遂行に直接的に影響する.
- 具体的には，ADL では移動，食事，排泄，入浴，整容，洗面，更衣などであり，IADL では一般的な家事，交通機関の利用，通信機器の使用などである.
- 筋・骨格系に機能低下や障害が生じている場合は，一つの動作に限らず類似した動作群によって成り立つ生活活動すべてに影響することがある.
- 移動や他の ADL が自立しているかどうかをアセスメントし，それらが筋・骨格系の状態とどのように関連しているか，また原因となっているかを分析する.

姿勢の保持・歩行・移動への影響

- 脊柱や下肢の関節および筋力の機能低下や障害は，歩行や移動に支障をきたすことがある．移動や姿勢保持の障害はあらゆる生活動作の障害となる．
- 安定した移動，立位・座位の保持がどの程度可能なのかを，保持可能時間も含めてアセスメントを行う．

上肢の運動・巧緻動作への影響

- 生活のなかの作業動作における手の機能は把握する（にぎる），把持する（つかむ，つまむ）に大別できる．これらの動作はコップを持つ，箸を使う，食器類を手に取る，服の着脱，鉛筆を持つなど日常生活のなかで最も多く使う動作で，肩・肘・手関節の可動性，上腕から前腕の筋力などが健常に働いて初めて生活動作となる．上肢のフィジカルアセスメントを行う場合は，これらの生活動作との関連に常に留意しながら実施する．
- 筋・骨格系の障害や痛みなどの症状がある場合，日常生活や社会生活に直接・間接的に多大な影響を与えることに留意し，対象者のふだんの生活行動を確認しながら診査を進める．

□高齢者の場合の留意点

①アセスメントの視点

- 骨質の減少により骨が薄くもろくなり，関節可動域も狭くなる．特に股関節と膝関節は退行変性し，屈曲が著しい．これに脊柱の椎間板の変形が加わり，高齢者特有の姿勢（脊柱後彎）になることが多い．歩行では，前屈姿勢に加え歩幅が小さくなるため，転倒につながりやすい．
- 筋組織の減少により筋力が低下する．また神経伝導の衰えなどの加齢現象から，疲労しやすい，反応時間が遅い，スムーズな運動が現れにくいなどの特徴がある．認知機能や感覚機能の低下も加わり，衣服の着脱や清潔，摂食などの生活動作に影響し，時として支障をきたす．
- アセスメントを行う場合は，加齢による影響なのか，筋・骨格系の障害による症状なのかを慎重に見きわめる必要がある．

②診査の際の留意点

- 年齢による筋・骨格系の形態的変化・機能低下は，診査時の転倒などの事故につながりやすいため十分注意する．診査環境の整備や診査に費やす時間に十分配慮して行う．

- 対象者への協力の要請や指示した動作の反応にも時間がかかることに配慮しなければならない.
- 高齢者は若い頃にできた身体能力で自己評価する傾向にあり，身体能力の低下を正しく自覚していない場合もある．対象者の自尊心を尊重しながら，決して無理な動きにならないように配慮しながら行う.

A. 体幹測定

部位名	運動方向		参考可動域角度	基本軸	移動軸	測定肢位および注意点	参考図
頸部	屈曲（前屈）		60	肩峰を通る床への垂直線	外耳孔と頭頂を結ぶ線	頭部体幹の側面で行う 原則として腰かけ座位とする	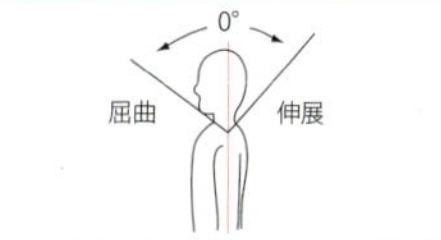
	伸展		50				
	回旋	左回旋	60	両側の肩峰を結ぶ線への垂直線	鼻梁と後頭結節を結ぶ線	腰かけ座位で行う	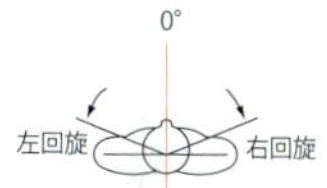
		右回旋	60				
	側屈	左側屈	50	第7頸椎棘突起と第1仙椎の棘突起を結ぶ線	頭頂と第7頸椎棘突起を結ぶ線	体幹の背面で行う 腰かけ座位とする	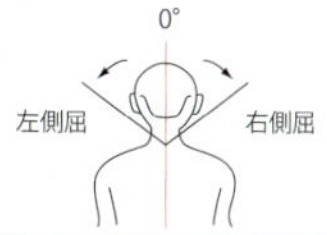
		右側屈	50				
胸腰部	屈曲（前屈）		45	仙骨後面	第1胸椎棘突起と第5腰椎棘突起を結ぶ線	体幹側面より行う 立位，腰かけ座位または側臥位で行う 股関節の運動が入らないように行う	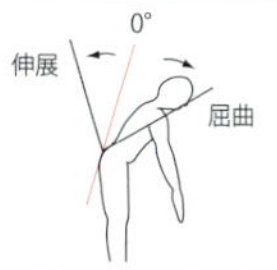
	伸展（後屈）		30				
	回旋	左回旋	40	両側の後上腸骨棘を結ぶ線	両側の肩峰を結ぶ線	座位で骨盤を固定して行う	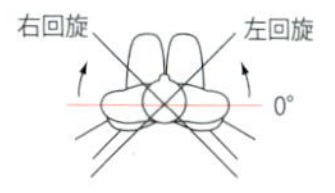
		右回旋	40				
	側屈	左側屈	50	ヤコビー（Jacoby）線の中点に立てた垂直線	第1胸椎棘突起と第5腰椎棘突起を結ぶ線	体幹の背面で行う 腰かけ座位または立位で行う	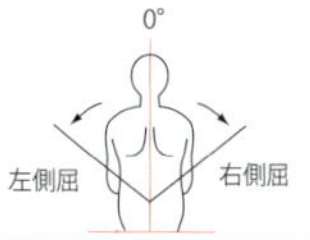
		右側屈	50				

B. 上肢測定

部位名	運動方向	参考可動域角度	基本軸	移動軸	測定肢位および注意点	参考図
肩甲帯	屈曲	20	両側の肩峰を結ぶ線	頭頂と肩峰を結ぶ線		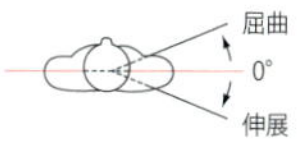
	伸展	20				
	挙上	20	両側の肩峰を結ぶ線	肩峰と胸骨上縁を結ぶ線	背面から測定する	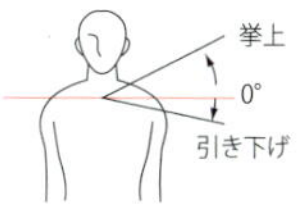
	引き下げ（下制）	10				

図 3-84　各関節の可動域と測定方法

部位名	運動方向	参考可動域角度	基本軸	移動軸	測定肢位および注意点	参考図
肩（肩甲帯の動きを含む）	屈曲（前方挙上）	180	肩峰を通る床への垂直線（立位または座位）	上腕骨	前腕は中間位とする 体幹が動かないように固定する 脊柱が前後屈しないように注意する	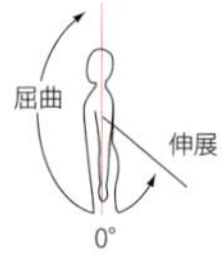
	伸展（後方挙上）	50				
	外転（側方挙上）	180	肩峰を通る床への垂直線（立位または座位）	上腕骨	体幹の側屈が起こらないように 90 度以上になったら前腕を回外することを原則とする	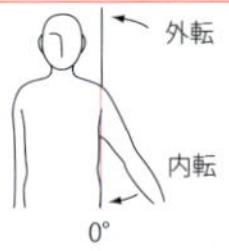
	内　転	0				
	外　旋	60	肘を通る前額面への垂直線	尺　骨	上腕を体幹に接して，肘関節を前方 90 度に屈曲した肢位で行う 前腕は中間位とする	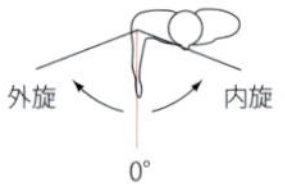
	内　旋	80				
	水平屈曲	135	肩峰を通る矢状面への垂直線	上腕骨	肩関節を 90 度外転位とする	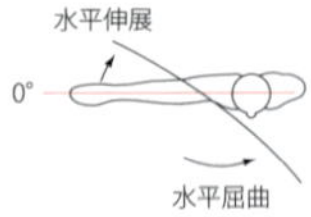
	水平伸展	30				
肘	屈　曲	145	上腕骨	橈　骨	前腕は回外位とする	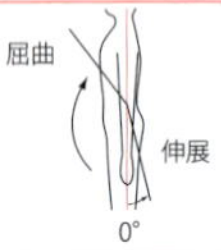
	伸　展	5				
前　腕	回　内	90	床への垂直線	手指を伸展した手掌面	肩の回旋が入らないように肘を 90 度に屈曲する	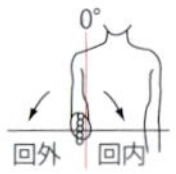
	回　外	90				
手	屈曲（掌屈）	90	橈　骨	第 2 中手骨	前腕は中間位とする	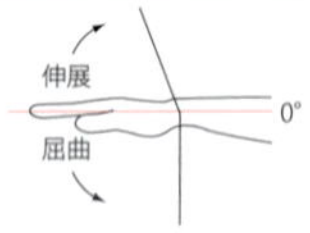
	伸展（背屈）	70				
	橈　屈	25	前腕の中央線	第 3 中手骨	前腕を回内位で行う	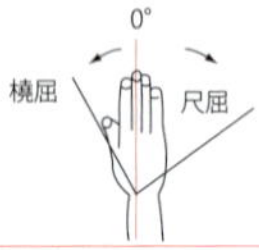
	尺　屈	55				

C. 手指測定

部位名	運動方向	参考可動域角度	基本軸	移動軸	測定肢位および注意点	参考図
母　指	橈側外転	60	示指（橈骨の延長上）	母指	以下の手指の運動は，原則として手指の背側に角度計を当てる 運動は手掌面とする	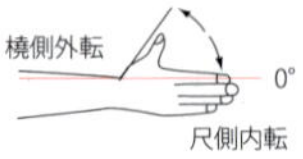
	尺側内転	0				
	掌側外転	90	示指（橈骨の延長上）	母指	運動は手掌面に直角な面とする	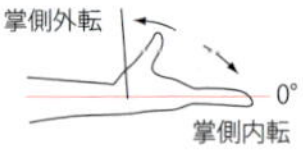
	掌側内転	0				
	屈曲（MP）	60	第 1 中手骨	第 1 基節骨		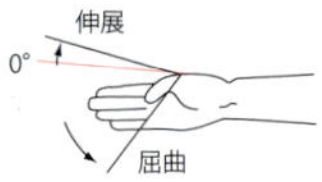
	伸展（MP）	10				

図 3-84　各関節の可動域と測定方法（つづき）

部位名	運動方向	参考可動域角度	基本軸	移動軸	測定肢位および注意点	参考図
母　指	屈曲（IP）	80	第１基節骨	第１末節骨		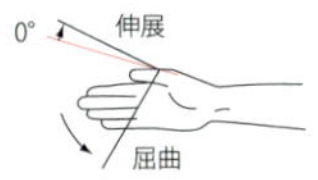
	伸展（IP）	10				
指	屈曲（MP）	90	第２～５中手骨	第２～５基節骨		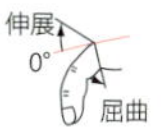
	伸展（MP）	45				
	屈曲（PIP）	100	第２～５基節骨	第２～５中節骨		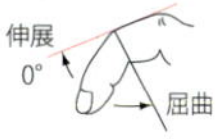
	伸展（PIP）	0				
	屈曲（DIP）	80	第２～５中節骨	第２～５末節骨		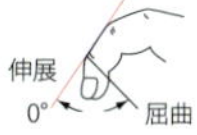
	伸展（DIP）	0			DIP は 10 度の過伸展を取りうる	
	外　転		第３中手骨延長線	第２，４，５指軸	中指の運動は橈側外転，尺側外転とする	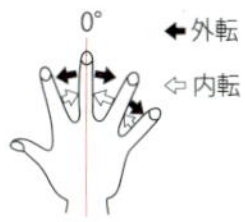
	内　転					

D．下肢測定

部位名	運動方向	参考可動域角度	基本軸	移動軸	測定肢位および注意点	参考図
股	屈　曲	125	体幹と平行線	大腿骨（大転子と大腿骨外顆の中心を結ぶ線）	骨盤と脊柱を十分に固定する 屈曲は背臥位，膝屈曲位で行う 伸展は腹臥位，膝伸展位で行う	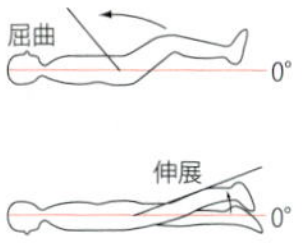
	伸　展	15				
	外　転	45	両側の上前腸骨棘を結ぶ線の垂直線	大腿中央線（上前腸骨棘より膝蓋骨中心を結ぶ線）	背臥位で骨盤を固定する 下肢は外旋しないようにする 内転の場合は，反対側の下肢を屈曲挙上してその下を通して内転させる	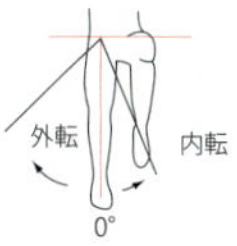
	内　転	20				
	外　旋	45	膝蓋骨より下ろした垂直線	下腿中央線（膝蓋骨中心より足関節内外顆中央を結ぶ線）	背臥位で，股関節と膝関節を 90 度屈曲位にして行う 骨盤の代償を少なくする	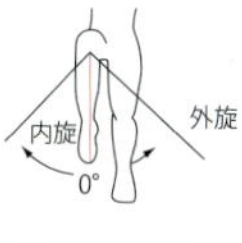
	内　旋	45				
膝	屈　曲	130	大腿骨	腓骨（腓骨頭と外顆を結ぶ線）	股関節を屈曲位で行う	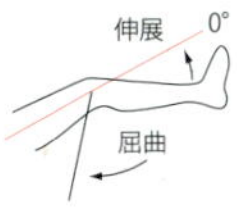
	伸　展	0				
足	屈曲（底屈）	45	腓骨への垂直線	第５中足骨	膝関節を屈曲位で行う	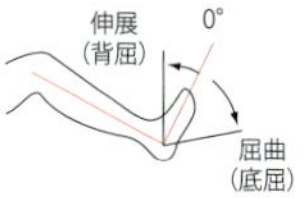
	伸展（背屈）	20				

図 3-84　各関節の可動域と測定方法（つづき）

部位名	運動方向	参考可動域角度	基本軸	移動軸	測定肢位および注意点	参考図
足部	外がえし（外反）	20	下腿軸への垂直線	足底面	足関節を屈曲位で行う	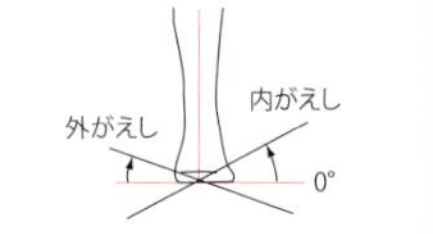
	内がえし（内反）	30				
	外　転	10	第1，第2中足骨の間の中央線	同左	足底で足の外縁または内縁で行うこともある	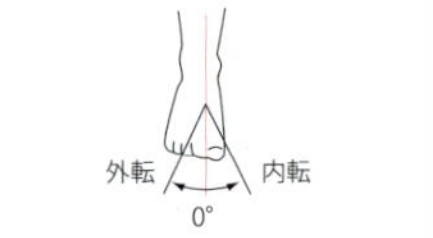
	内　転	20				
母指（趾）	屈曲（MP）	35	第1中足骨	第1基節骨		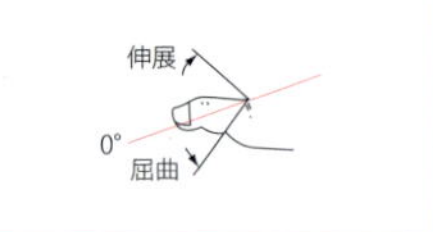
	伸展（MP）	60				
	屈曲（IP）	60	第1基節骨	第1末節骨		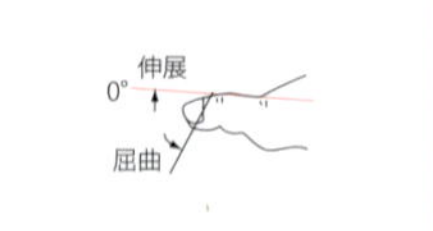
	伸展（IP）	0				
足指（趾）	屈曲（MP）	35	第2～5中足骨	第2～5基節骨		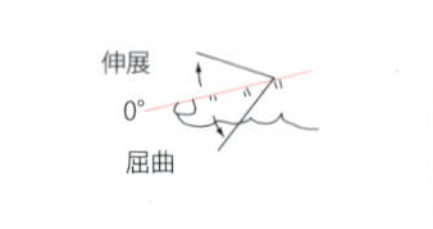
	伸展（MP）	40				
	屈曲（PIP）	35	第2～5基節骨	第2～5中節骨		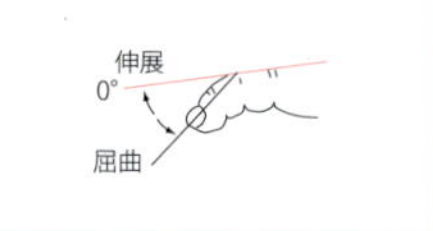
	伸展（PIP）	0				
	屈曲（DIP）	50	第2～5中節骨	第2～5末節骨		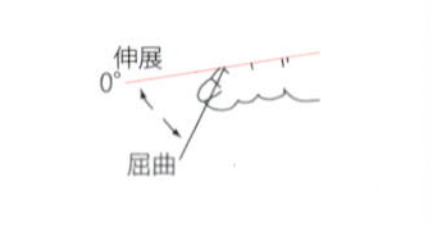
	伸展（DIP）	0				

図 3-84　各関節の可動域と測定方法（つづき）

（日本整形外科学会，日本リハビリテーション医学会関節可動域合同委員会，1995 より一部抜粋）

参考文献

1）稲葉佳江編著：成人・高齢者看護のためのヘルスアセスメント，メヂカルフレンド社，2004.

2）マリーブ，EN 著，林正健二・他訳：人体の構造と機能，医学書院，1997.

3）Jarvis C：Physical Examination and Health Assessment, 5th ed, WB Saunders, 2007.

4）日野原重明・他監，塩田浩平編：人体の構造と機能，看護のための最新医学講座 第 30 巻，中山書店，2002.

5）シボドー，GA，パットン，KT 著，コメディカルサポート研究会訳：カラーで学ぶ解剖生理学，医学書院，1999.

頭頸部（頭部・頸部・眼・耳・鼻・口）のアセスメント

□学習のねらい

頭頸部には外界と直接かかわる眼・耳・鼻・口，人間の生命・生活を司る中枢神経が存在している．

眼・耳・鼻・口などの感覚器から得た情報は脳に伝えられ，脳からの指令によって日常の様々な行動が行われる．また，高度な思考や感情，言語操作などの働きは大脳機能によるものである．頭頸部には人間らしい活動を生み出す重要な器官が集まっている．

本節では，頭頸部，眼・耳・鼻・口にかかわるアセスメントを学ぶ．

□学習の目標

1．頭頸部（頭部，頸部，眼および眼周囲，耳，鼻，口腔および咽頭部）の形態と機能を説明できる．
2．頭頸部の正常所見と異常所見を説明できる．
3．頭頸部の機能に関係する問診を行うことができる．
4．頭頸部の視診・触診を行うことができる．
5．頭頸部の診査から得られた情報を評価できる．
6．問診・視診・触診で得られた情報を生活行動と関連させ，異常がある場合は生活への影響を推論することができる．

□アセスメントの目的

● 頭頸部は人間の生命や生活機能を支える重要な中枢および感覚器官（眼，耳，鼻，口）を有している．人間は，感覚器官を通して様々な情報を脳に伝達し，また脳からの運動指令を受けて活動している.

- 人間が感覚器官から得る情報は環境の変化への対応や生命の維持，危険を回避するうえで不可欠である．人間は,「見る」「聞く」「嗅ぐ」「触る」「味わう」といった5つの感覚を通して，安全・安楽で自立した生活を営んでいる.
- 感覚器官は，個体間のコミュニケーション手段としても重要な役割を担っている.
- 5つの感覚のいずれか1つでも障害を受けると日常の生活行動や社会生活に影響を及ぼす.
- 頭頸部や感覚器官は身体の外表部に位置しており，常に他者の視線を受けるため，これらの外観はボディイメージや役割意識などの自己概念とも深く関連する.
- 頭頸部のアセスメントでは，頭部と外界から直接情報を得る眼，耳，鼻，口の形態と機能，およびそれらの感覚と運動の機能を司る脳神経の異常所見の有無を判別する.
- 対象者の発達段階と照らし合わせて日常の生活行動への影響と自立状況，他者との交流などの社会活動への影響を関連させて考え，看護上の問題を見出し根拠のある看護実践に結びつけることが目的である.

□形態と機能

①形　態

頭　部

- 頭部は脳頭蓋（神経頭蓋）と顔面頭蓋（内臓頭蓋）に大別される．脳頭蓋には脳の容器である頭蓋腔が，顔面頭蓋には眼・耳・鼻・口につながる孔がある.
- 頭蓋は15種23個の骨で形成されており，脳頭蓋は6種8個，顔面頭蓋は9種15個の骨からなる（**図3-85**）．脳頭蓋は，前頭骨1個，頭頂骨2個，後頭骨1個，側頭骨2個，蝶形骨1個，篩骨1個からなり，これらをあわせ

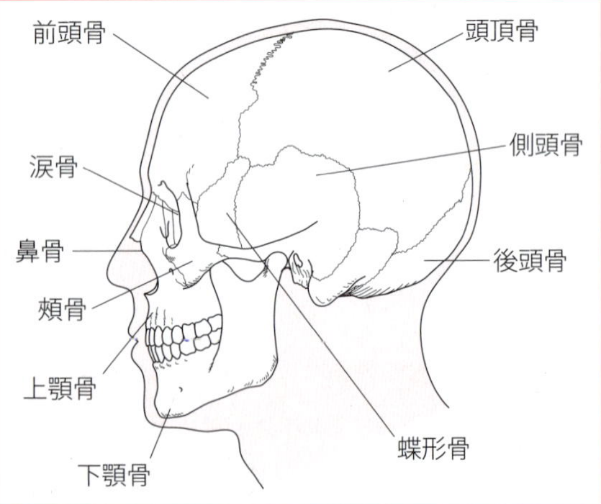

図3-85 頭　蓋

て頭蓋骨とよぶ．顔面頭蓋は，鼻骨２個，鋤骨１個，涙骨２個，下鼻甲介２個，上顎骨２個，頬骨２個，口蓋骨２個，下顎骨１個，舌骨１個で構成され，顔面骨とよばれている．

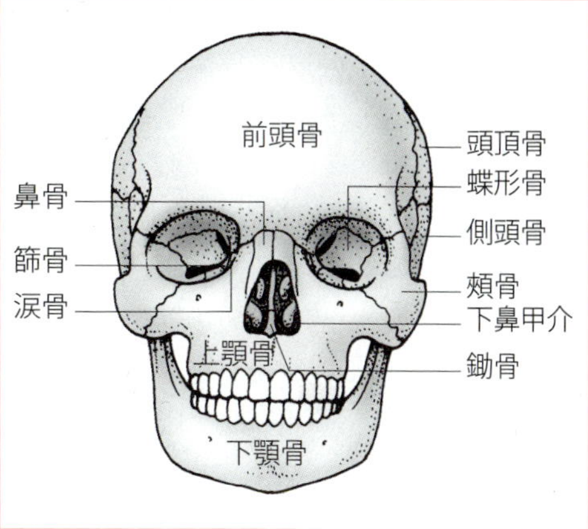

図 3-86　頭蓋前面

- 頭蓋腔の天井は頭蓋冠，頭蓋腔の床を頭蓋底という．頭蓋冠の骨のつなぎ目は縫合とよばれ，板状の骨が歯のように組み合わさっている（矢状縫合）．頭蓋底は，前頭蓋窩，中頭蓋窩，後頭蓋窩に分かれており，脳神経や血管の通路となる多くの孔がある．
- 顔面頭蓋には眼球が入る眼窩があり，眼窩の内側壁には鼻腔につながる孔がある（**図 3-86**）．頭蓋の前面には鼻腔の入口である洋ナシ状の孔が開き，鼻中隔によって左右に仕切られている．
- 頭部の重要臓器として脳がある．脳には 12 対の末梢神経が出入りしており，これを脳神経という．脳神経は脳から出る順にⅠ～Ⅻまで番号が付けられており，多くは脳幹部に接続し，頭部・顔面・頸部に分布している．

頸　部

- 頸部には，喉頭，気管，食道，甲状腺，頸椎，筋群などがあり，多くのリンパ節が分布している（**図 3-87**）．
- 頸部の浅層には広頸筋と胸鎖乳突筋，深層には前頸部と後頸部の筋群がある．

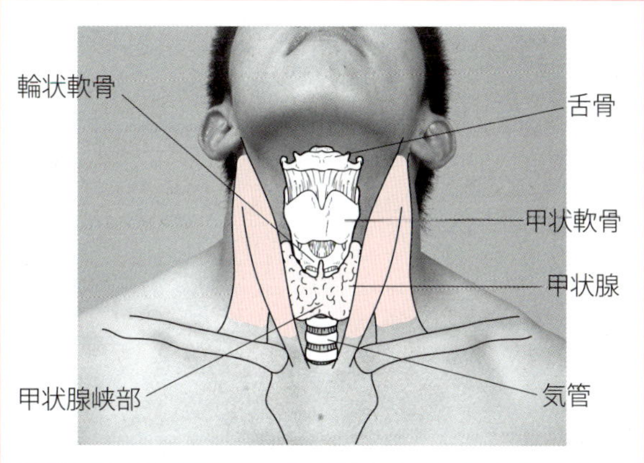

図 3-87　頸部の構造

胸鎖乳突筋は側頸部を斜めに走る大きな筋で，胸骨と鎖骨から起こり側頭骨の乳様突起に停止する．

- 喉頭は，喉頭蓋（舌根の下）から始まり第 6 頸椎の高さで気管に移行する約 5cmの空間で，喉頭軟骨に囲まれている．喉頭軟骨には喉頭蓋軟骨，甲状軟骨，輪状軟骨，披裂軟骨などがある．ノドボトケとして触れる喉頭隆起は甲状軟骨で，喉頭と気管の移行部に輪状軟骨がある．
- 喉頭の側壁には前庭ヒダと声帯ヒダがあり，声帯ヒダとその内部の声帯靭帯，声帯筋を含めて声帯とよぶ．
- 甲状腺は甲状軟骨のすぐ下に位置する蝶形の器官で，右葉と左葉，左右をつなぐ峡部からなる．左右の両側後面には内分泌腺である 2 対の上皮小体がついている．

眼

- 眼は眼球と付属器からなる．
- 眼球は直径 25mm ほどの球状体で，前部約 1/6 が外部から観察可能である．5/6 は頭蓋骨の眼窩におさまっている．
- 眼球壁は，外膜（強膜，角膜），ぶどう膜（脈絡膜，毛様体，虹彩），内膜（網膜，視神経）の 3 層構造で，眼球内部は水晶体，眼房，硝子体からなっている（**図 3-88**）．
- 外膜は，血管が粗で白色の強膜と透明な角膜からなる．ぶどう膜は，血管に富む脈絡膜とその前方に突き出す毛様体，最前部の虹彩からなっている．虹彩は色素に富んでおり，中央に丸く瞳孔を開く．眼球壁の最内層の内膜は網膜と色素上皮からなり，神経細胞・神経線維などが配列し，全体に光受容器が分布している．

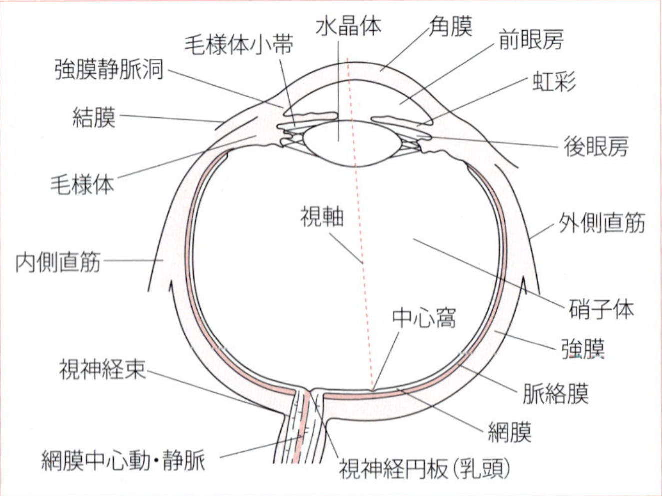

図 3-88 右眼球（水平断面）

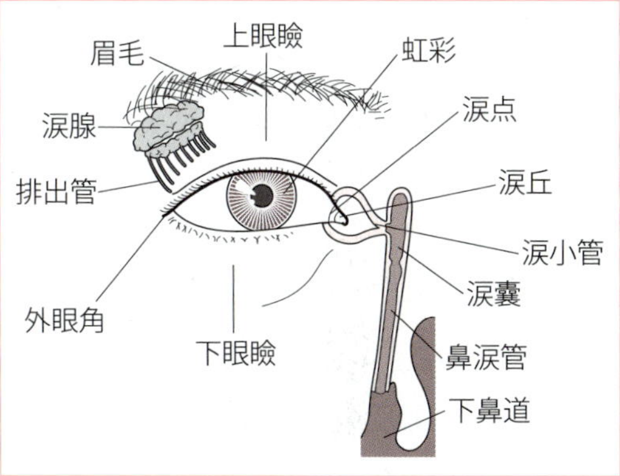

図 3-89 眼球付属器

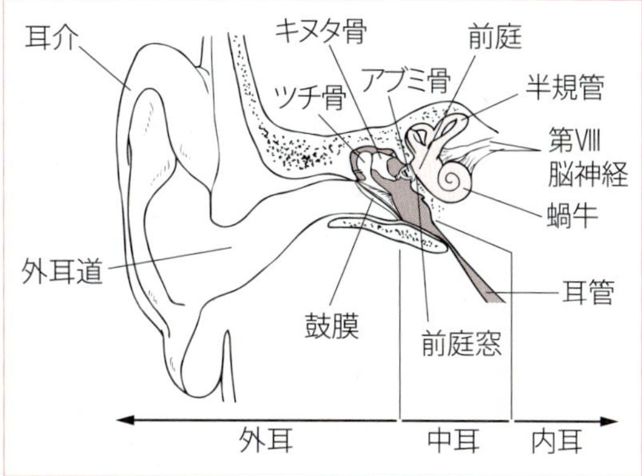

図 3-90 耳の構造

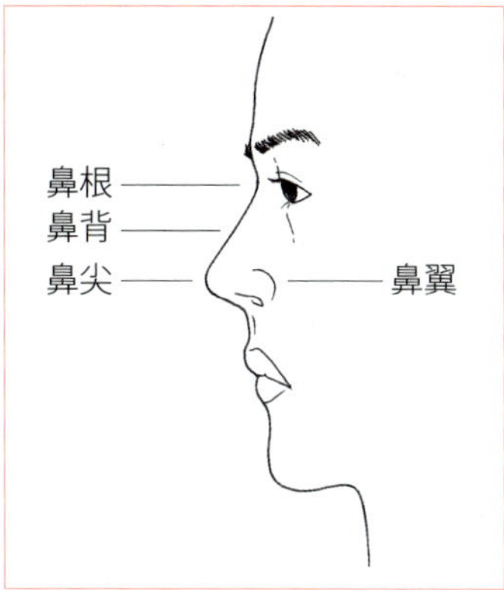

図 3-91 外 鼻

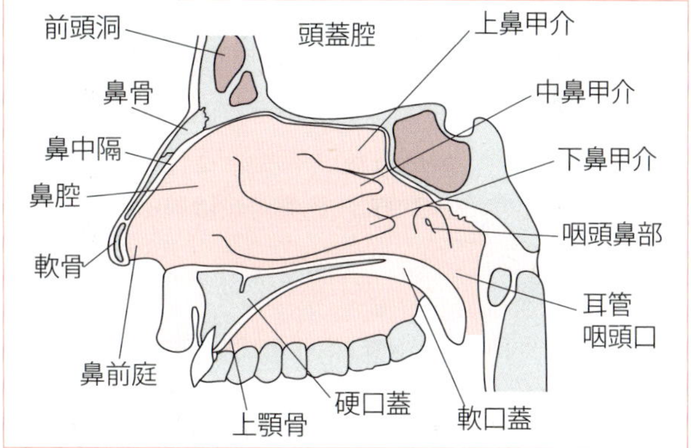

図 3-92 鼻腔内の構造

- 付属器には，眉毛，眼瞼，睫毛，涙器，外眼筋などがある（**図 3-89**）.

耳

- 耳は外耳，中耳，内耳に分かれている（**図 3-90**）.
- 外耳は，耳介と外耳道からなる．耳介は頭の側面に位置し，外耳道の開口部を取り囲む付属器である．外耳道は約 2.5㎝の長さがあり，鼓膜によって中耳と区切られている．外耳道には耳道腺があり，黄色蠟状の耳垢を分泌する.
- 中耳は，鼓膜を隔てて奥に位置し，側頭骨の中にある．中耳の主要部は鼓室という上下・前後に広い空洞で，耳管によって咽頭に通じている．鼓室の中には 3 つの耳小骨（ツチ骨，キヌタ骨，アブミ骨）があり，鼓膜から前庭窓に連なるように配置されている.
- 内耳は側頭骨の深部に位置し，骨迷路とよばれる．骨迷路は前庭，骨半規管，蝸牛に区分され，その中におさまる膜迷路（卵形嚢，球形嚢，膜半規管，蝸牛管）からなる．骨迷路は外リンパとよばれる液で満たされており，膜迷路は外リンパに囲まれ，その内部には内リンパという濃厚な液体が満ちている.

鼻

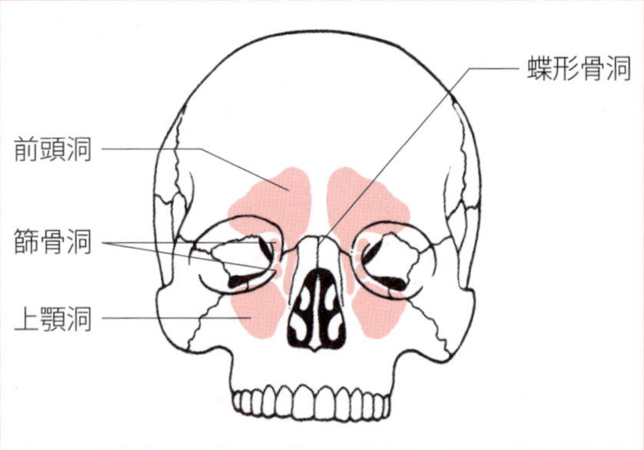

図 3-93　副鼻腔の種類と位置

- 鼻は外鼻，鼻腔，副鼻腔からなる．
- 外鼻は顔面中央に隆起し，鼻根，鼻背，鼻翼，鼻尖からなり，鼻骨と鼻軟骨で形成される（**図 3-91**）．
- 鼻腔は外鼻腔に始まって咽頭に続く空間で，鼻中隔で左右に分けられる（**図 3-92**）．鼻腔の外側壁には上・中・下鼻甲介が突出し，外鼻孔付近には鼻前庭が広がっている．鼻前庭の後方にある固有鼻腔には豊富な血管や腺が存在し，においを受容する嗅細胞を含んでいる．
- 副鼻腔は鼻腔を囲む骨の内部に位置する空洞で，鼻腔と交通している（**図 3-93**）．副鼻腔には前頭洞，上顎洞，前篩骨洞，後篩骨洞，蝶形骨洞がある．

口腔・咽頭

- 口腔は消化管の入口で，前方を口裂によって外界に開き，後方は咽頭につながっている（**図 3-94**）．口腔は上下の歯列によって歯列内側の固有口腔と，歯列より手前の口腔前庭に区分される．
- 固有口腔の天井部を口蓋といい，前方 2/3 に骨を含む硬口蓋，後方 1/3 に筋

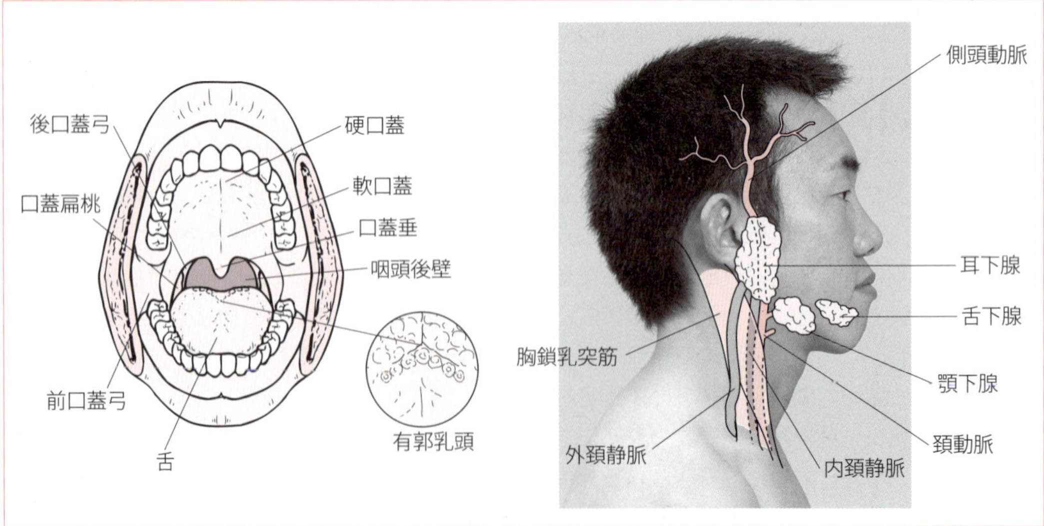

図 3-94　口腔の構造

肉性の軟口蓋がある．口腔底には舌があり，外側面は頬で仕切られている．口腔と咽頭の境界には軟口蓋のヒダが存在し，その両側に口蓋扁桃がある．軟口蓋の後縁は口蓋帆とよばれ，中央の細く垂れ下がった部分を口蓋垂という．

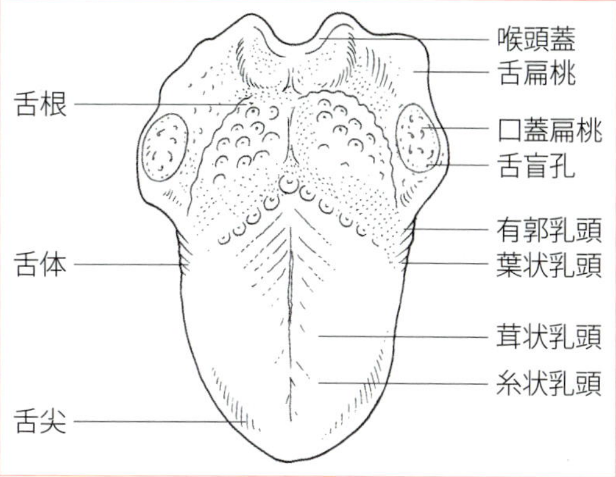

図 3-95　舌

- 舌は骨格筋でできており，舌根，舌体，舌尖に区分される（**図 3-95**）．舌体には舌乳頭が多数存在し，一部に味蕾がある．舌根の粘膜下には舌扁桃とよばれるリンパ組織が集まっており，表面には凹凸がある．舌は裏側の舌小帯によって口腔底と結ばれている．
- 口腔の上顎と下顎には歯列が並んでおり，小児期の乳歯（脱落歯）と乳歯が生え換わった永久歯がある．
- 永久歯は上顎片側だけをみると，前方から切歯 2 本，犬歯 1 本，小臼歯 2 本，大臼歯 3 本で，すべて生えそろうと左右上下で計 32 本となる（**図 3-96**）．ただし，現代人の歯数は減少傾向にあり，32 本そろっていない場合も多い．
- 歯の構造は，歯肉より露出している歯冠，歯肉内の歯根，その境界部の歯頸に区分される．歯冠の表面を覆っているのはエナメル質で硬度が強く，本体は象牙質で歯髄腔には血管，神経，リンパ管などが含まれている．
- 口腔には耳下腺，顎下腺，舌下腺の大唾液腺，そのほか口唇，口蓋，舌などの粘膜下に小唾液腺が分布する．
- 咽頭は口腔と食道の間にある空間で，呼吸器である鼻部，口腔の後方の口部，食道へと続く喉頭部に分けられる（**図 3-97**）．

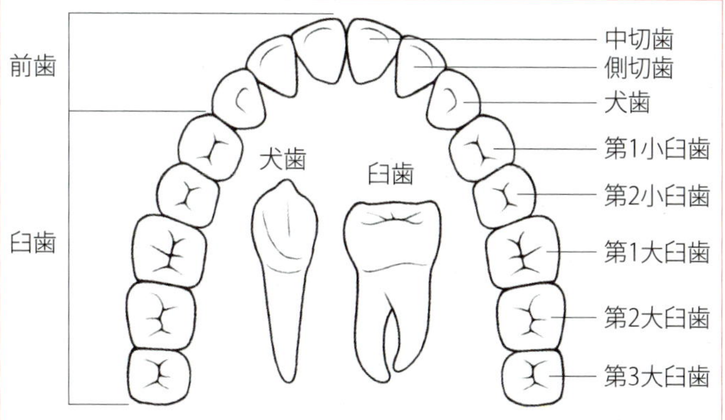

図 3-96　歯の種類

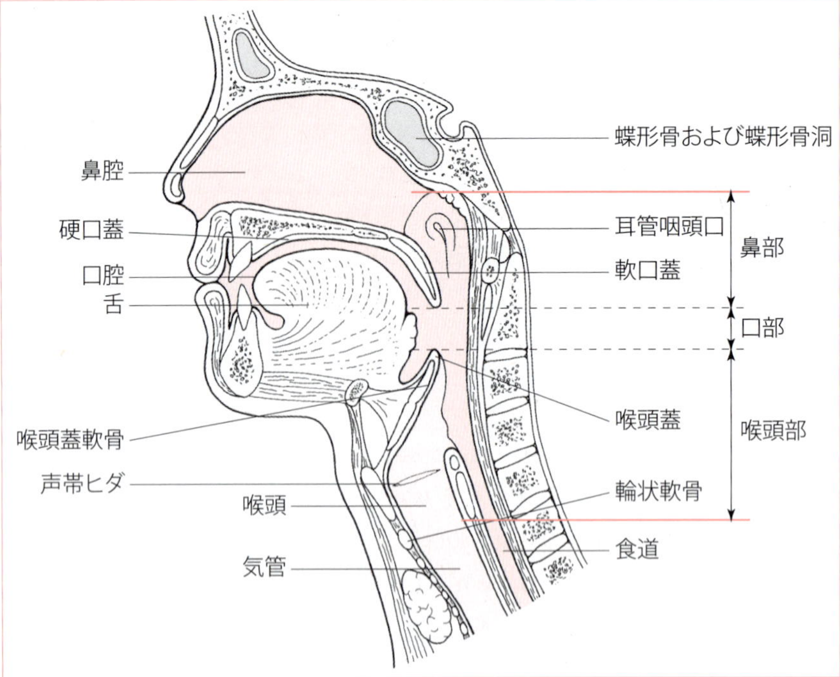

図 3-97 咽頭周囲の構造

②機　能

- 頭頚部の機能のうち第Ⅰ〜Ⅻ脳神経が司る諸機能を中心に述べる．脳神経には感覚神経系，運動神経系，運動と感覚の混合神経系がある（**図 3-98**）．各脳神経の機能は**表 3-13** に示すとおりである．

視　覚

【 視覚路 】

- 視覚は光刺激によって生じる．光は瞳孔から眼の内部に入り，角膜，眼房水，水晶体，硝子体を透過して網膜に届く．水晶体は眼内に入る光量と屈折率を変化させ，網膜に結ぶ像を調節している．両眼の角度が異なることで網膜に結ぶ像にはずれが生じるが，中枢神経内で融合されて立体視が可能となる．
- 左右の網膜から出た神経線維は視神経乳頭に集まり交叉した後，大脳に入って後頭葉の視覚野に至る．このとき内側（鼻側）からの神経線維は反対側に交叉し，外側（耳側）からの神経線維は交叉せずに進む．そのため，視野の右側の刺激は網膜の左側に投影され，左後頭葉の視覚野で認知される．視野の左側についてはこの逆になる．

【 視力と視野 】

- 視力とは接近した 2 点を識別する力で，最小分解能のことをいう．視力は視

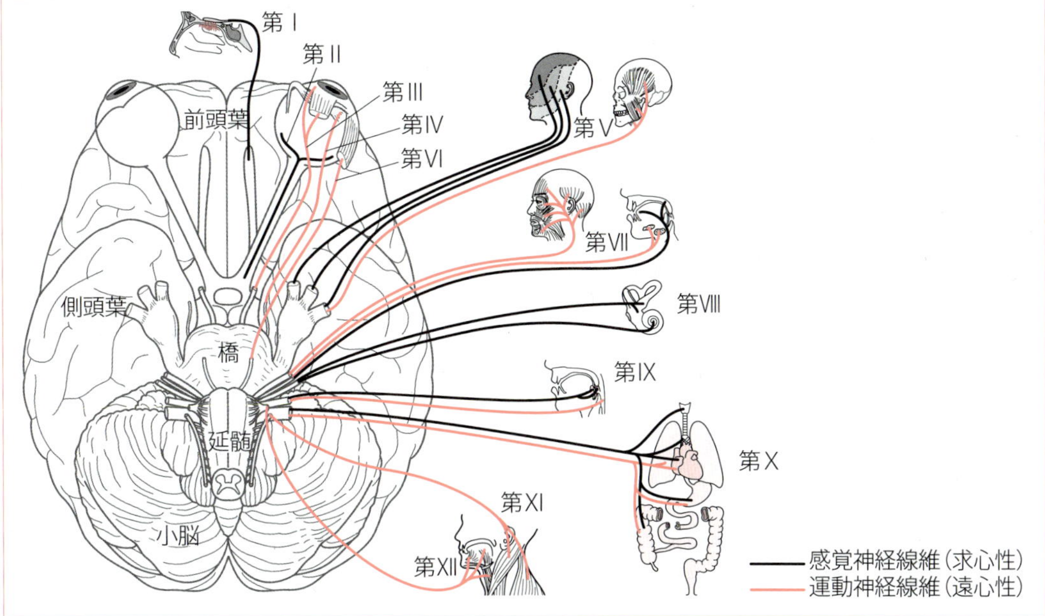

図 3-98　脳神経とその分布先

表 3-13　脳神経と機能

脳神経の名称		神経の種類	支配領域	機　能
第 I 脳神経	嗅神経	感覚	嗅覚	• 嗅覚
第 II 脳神経	視神経	感覚	視覚	• 視覚
第 III 脳神経	動眼神経	混合（ほとんどが運動）	外眼筋	• 眼球を動かす（上・下・内直筋，下斜筋） • 瞳孔括約筋による瞳孔の収縮散大 • 毛様体筋による上眼瞼の開閉
第 IV 脳神経	滑車神経	混合（ほとんどが運動）	外眼筋	• 眼球を下外側に回転（上斜筋）
第 V 脳神経	三叉神経	混合	顔面の体性感覚，咀嚼筋	• 咀嚼運動
第 VI 脳神経	外転神経	混合（ほとんどが運動）	外眼筋	• 眼球を外側に回転（外側直筋）
第 VII 脳神経	顔面神経	混合	顔面の表情筋，舌前半の味覚，顎下腺・舌下腺・涙腺からの分泌	• 表情筋の運動
第 VIII 脳神経	聴（内耳）神経	感覚	聴覚，平衡感覚	• 聴覚・平衡感覚
第 IX 脳神経	舌咽神経	混合	舌後半の味覚，咽頭の運動と感覚，耳下腺からの分泌	• 咽頭筋による嚥下運動
第 X 脳神経	迷走神経	混合	胸腹部臓器の副交感神経線維，咽頭・喉頭の運動と感覚	• 軟口蓋，咽頭筋・喉頭筋による嚥下運動と発声運動 • 呼吸器・心臓・消化器の運動
第 XI 脳神経	副神経	混合（ほとんどが運動）	胸鎖乳突筋と僧帽筋など	• 僧帽筋・胸鎖乳突筋による頭部や肩の運動
第 XII 脳神経	舌下神経	混合（ほとんどが運動）	舌筋	• 舌筋の運動

神経と網膜中心窩の機能を表すが，角膜，水晶体，硝子体などの透過性も関与する．
- 視力の測定は基本的にランドルト環を用いて行う．直径 7.5㎜，太さ 1.5㎜の環の 1.5㎜の切れ目を 5 m離れた距離から見分けられる視力が 1.0 である．
- 視野とは 1 点を注視した状態で見える範囲のことで，内側が約 60 度，外側が約 100 度，上下方向が約 120 度とされている．

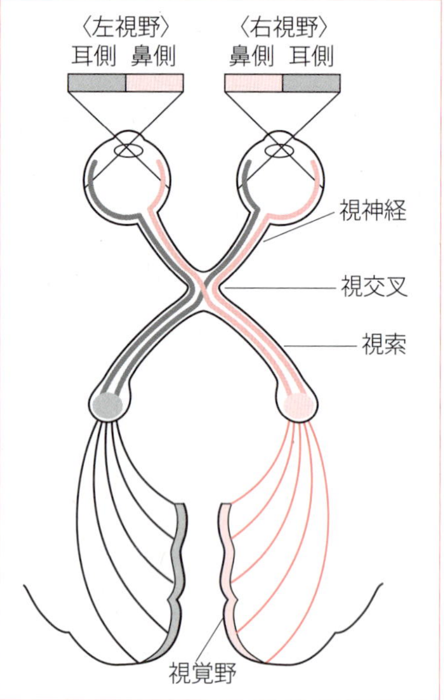

図 3-99 視野と視神経の関係

【 遠近調節 】
- 遠近調節は，水晶体と毛様体筋により行われる．遠くのものを見るときは，毛様体が収縮して水晶体が薄くなる．近くのものを見るときは，毛様体が弛緩して水晶体が厚くなり，屈折力を大きくし焦点を近方に移動させる．近距離を見るほうが毛様体の負担は大きい．
- 水晶体は加齢により弾性を失うため，年齢が高くなると調節力は弱くなる．

【 眼球運動 】
- 眼球運動は，上直筋，下直筋，外側直筋，内側直筋の 4 つの直筋と，上斜筋，下斜筋の 2 つの斜筋からなる外眼筋によって行われる．
- 外眼筋の運動は協調して行われることで，両眼の共同運動がスムーズになされる．外眼筋のうち外側直筋は外転神経，上斜筋は滑車神経，その他の筋はすべて動眼神経に支配される（**図 3-99**）．

聴 覚

- 空気の振動である音は耳介から外耳道を通り，鼓膜に伝えられる．鼓膜からは耳小骨を経て前庭窓に伝えられ，内耳のリンパ液，コルチ器の有毛細胞を刺激し，聴神経を介して聴覚中枢へと送られ音として感受される．この経路のうち，音刺激が内耳の蝸牛に至るまでを伝音系，蝸牛から聴覚中枢に送られるまでを感音系という．
- 聴覚障害には，外耳・中耳の機械的な障害による伝音性のものと，聴覚神経・中枢神経系の障害による感音性のものがある．
- 音の高さは 1 秒当たりの振動数で表され，人間の可聴音域は 20 ～ 20000Hz である．

- 外界からの音は鼓膜や耳小骨を介して内耳に伝えられるが，自分の声は頭蓋骨の振動が内耳のリンパ液を刺激することで認知する．前者を気導，後者を骨導とよぶ．

平衡感覚

- 重量の変化や身体の傾きを知覚する能力を平衡感覚といい，平衡感覚の受容器は前庭と半規管に備わっている．
- 内耳にある半規管はリンパ液で満たされており，リンパの流れを有毛細胞（感覚細胞）がとらえることで体位や運動を知覚する．
- 身体の揺れや傾きを伝える前庭は膜迷路の一部であり，球形嚢と卵形嚢という2つの袋（耳石器）からなっている．揺れや傾きが生じると，耳石は重量に引かれて有毛細胞を刺激し，聴神経を通って中枢に伝えられる．

嗅　覚

- 鼻は呼吸であると同時に感覚器として働く．嗅覚は空気中に存在する揮発性物質の化学的刺激を感知する感覚であり，何10万種ものにおい物質を感知する．ただし，人間の嗅覚閾値は高く，他の動物に比べるとにおいに対して鈍感である．
- においを感知する嗅細胞は鼻中隔の上方後部と，上鼻甲介の粘膜上皮に存在している．空気を介して運ばれたにおい分子が嗅細胞に付着すると，その刺激は嗅神経を介して大脳の嗅覚中枢に送られ，においとして認知される．

味　覚

- 口腔内にある味覚受容器は味蕾とよばれ，そのほとんどは舌乳頭の一部に存在し，味覚神経が分布している．
- 味覚は，舌の前2/3は顔面神経，後1/3は舌咽神経によって支配されている．
- 味覚は，基本的に塩味，酸味，甘味，苦味，うま味が混合して生じる．味覚は他の感覚よりも個人差が大きく，順応が早いという特徴がある．

咀嚼・嚥下

- 咀嚼は摂取した食物を消化するための第一段階である．咀嚼とは，意識的な咀嚼筋の収縮によって上顎が引き上げられ，切歯と臼歯によって物理的に食物を粉砕することである．
- 舌は咀嚼時に食塊を移動させて唾液と混合させ，湿り気を与えて消化酵素が働きやすい状態にする．
- 咀嚼された食塊は嚥下によって移送され，先に進む．嚥下は，舌，軟口蓋，咽頭，食道などの複雑なメカニズムによって行われる運動で，大きく3つの相からなる（**図3-100**）．

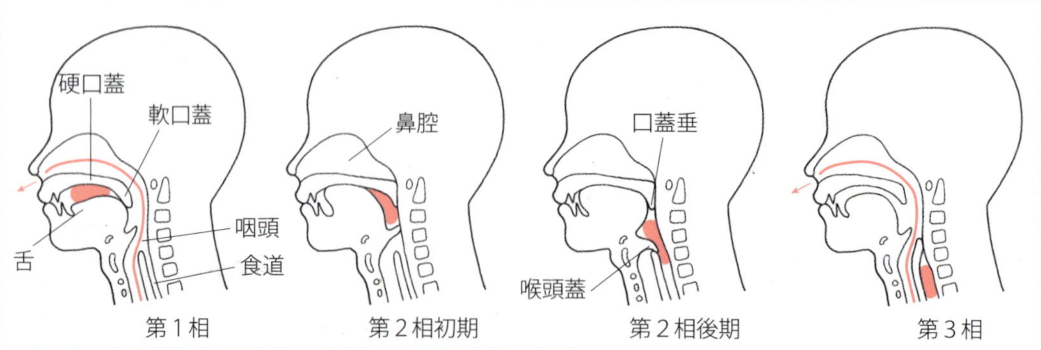

図 3-100 嚥 下

【第1相（口腔相）】

- 頬筋や舌骨下筋群による嚥下運動によって食塊が意識的に咽頭へ送り込まれる．
- 舌の運動は舌下神経による随意運動によって行われるが，食塊が咽頭粘膜を刺激すると舌咽神経，迷走神経によって脳幹の嚥下中枢に刺激が伝えられる．

【第2相（咽頭相）】

- 咽頭腔に接した食塊が嚥下反射によって咽頭から食道へ送り込まれる．
- 嚥下反射の際は，喉頭蓋が気管の入口を塞ぐと同時に，食道入口が開かれて食塊が食道へと送られる．また，軟口蓋が鼻腔の後壁に押し付けられて口腔との境が仕切られ，食塊が逆流しないように調節される．

【第3相（食道相）】

- 食道の蠕動運動によって食塊が胃の噴門に到達する．食塊は10秒程度で胃に達する．

構 音

- 声門から出された音波は，共鳴装置である口腔と咽頭によって音声波となる．
- 声帯は，緊張度や声門裂の大きさを変えることで様々な音声をつくり，調音器官である舌，下顎，軟口蓋，口唇などの動きで母音や子音がつくられ，音声が組み合わされて言葉となる．

□アセスメントの方法

①アセスメントの準備

環境の調整

- 頭部・頸部・眼・耳・鼻・口のアセスメントでは，自然光で視診できるように照明を整える．また，室温を適温に保ち，静かでプライバシーが保てるように調整する.

- 対象者および看護者は，座位で視線を合わせて検査を行うことがあるため，同じ高さの椅子を用意する.
- 対象者の視力測定などを行う際には 5m 程度の距離がとれるようにする.

対象者の準備

- 実施に先立って，アセスメントの目的，方法，所要時間を説明し，同意を得る．特に，頭頸部に直接触れることや耳腔・鼻腔・口腔を観察することを説明し，承諾を得ておく.
- かつら，眼鏡，コンタクトレンズ，義歯を装着している場合ははずしてもらう．また，診査が終わるまで破損しないように留意し保管する.

②必要物品

- 頚部：水（コップ 1 杯).
- 眼：ペンライト，瞳孔スケール，スネレン視力検査表などの視力表，1～2 枚のアイカバーカード，綿球.
- 耳：音叉，耳鏡，秒針付き腕時計またはストップウォッチ.
- 鼻：鼻腔鏡，においのする 2 種類の液体（コーヒー，レモン水など).
- 口：舌圧子，ペンライト，2 種類の飲み物（砂糖水，塩水など)，ディスポーザブル手袋，ガーゼ 1 枚.

③自覚症状のインタビュー

- 頭頸部に関連した問題を確認する．健康歴のインタビューで訴えがあった場合は，以下の観点から詳しく聴取する.

共通（頭部・頚部・眼・耳・鼻・口腔・咽頭)

- 疼痛：出現時期（一定の時期，一定の時間など)，頻度，部位，疼痛の種類（激痛，鈍痛，圧痛など)，出現の特徴（急性か慢性か，一過性か持続性か)，持続時間.
- 眩暈，悪心：出現時期，頻度，持続時間.
- 変形・偏位などの変調：出現時期，部位，程度.
- 熱感・腫脹：出現時期，部位，疼痛の有無.
- 瘙痒感：出現時期，部位，頻度，かゆみの程度（一過性か持続性か).
- 分泌物：出現時期，部位，頻度，性状（血性か，漿液性か)，量，においの有無.

部位別

- 自覚症状による日常生活への影響について，詳細に尋ねる.

【頭 部】

- 頭髪の量・質の変化，脱毛の有無，顔面の不随意運動の自覚.

【眼】

- 流涙，羞明，複視，霧眼（かすみ目），視覚的浮遊物，飛蚊症，色覚の変化.
- 視力の低下：出現時期，程度，出現の特徴（急性か慢性か，一過性か持続性か，両眼か片眼か〈左右〉）.

【耳】

- 耳鳴：出現の時期，出現の特徴（急性か慢性か，一過性か持続性か），持続時間，音質（高音域か低音域か）.
- 聴力の変化：出現の時期，聞こえの程度，両耳か片耳か（左右）.
- 耳漏：出現の時期，頻度，出現の特徴（一過性か持続性か），流出量.

【鼻】

- くしゃみ・鼻閉感：出現時期（季節性か，一過性か持続性か），程度.
- 嗅覚の変化：出現の時期，においの選別の有無，両側か片側か（左右）.

【口腔・咽頭】

- 口渇感：発生時期，頻度，出現の特徴（一過性か持続性か）.
- 味覚の変化：発生時期，程度，味の選別の有無（苦み，甘みなど）.
- 咀嚼・嚥下の低下：出現時期，食物の形態.

④頭頚部の視診・触診

- 頭頚部の視診・触診では，特に左右対称性や片側への偏位に留意し診査する.
- 対象者の正面に立ち（座り），部位ごとに左から右（右から左）を確認する.あるいは左と右を両手で同時に同じ強さで触りながら確認するとよい.このような手技を各部位ごとに視診，触診として繰り返し行う.
- 頚部損傷の場合は，首を動かさないように注意し，対象者の痛みや反応を観察しながら無理に行わないようにする.無理な診査は病状悪化の危険性がある.

頭部のアセスメント（視診・触診）

【頭蓋・頭皮・頭髪の観察】

- 座位になってもらい，正面，側面，背面から診査する.

○頭蓋の形態

- 左右対称性，陥没・突出，腫脹の有無を観察し，その後に直接触れて圧痛の有無をみる.

☞正常な場合：直立状態で体幹の正中線上に位置する.頭部振戦はない.左右対称で，局所性の凹凸，結節，痛みがない.

○頭皮・頭髪の状態

- 頭皮の病変（外傷，発疹，浮腫，腫瘤）や瘙痒感，落屑，痛みの有無，皮脂の状態，毛根部に付着しやすい寄生虫卵の有無を頭髪をかき分けながら観察する．

- 髪の量や太さ，分布状態，脱毛の有無を観察する．成人男性に多くみられるが，脱毛症として知られる頭髪の症状を観察する．

☞正常な場合：滑らかで柔軟性がなく，頭皮の瘙痒感はない．外傷，発疹，浮腫，腫瘤がない．色調は単一（単純性母斑）で，落屑がない．均等に分布している．色は黒，褐色，灰白色，白色で脱色がない．疥癬の卵，寄生虫がなく，悪臭がない．

【 顔貌・表情の観察 】

- 座位になってもらい，正面から診査する．

○顔　貌

- 顔の各部（眉毛，目，鼻，口）の位置，左右対称性，顔色，頻繁に表情を変えるや顔をしかめるなどの不随意運動（チック症など）の有無を観察する．

☞正常な場合：顔色は肌色・ピンク色である．ほぼ左右対称で，不随意運動がない．腫脹はない．

○表情（第Ⅶ脳神経：顔面神経）

- 以下①～⑧の表情ができるかを観察する．看護者と対象者は対座し，看護者は言葉でのみ説明せずに，一つずつ見本を見せるとよい．
  ①両眼を大きく開く，②両眼をきつく閉じる，③両眼をパチパチする，④両眉毛を上げる，⑤眉をしかめる，⑥頬を膨らませる，⑦口をすぼめる，⑧歯をくいしばる．

☞正常な場合：表情をスムーズに変化させることができる．

○顔面の知覚（第Ⅴ脳神経：三叉神経）

- 看護者と対象者は対座し，対象者には眼を閉じてもらう．看護者は綿球などで3領域（V_1～V_3）を触りながら，知覚の違い（鈍麻，過敏）や左右差の有無を診査する（**図 3-101**）．
  ① V_1：額部（眼神経の支配領域），② V_2：両頬部（上顎神経の支配領域），③ V_3：顎部（下顎神経の支配領域）．

☞正常な場合：触れられた範囲がわかる．左右差がない．

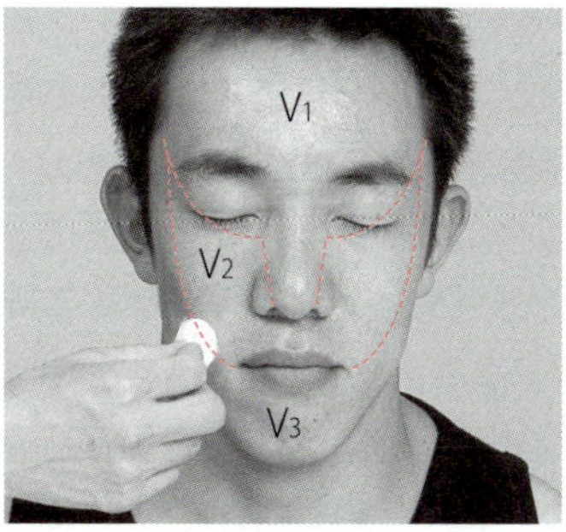

図 3-101　顔面の触覚
V_1～V_3：三叉視経の3枝

頸部のアセスメント（視診・触診）

【 頸部の観察 】

- 座位になってもらい，正面あるいは背面から診査する．

○ 頸部の形態

- 腫脹，陥没，発疹，発赤の有無を視診，触診する．

☞正常な場合：腫脹や結節はない．

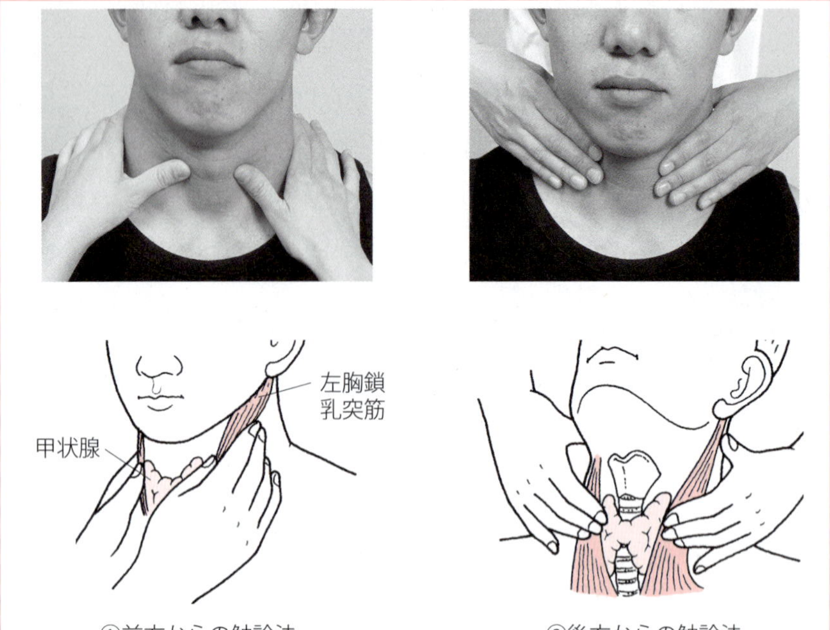

図 3-102　甲状腺の触診法

○甲状腺の形態

- 位置：甲状腺の峡部上縁を触診し，そこから左葉，右葉が触れるかどうかを診査する．

☞正常な場合：触れない．男性は，女性よりも低い位置にある．

- 触診には前方から行う方法と後方から行う方法がある（**図 3-102**）．
  ①前方から触診する方法：対象者に頭を曲げながら軽く側方を，次に反対側を向いてもらう．甲状腺の左葉の触診は，左手で甲状軟骨を左葉のほうへ軽く押し，右手で行う（**図 3-102 ①**）．反対側も同様に行う．
  ②後方から触診する方法：前方よりも看護者にとっては行いやすい．対象者に下顎を引いてもらい，頭を軽く右へ押し，左手指で甲状軟骨を軽く右へ押し，右手指で甲状腺右葉のある軟骨の側方を触診する（**図 3-102 ②**）．反対側も同様に行う．

☞正常な場合：甲状腺は滑らかで小結節はない．

- 甲状腺の大きさ：萎縮，腫大，結節（盛り上がった肥厚部），圧痛の有無を観察する．
- 甲状腺の動き：コップ 1 杯の水を嚥下してもらい，甲状腺と頸部の動きを観察する．

☞正常な場合：甲状腺は嚥下に伴い挙上する．

眼・眼周囲のアセスメント（視診・触診）

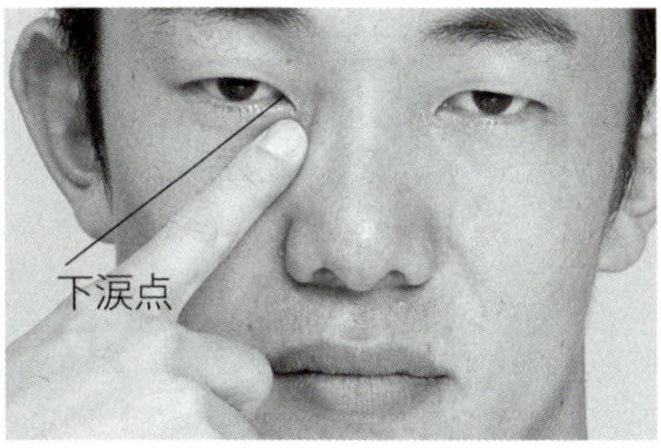

図 3-103　涙腺領域の触診

- 座位になってもらう．看護者は，対象者と同じ視線（高さ）になるように留意し対座する．対象者の正面から診査する．

【 眼周囲の観察 】

○ 眼瞼・眉毛・眼の位置の形状

- 上眼瞼の発疹や炎症，腫瘤の有無，浮腫がないかを視診する．開眼しているときは虹彩（黒目部分）の上 1/4 程度を覆っているか，閉眼しているときは上眼瞼が完全に閉じるかをみる．
- 眉毛の大きさ，長さ，毛質，左右対称性，どちらか一方が下垂していないかを観察する．
- 眼の位置はおよそ顔の上部 1/3 に位置しているか，左右対称性をみる．

☞正常な場合：眉毛はほぼ左右対称である．眼の位置，大きさや眼瞼裂は左右対称である．眼瞼下垂，膨脹，浮腫，腫瘤はない．睫毛の内反はない．

○ 涙腺領域の性状

- 対象者に閉眼してもらい，発赤，腫脹の有無を観察する．
- 開眼した状態で「下涙点」を示指で押しながら，圧痛，分泌物の有無を確認する（**図 3-103**）．
- 眼球全体が過剰な流涙で潤っているか，あるいは乾燥しているかも観察する．

☞正常な場合：発赤，腫脹や圧痛がなく分泌物，流涙がない．

【 眼瞼結膜・眼球の観察 】

○眼瞼結膜の性状

- 貧血の徴候（白っぽく見える），充血，浮腫，異物の有無を観察する．
- 左右の下眼瞼を同時に下方に引き，視診する．

☞正常な場合：ピンク色（淡紅色）で，充血や腫脹はない．

○眼球の状態

- 突出や陥没，浮腫の有無を観察する．

☞正常な場合：眼球は眼窩の中におさまっており，浮腫や陥没はない．

【 眼球結膜・強膜の観察 】

○眼球結膜の性状

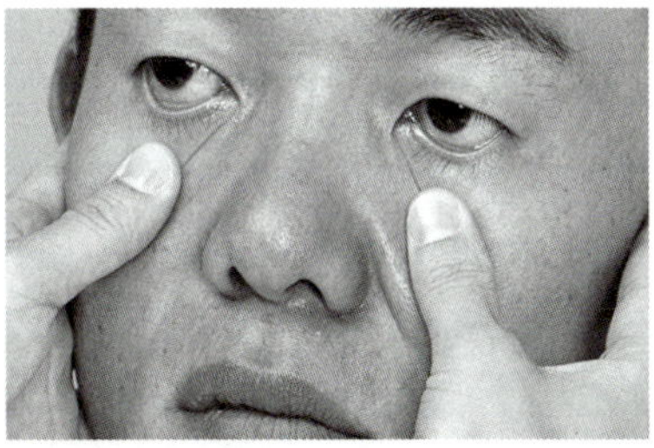
図 3-104　眼球結膜と強膜の視診

- 対象者に上下左右に視線を向けてもらう．その動きに伴って看護者は眼瞼を上へ，下へと押し広げながら，眼球結膜の色や腫脹，発赤，分泌物の有無を観察する．

☞正常な場合：眼球結膜はピンク色（淡紅色）である．腫脹，発赤，分泌物はない．

○強膜（白目部分）の性状

- 腫脹，出血の有無，色調を観察する（**図 3-104**）．
- 強膜が黄染している場合は黄疸症状の疑いがある．

☞正常な場合：強膜は白色である．腫脹，発赤，分泌物はない．

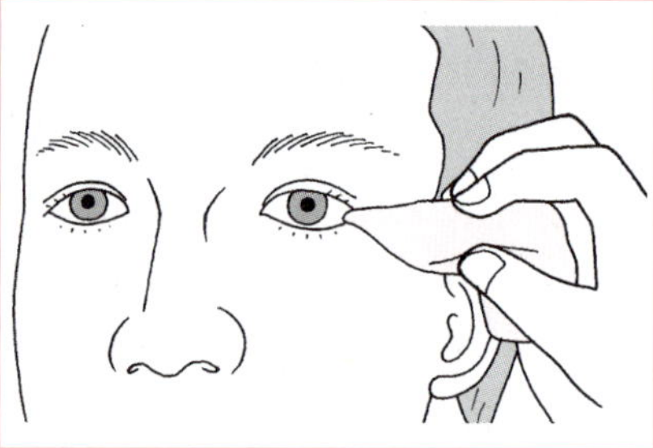

図 3-105　角膜過敏性検査

【 角膜・水晶体の観察 】

○角膜・水晶体の性状

- 片眼ずつ，最初に外側から，次に前方（正面）からペンライトの光を当てながら，色調や混濁の有無を診査する．

☞正常な場合：角膜は透明であり，水晶体も透明で平滑である．

○角膜の過敏性

- 軟らかいコットン（綿）の端を対象者の角膜に軽く触れさせる（角膜過敏性検査，**図 3-105**）．

☞正常な場合：瞬時に瞬きをする．

【 瞳孔・虹彩の観察 】

○瞳孔の性状

- 形状（正円か楕円か），大きさ，左右対称性を観察する（**図 3-106**）．
- 片眼ずつ，外側の斜め下からペンライトの光を当てて，瞳孔スケール（**図 3-107**）を使いながら診査する．
- 普通の明るさの部屋での瞳孔の大きさは，虹彩のおよそ 1/4 の大きさである．正常であっても瞳孔の大きさが左右違う場合もある．

☞正常な場合：瞳孔は 3～5 mm の正円で左右対称である．

○虹彩（茶褐色の部分）の性状

- 形状（正円）や色，左右対称性をみる．

☞正常な場合：虹彩は茶褐色の正円で平坦であり，左右対称である．

○瞳孔の対光反射（第 III 脳神経）

- 対光反射には，直接対光反射と間接対光反射がある．
- 瞳孔が見にくい場合は，散大するように少しの間，部屋を暗くするとよい．

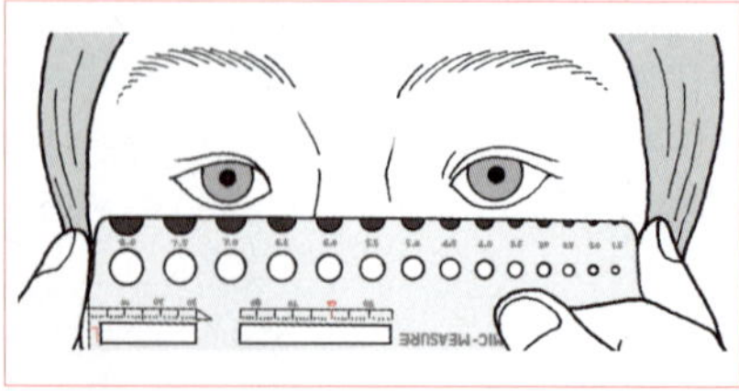

図 3-106　瞳孔直径の計測法

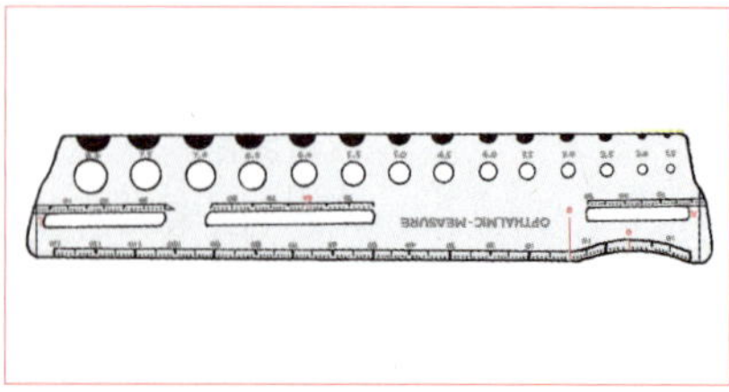

図 3-107　瞳孔スケール

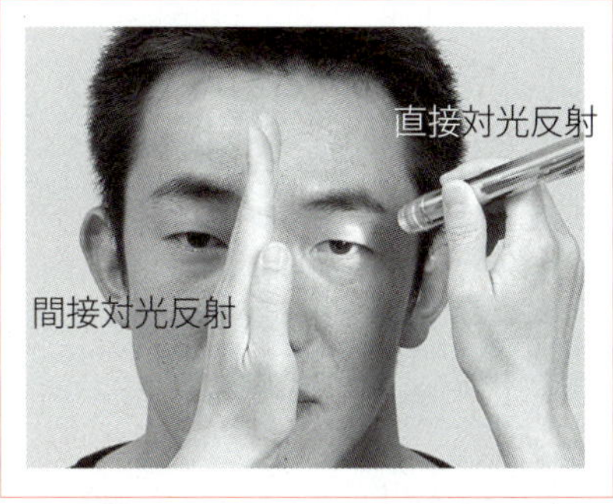

図 3-108　瞳孔の対光反射の検査

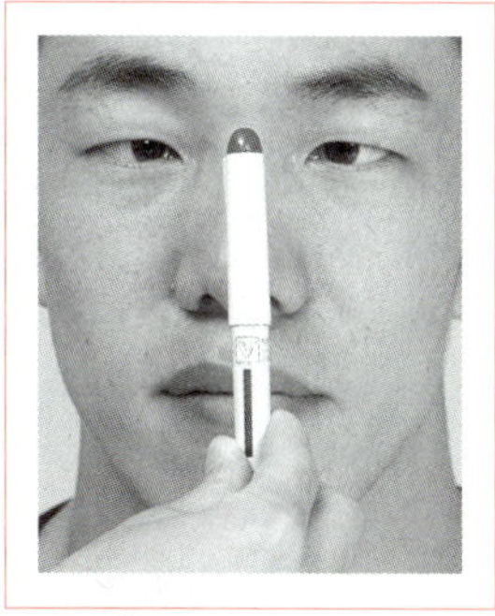
図 3-109　輻輳反射

①直接対光反射：対象者の片方の眼の外側からペンライトの光を当てたときに，瞳孔の大きさの変化を観察する．

☞正常な場合：光を当てた側の瞳孔は瞬時に縮瞳（瞳孔の収縮）する．

②間接対光反射：対象者の光を当てていないほうの瞳孔の大きさの変化も観察する．①と同時に縮瞳（瞳孔の収縮）するかをみる．光を当てない側の眼にはペンライトの光が入らないように注意する（**図 3-108**）．

☞正常な場合：光を当てない側の眼の瞳孔も収縮する．

○輻輳反射

- 対象者の鼻のあたりに鉛筆や指などを持っていき，鉛筆の先端や指先を 15 秒間見たときに眼球が内方へ向くかをみる（**図 3-109**）．

☞正常な場合：両眼球が内側により，縮瞳する．

【 視機能の観察 】

○視力テスト（第 II 脳神経）

- 正確な視力を把握する場合はランドルト環などの描かれた視力表（**図 3-110**）を用いて行う．1.0 未満であれば，屈折・調節異常，角膜・水晶体・硝子体の混濁，網膜や視神経の障害の可能性がある．

①視力は視力表の明るさや検査室の照度に影響されるので，視力表の照度は 500 ～ 1000 ルクス，室内は 50 ルクス以上に調整する．

②対象者には視力表から 5 ～ 6m 離れて立ってもらい，片眼ずつ測定する．

③視力表を見る際，眼を細めないように説明する．

④看護者は視標（ランドルト環，文字）を 3 秒間指示し，対象者にはその後に応答するよう説明する．同一視力の視

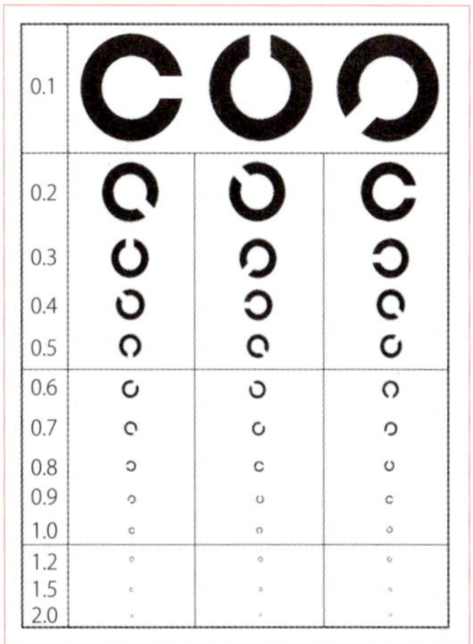

図 3-110　ランドルト環視力表

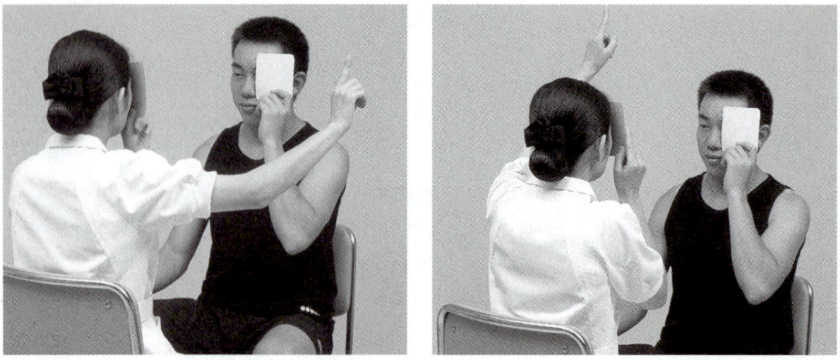

図 3-111 視野テスト

標が半数以上判別できればその視力値を視力とする.

⑤ 0.1 の指標が読めない場合，看護者は 0.1 の指標を持って近づき（あるいは対象者に近づいてもらう），読めた距離を y メートルとする．視力は 0.1 × y/5 である（たとえば 3m で読めた場合，視力は 0.06 となる）.

⑥ 1m の距離で 0.01 が読めない場合は，看護者の指を対象者の眼前に置き，指の数を答えてもらう．30cm で指の数がわかれば視力は「30cm/ 指数弁」とする.

⑦指の数がわからない場合は, 対象者の眼前で手を振る．動きがわかれば「手動弁」とする.

⑧手の動きがわからない場合は，暗室で瞳孔に光を当てて明るさが識別できれば「光覚弁」とし, 明暗がわからなければ視力は 0 であり「盲」と記載する.

○視野テスト

- 左右差の有無，視野欠損の有無を診査する（**図 3-111**）.

①対象者の正面に座り，眼の高さを同じにして約 50 〜 60cm 程度の距離をとる.

②対象者の片眼（たとえば右眼）と向き合った看護者の片眼（左眼）をアイカバーで覆う．対象者と看護者は開眼しているほうで互いを注視する.

③看護者は指を 1 本立てて，互いの視野に入らない位置まで移動させる．その後指先を動かしながら視野に入るように動かす．対象者には指先が見えたら合図をしてもらう.

☞正常な場合：見えたと知らせる範囲に左右差はない．通常，鼻側は約 60 度，外側は約 100 度，上下方向は約 120 度である.

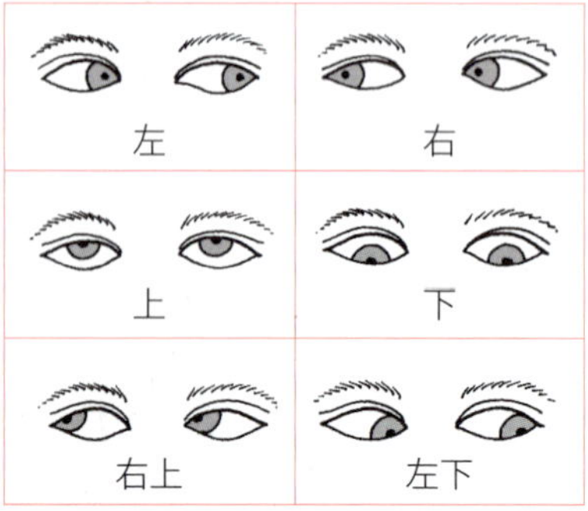

図 3-112 外眼筋運動（正常）

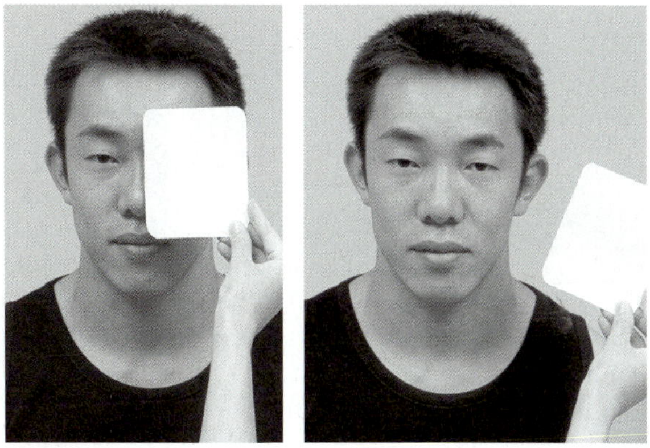

図 3-113　カバー・アンカバーテスト

【外眼筋運動の観察（第Ⅲ・Ⅳ・Ⅵ脳神経）】

○外眼筋運動のテスト

- 筋力の低下や，神経の異常の有無を診査する（**図 3-112**）．6 つの外眼筋のうち，上直筋，下直筋，内側直筋，下斜筋は第Ⅲ脳神経，外側直筋は第Ⅵ脳神経，上斜筋は第Ⅳ脳神経が司っているので．この診査結果より脳神経の障害の有無（障害部位）が判別できる．
  - ①看護者は対象者の正面に 45cm 離れて座り，対象者の鼻の前を起点にして鉛筆（あるいは小さな物）を 6 方向（上下，左右，右上から右下，左上から左下）に動かす．
  - ②対象者には，この鉛筆などの動きを追って見るように指示する．その際，頭を動かさないように（眼の位置を平行に保つ）注意してもらう．

☞正常な場合：スムーズに 6 方向に動き，両眼が同方向に連動して向く．

○カバー・アンカバーテスト（**図 3-113**）

- 眼球運動を観察し，眼振の有無を診査する．眼振や眼球が動く場合は，眼筋のバランスが悪く，第Ⅲ・Ⅳ・Ⅵ脳神経障害の可能性がある．
  - ①看護者は対象者の正面に座り，前方にある遠くの物を見ていてもらう．
  - ②片眼をカバーで覆い，カバーしていない側の眼球の動きをみる．

☞正常な場合：両眼は真正面で中心固視しており，カバーしたり，アンカバーしても両眼球は動かない．眼振はない．

耳のアセスメント（視診・触診）

- 座位になってもらい，正面，側面，背面から観察する．

【 外耳の観察 】

○外耳の形態

- 耳介の形，耳介の頂点の位置，耳介の皮膚の色や左右対称性を観察する．
- 耳介全体（裏側なども）を触診し，圧痛や腫瘤，結節の有無を観察する．

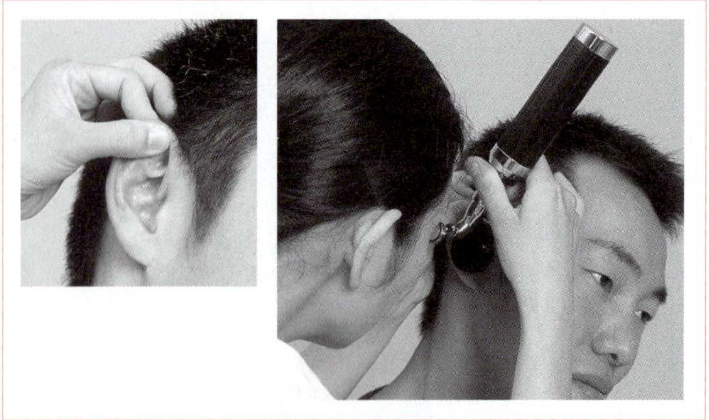

図 3-114　鼓膜の視診

☞正常な場合：耳介の位置，形，大きさはほぼ等しい．色調は顔と同じ．腫脹や外傷，痛み，腫瘤はない．

【 外耳道・鼓膜の観察 】

○外耳道の性状

- 外耳道内，皮膚の病変，発赤，浮腫の有無を観察する．
- 耳垢の性状（乾性か湿性か）を観察する．
- 耳垢がたまっているときは除去してから観察する．
  ①対象者の外耳道の大きさに合った耳鏡，スペキュラムを選び，装着する．
  ②最初に，耳珠を軽く押してみて，外耳道に痛みがないかを聞く．痛みが生じなければ，外耳道がよく見えるように耳介を軽く後方に引っ張り，耳鏡の先端をゆっくりと挿入し診査する．その際，対象者の頭部を斜めに傾けてもらうと見やすい（**図 3-114**）．
  ③観察中は耳鏡をしっかりと固定する．耳鏡の持つ手を対象者の頬部に密着させて固定するとよい．
- 耳鏡をはずしてから，スペキュラムに分泌物（耳漏）が付着していないか，悪臭はないかを観察する．もし，においがあれば外耳や中耳の炎症が疑われる．

☞正常な場合：外耳道壁はピンク色で，においはない．耳垢はないか少量である．発赤・腫脹，痛み，分泌物はな

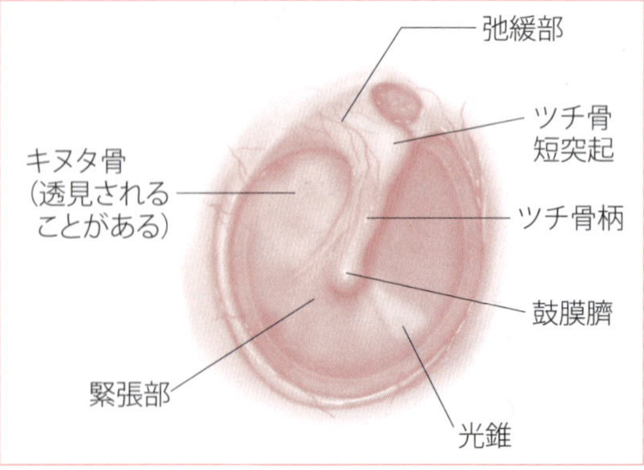

図 3-115　右鼓膜（正常）

い．

○鼓膜の性状

- 鼓膜の色と構造（①緊張部，②臍部，③ツチ骨柄，④ツチ骨短突起，⑤光錐）を一つずつ観察する（**図 3-115**）．
- 位置がずれていたり，欠落している場合は，鼓膜の損傷や陥没，炎症が疑われる．

☞正常な場合：鼓膜はパール（パールグレー）色で，構造のすべてに欠損がない．鼓膜に亀裂や断裂がなく，ツチ骨柄やツチ骨短突起が見える．

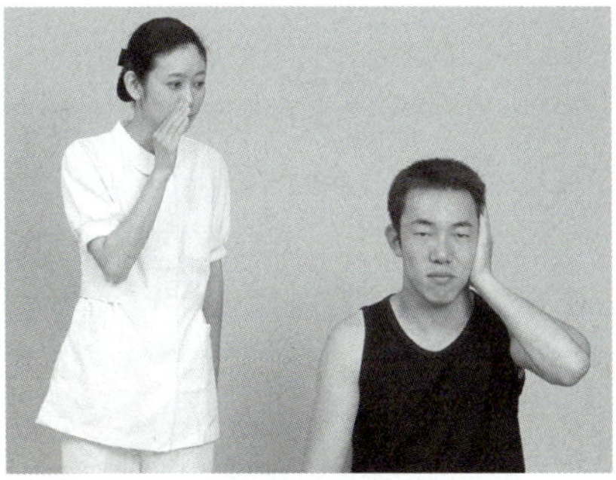

図 3-116　ウィスパーテスト

【聴覚機能の観察（第Ⅷ脳神経）】

- 椅子に座ってもらう．以下の方法で，聴覚機能を診査する．

○ウィスパーテスト（**図 3-116**）

- 対象者には片耳を塞いでもらい，看護者は対象者の斜め後ろ 50cm の所に立ち，ささやき声で話しかける．対象者には「何と聞こえたか」を答えてもらう．両耳とも診査する．

☞正常な場合：左右差がなく，ささやき声が聞こえる．

○ウェーバーテスト（骨導，**図 3-117**）

- 音叉を振動させ，対象者の頭頂部に音叉の基部を垂直に当てる．音が聞こえるかを聞く．

☞正常な場合：左右差なく聞こえる．

○リンネテスト（骨導・気導，**図 3-118**）

- 音叉を振動させ（**図 3-119**），対象者の耳の乳突起部分に当てる．ブーンと

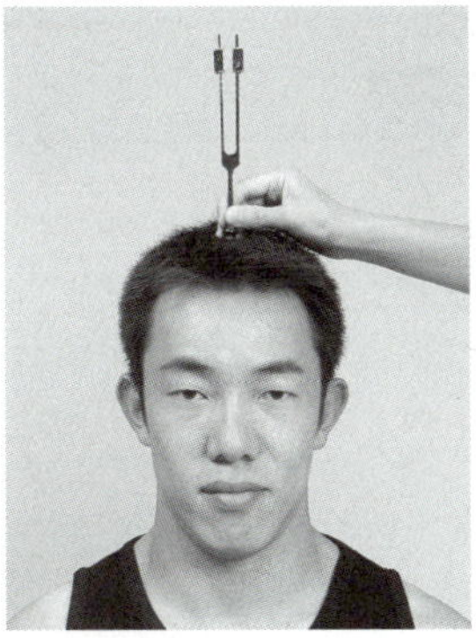

図 3-117　ウェーバーテスト

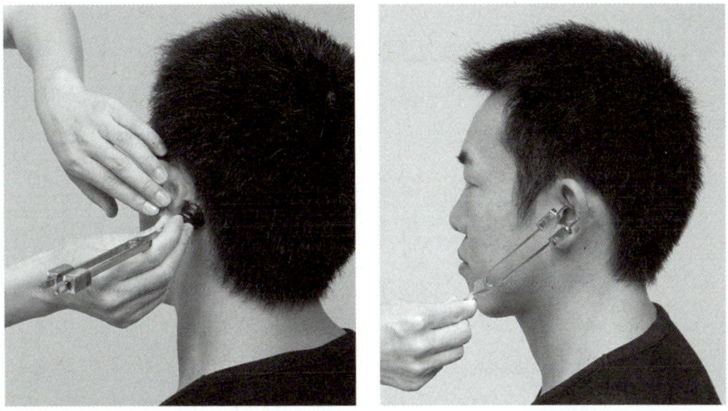

骨導　　気導

図 3-118　リンネテスト

いう振動が聞こえなくなったら合図してもらう．看護者は聞こえている時間を測定する（骨導）．
- そのまま音叉を外耳道口に持って行き，振動が聞こえなくなったら合図してもらう．看護者は聞こえている時間を測定する（気導）．
- 左右の骨導と気導の時間を比較する．

☞正常な場合：気導時間は骨導時間の 2 倍である．左右の耳での秒数はほぼ等しい．

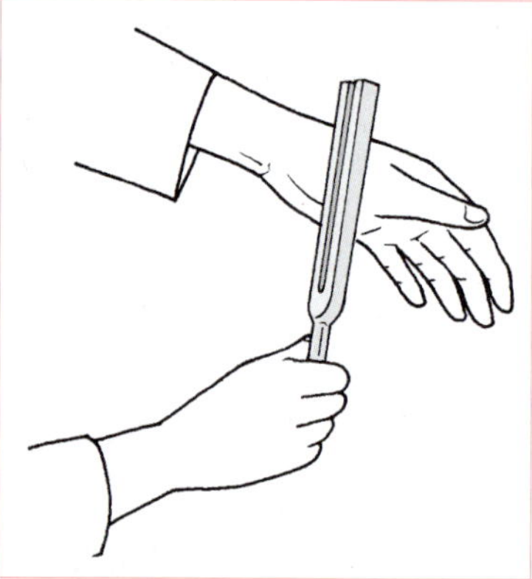

図 3-119　音叉による検査
音叉の柄を軽く持ち，もう一方の手に先端部分をしっかりと叩く．

鼻のアセスメント（視診･触診･打診）

- 対象者には椅子に座ってもらい，看護者は正面，側面から観察する．

【 外鼻の観察 】

- 鼻腔を膨らませてもらい鼻腔の大きさの左右対称性をみる．
- 痛みや結節，腫瘤などの有無，鼻中隔の位置を視診・触診する．

☞正常な場合：鼻の形状はすべて左右対称であり，腫脹や変形はない．鼻中隔は正中に位置する．圧痛や結節，腫瘤はない．

【 鼻腔の観察 】

- 対象者の顔をやや上向きにして頭を固定し，鼻鏡をゆっくり挿入する．光源の付いている鼻鏡はライトを点ける（図 3-120）．
- 粘膜の色，腫脹の有無，鼻汁や出血の有無，ポリープなどの有無を肉眼で観察する．

☞正常な場合：粘膜や鼻甲介の色はピンク色で腫脹はない．鼻中隔の歪曲はない（軽度の歪曲）．穿孔，鼻汁がない（水様で少量の鼻汁）．出血，ポリープはない．

【 嗅覚機能の観察（第 I 脳神経）】

- 誰でも識別できるにおいを 2 種類用意する．
- 対象者に閉眼と，片側の鼻腔を塞いでもらう．鼻先に 1 種類のにおいを近づけ，何のにおいかを聞く．もう 1 種類のにおいは反対側で同様に嗅いでもらい質問する．

☞正常な場合：両側でにおいを感じる．においを感じない場合は第 I 脳神経（嗅神経）の異常が疑われる．

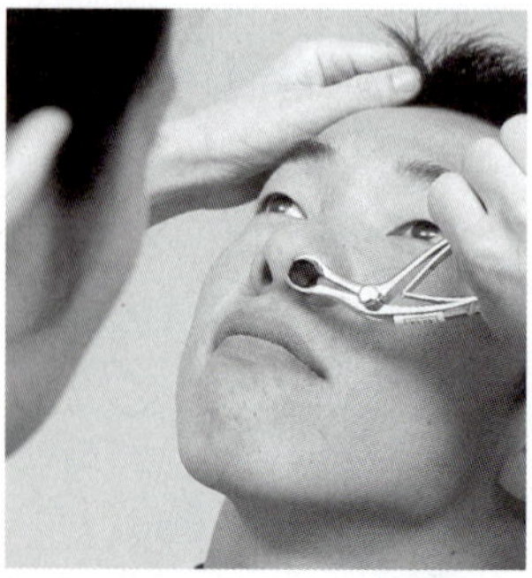

図 3-120　鼻鏡での観察

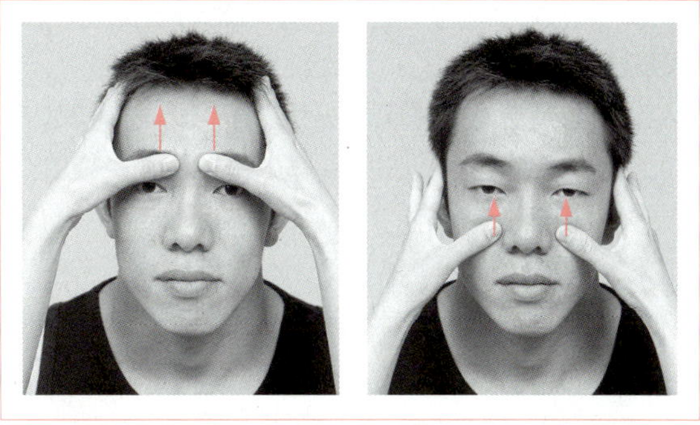

図 3-121　副鼻腔の触診

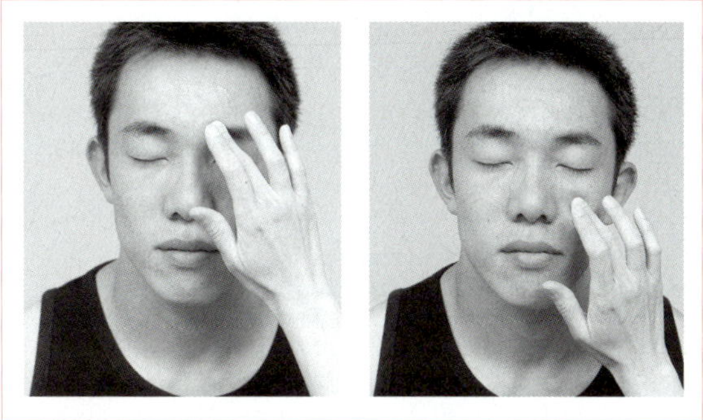

図 3-122　副鼻腔の打診

【 副鼻腔の観察 】

- 眼球を圧迫しないように，両手の母指で前頭洞，上顎洞を下から上へ押し上げるように触れ，圧痛や腫瘤の有無を観察する（**図 3-121**）．
- 両側の前頭洞や上顎洞あたりを片方ずつ軽く打診する（**図 3-122**）．
- 副鼻腔に炎症があったり膿が貯留している場合は濁音がする．

☞正常な場合：腫瘤や痛みはなく，中空からこもった音がする．

口腔・咽頭のアセスメント（視診・触診）

- 対象者に椅子に座ってもらい，看護者は正面からペンライトと舌圧子を用いて観察する．
- 粘膜・唾液に触れる場合はディスポーザブル手袋を着用し，対象者にも説明し了解を得る．

【 口唇・口角の観察 】

- 対象者に口を閉じてもらい，口唇の外形，腫脹，腫瘤，浮腫の有無，乾燥の程度をみる．口唇の左右非対称は第Ⅴ，Ⅶ脳神経の障害の可能性がある．また，口唇の過度な乾燥は水分不足（脱水症状）などが疑われる．
- 口角裂傷の有無を観察する．口角裂傷（口角の炎症）はビタミン B_2 不足時に起こることが多い．

☞正常な場合：ピンク色（個人差がある）で，外形は左右対称である．

【 口腔の観察 】

- 看護者はディスポーザブル手袋を着用し，対象者の口唇を上下にめくるように反転させ，口腔前庭の色，腫瘤，腫脹，亀裂，アフタ性口内炎の有無を観察する．
- 軽く開口してもらい，ペンライトと舌圧子を用いて，口腔粘膜の色や湿潤状態，出血の有無，腫瘤・亀裂などの有無を観察する．
- 開口時に耳下腺の圧痛の有無を聞く．口臭の有無，また臭気がある場合はどのようなにおいかを判断する．

☞正常な場合：適度な湿潤で粘膜は滑らかである．腫脹，腫瘤，亀裂，口角裂傷はない．色はピンク色で湿潤している．耳下腺開口部は上顎第 2 大臼歯付近の頬粘膜に存在する．口臭はない．

【 歯・歯肉の観察 】

○咬　合

- 対象者に歯をかみ合わせてもらい，咬合状態を観察する．

☞正常な場合：臼歯は上下合わさる．切歯は下顎よりも上顎のほうがやや前方に位置する．

○歯肉の状態・歯数・歯列

- 対象者に開口してもらい，ペンライトと舌圧子を用いて，歯肉の色，退縮の程度，出血や腫脹の有無を観察する．
- 舌圧子で歯を 1 本ずつ打診し痛みの有無を聞きながら歯数を数える．
- 歯芽の色，歯列，う歯や歯周病，歯肉炎の有無を併せて観察する．

☞正常な場合：歯肉はピンク色で，退縮，腫脹，膿，出血，ぐらつきはない．成人の歯は32本で歯の色は白色から象牙色である．歯列は不正がなく，う歯，咬耗はない．

【 舌の観察 】

○舌の性状

- 舌の色，白斑，潰瘍，腫瘤，舌苔の有無，舌の裏側の静脈の怒張の有無を観察する．
- 対象者に舌を出してもらい，ガーゼで舌を把持して表面だけではなく裏側や側面も観察する．
- 対象者に舌を挙上してもらい，舌下腺と顎下腺の開口部を観察し，炎症や痛みの有無を観察する．

☞正常な場合：ピンク色で左右対称である．表面は粗く乳頭がみられ，外側縁は滑らかで，舌正中溝がある．舌苔，白斑，潰瘍，腫瘤はない．舌下小丘に舌下腺と顎下腺後方に舌下腺の導管が開口している．発赤，腫瘤はない．

○舌の動き（第XII脳神経）

- 対象者に上下，左右に舌を動かしてもらい，動きを観察する．上下，左右の動きが非対称の場合は第XII脳神経の障害が疑われる（**図 3-123**）．

☞正常な場合：上下，左右対称に動く．

○味覚機能（第Ⅶ脳神経）

- 対象者に舌を出してもらい，舌の前方 2/3 の部位に砂糖水（または塩水）を垂らし，味覚を確認する．第Ⅶ脳神経が障害されると味覚の減退あるいは過敏を生じる．

☞正常な場合：甘味（または塩味）を感じる．

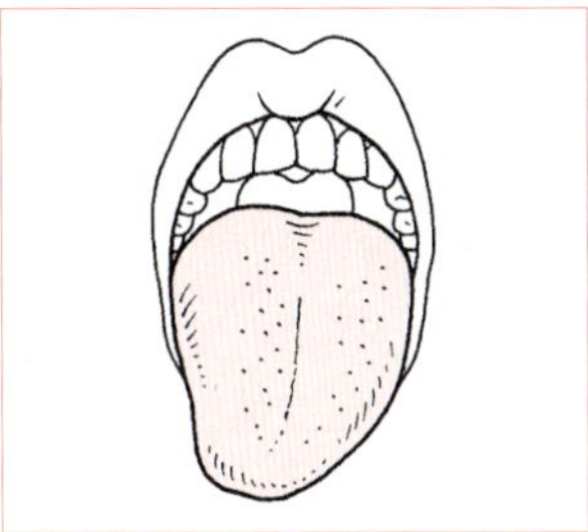

図 3-123　舌の動きの観察
異常時は，左右どちらかに偏位する．

【 口蓋・扁桃の観察 】

- 対象者に頭部を後屈して開口してもらい，軟口蓋と硬口蓋の色，形，欠損の有無を観察する．
- 対象者に「あー」と発声しながら開口してもらい，看護者は舌圧子を舌後方へ押しながら，扁桃弓，口蓋弓，口蓋垂，後咽頭部を観察する．
- 舌咽神経と迷走神経の障害がある場合は，口蓋垂と咽頭後壁が健側へ偏位する（カーテン徴候：一側性の麻痺）．また，「あー」と言っても口蓋垂が挙上しない場合は，両側性の麻痺が疑われる（**図 3-124**）．

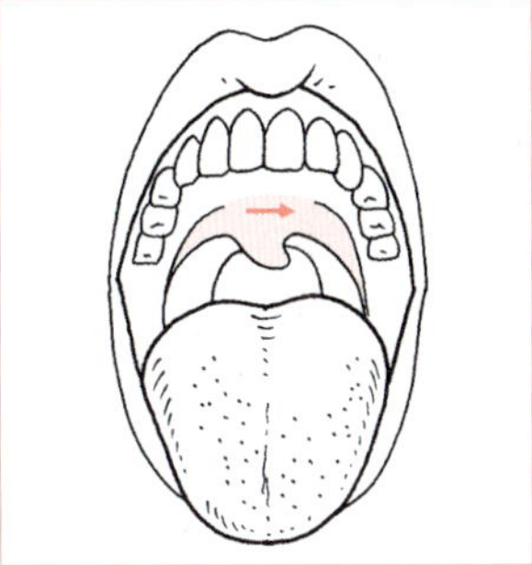

図 3-124　口蓋・扁桃の観察
異常時は口蓋垂，軟口蓋が上がらず偏位する．

☞正常な場合：硬口蓋はヒダ状の隆起，軟口蓋は淡いピンク色で咽頭に形成し，適度のアーチをなす．欠損，発赤，腫瘤がなくピンク色である．扁桃弓，口蓋弓は左右対称であり，口蓋垂は正中に垂れている．発赤，腫脹，分泌物はない．

【 咽頭反射の観察（第Ⅸ・Ⅹ脳神経）】

- 対象者に頭部を後屈し開口してもらい，看護者はペンライトで口腔内を照らしながら，咽頭後壁，扁桃部，舌根部を舌圧子で軽く触れる．
- 咽頭反射がみられない場合は，第Ⅸ，Ⅹ脳神経の障害が疑われる．

☞正常な場合：咽頭反射による嘔吐反応がある．

□異常所見と生活への影響

①異常所見

【 表情の異常所見 】

○無表情・表情変化の乏しさ

- 顔面神経（第Ⅶ脳神経）あるいは顔面筋（表情筋）の運動障害により生じる．顔面神経麻痺によって障害側の顔半分が弛緩性麻痺を起こし，口角が下に垂

表 3-14 外眼筋運動と関与する脳神経

注視困難な位置	関係する外眼筋	支配する脳神経
鼻側水平	内側直筋	第III脳神経（動眼神経）
上鼻側	下斜筋	第III脳神経（動眼神経）
下鼻側	上斜筋	第IV脳神経（滑車神経）
耳側水平	外側直筋	第VI脳神経（外転神経）
上耳側	上直筋	第III脳神経（動眼神経）
下耳側	下直筋	第III脳神経（動眼神経）

れる，眼が完全に閉眼できないという症状がみられる．

【 眼の異常所見 】

○斜　視

- 眼球の位置（視線）が左右非対称（内斜視，外斜視，上下斜視）である．原因としては，乳幼児期の弱視，強度の近視や遠視による外眼筋のバランスの崩れ，外傷や糖尿病，脳血管障害などで神経や外眼筋の麻痺が生じた場合に起こることが考えられる（**表 3-14**）．

○視野狭窄

- 「両耳側半盲」がみられると，視覚を司る視神経（第II脳神経）が視交叉部で下垂体腫瘍などにより圧迫されていると考えられる．
- 「鼻側半盲」が生じていると，視交叉の外側を走行している内頸動脈に動脈

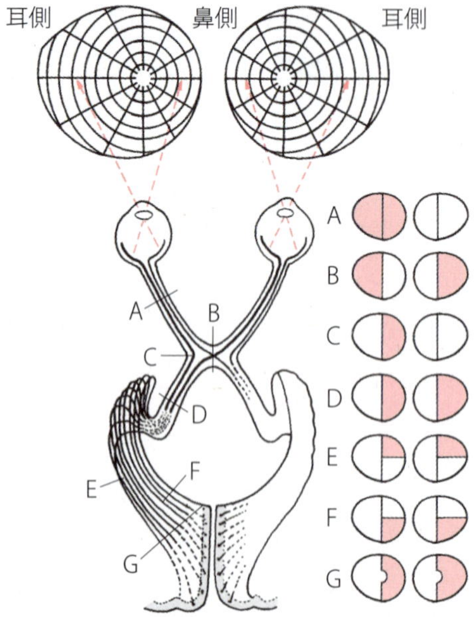

病変部位	視野欠損のよび方
A．視神経	左眼失明（黒内障）
B．視交叉（正中）	両耳側半盲
C．視交叉（外側）	左眼鼻側半盲
D．視索	右同名半盲
E．側頭葉	右上1/4同名半盲
F．頭頂葉	右下1/4同名半盲
G．後頭葉	黄斑回避を伴う右同名半盲

図 3-125 視野欠損とその病巣
（平井俊策編：目でみる神経学的診察法，医歯薬出版，1993，p.17．より引用）

瘤などがあると考えられる．

○視野欠損

- **図 3-125** を参照．

○瞳孔の対光反射の消失

- 光を当てたときに縮瞳がみられないときは，動眼神経（第Ⅲ脳神経）の障害が疑われる．原因としては，脳動脈瘤による圧迫や脳血管障害などが考えられる．

【 耳の異常 】

○難　聴

- 伝音性難聴：耳垢塞栓，鼓膜穿孔，中耳腔内の滲出液など外耳または内耳疾患で起こる．空気の振動が外耳，鼓膜，中耳，耳小骨を通して内耳に十分に伝達されないことが原因である．
- 感音性難聴：内耳，聴神経，脳の障害で起こる．音は内耳へ伝達されるが，蝸牛や聴神経の障害により蝸牛から脳への神経興奮が減弱するためである．
- 混合性難聴：同側の耳で，伝音性難聴と感音性難聴が合わさって起こることが原因である．
- 正常時と①伝音性難聴，②感音性難聴の音叉による聴力検査の結果を**表 3-15** に示す．

表 3-15　伝音性難聴，感音性難聴の音叉による聴力検査結果

聴　力	正常聴力	伝音性難聴	感音性難聴
ウェーバーテスト（骨導）	音は両耳で等しく聞こえる（偏位はなし） 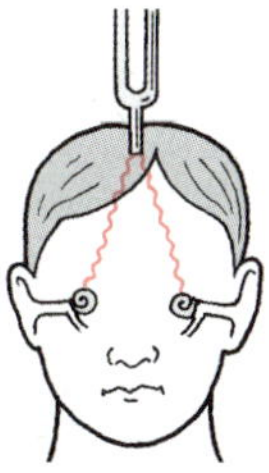	音は気導よりむしろ骨導で伝わるので，患側の耳に偏位する 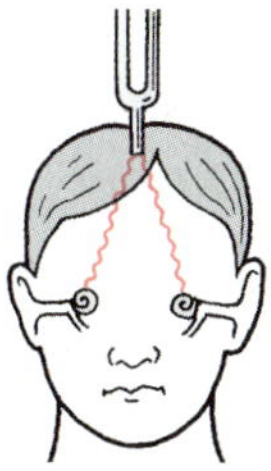	音は両耳に偏位する 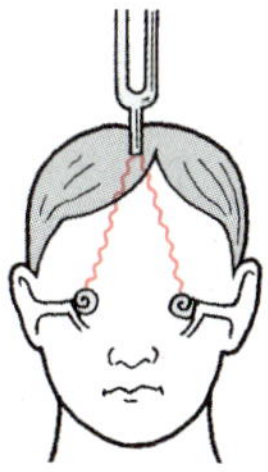
リンネテスト（骨導・気導）	音は骨導より気導が 2 倍長く聞こえる 骨導：気導＝1：2 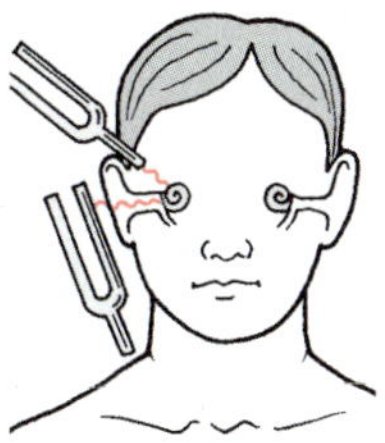	音は気導より骨導が長く聞こえる 骨導＞気導 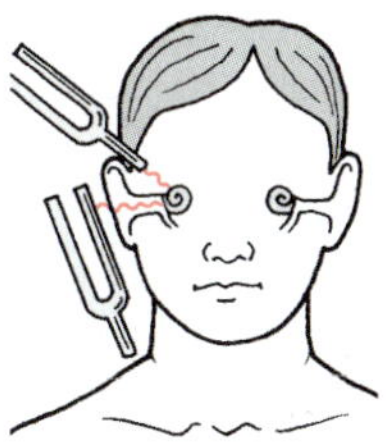	音は気導より骨導が長く聞こえるが，（気導＞骨導）正常聴力より短くなる 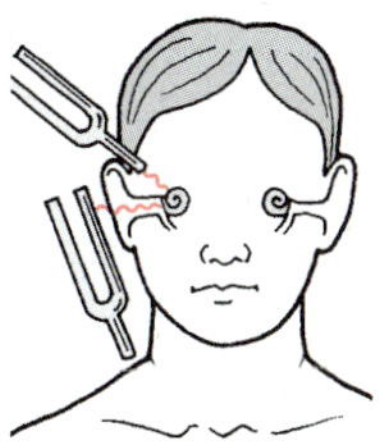

【 嗅覚の異常 】

- 嗅覚の受容器である鼻粘膜の障害や嗅神経（第Ⅰ脳神経）の異常，あるいはにおいが認知される頭頂葉の障害により生じる．

【 構音機能の障害 】

- 調音器官である口唇，咽頭，口蓋，口蓋垂，舌，歯，下顎により音声がつくられ，音声の組み合わせで言葉となる．また，鼻腔は音声に影響を与える共鳴腔である．これらの器官の形態や機能に障害があると，言葉が聞き取りづらくなる．

②生活への影響

- 頭頸部は身体機能を司る中枢であり，全身の機能に及ぼす影響は大きい．特に感覚器官（眼，耳，鼻，口）は 12 対の脳神経を介して中枢神経へ情報を伝達しており，これらの機能的な異常は安全な日常生活や社会生活に支障をきたすことが多い．対象者の普段の生活行動を把握しながら診査を進めることが重要である．
- 視力・視野・聴覚の障害では，外出の際や室内の移動，あるいは調理や食事，入浴など日常の生活行動のすべてにおいて様々な支障をきたす．特に，危険なものや音を察知できないなど，安全な生活を送ることが脅かされる．また，他者とのコミュニケーションがうまく成立できず，社会活動にも影響を及ぼす．対象者自身は不自由な状態を自覚していない場合もあるため，家族，知人などからも情報を収集することが有効である．これらの障害を呈すると話しかけても反応がない，片方の耳を傾けて聞いているなど，普段のささいな様子から異変に気づくことも多い．それらの行動パターンと障害の原因を関連づけて分析することが大切である．
- 嗅覚・味覚に障害がある場合は，人間が生きていくうえで必要不可欠な食行動に大きな影響を及ぼす．飲食物の異臭や味の変調に気づかずに摂取してしまうなど，生命を維持するうえでの食生活に影響を及ぼす．対象者の栄養状態と併せてアセスメントする．
- 鼻・口腔の問題による呼吸障害がある場合は，酸素化の変調によって活動耐性が低下するため，日常の生活行動に制限をきたす．また，摂食・構音機能に変調が生じるため，栄養摂取に支障をきたしたり，他者とのコミュニケーションに影響を及ぼしたりする．

□高齢者の場合の留意点

①アセスメントの視点

- 加齢に伴って視覚や聴覚，味覚，触覚などの皮膚感覚はすべて機能が低下する．各感覚器の機能低下が加齢によるものなのか，病的な状態によるものなのかを判別する必要がある．
- 視力低下は日常の生活行動への影響が大きく，作業能率を低下させる原因となる．また，加齢に伴い高音域の聴力低下が起こる．視力，聴力の低下によって，危険回避が遅れるほか，対人関係の狭小化や孤独感にもつながることがある．
- 唾液分泌量の減少や歯牙欠損による咀嚼力の低下などから嚥下機能が低下する．また，加齢とともに生じる味蕾の減少によって味覚が低下するほか，嗅覚も鈍くなる．そのため，食べる楽しみや他者とのコミュニケーションも少なくなり，食生活に支障をきたす．
- 感覚機能の低下は日常生活の変化にとどまらず，高齢者の自己認知や自尊心にも影響を及ぼし，孤立感や失望感，無力感をもたらすことがある．

②診査の際の留意点

- 視力低下（老眼）によって，暗い場所では距離感を誤りやすくなっているため，部屋の照明を調整する．また，看護者の声が聞こえやすいように静かな環境を準備する．
- 難聴がある場合は高い声で話しかけないようにし，口の動きを見せるように正面に向かい合い，ゆっくりと話す．
- 対象者の協力を必要とする検査項目も多いため，対象者の疲労を考慮し，検査の順序を考えて迅速に行う．
- 対象者の不安や戸惑いを最小限にするように，診査の方法や手順について，理解度に合わせた説明を行う．対象者の不安が強い場合は，家族にも同席してもらうなど配慮する．

3 フィジカルアセスメントの実際

神経系のアセスメント

□学習のねらい

神経系には刺激を受け取り生体の諸機能を調節・統制する中枢神経系と，刺激を受け入れ中枢からの指令を伝達する末梢神経系がある．環境からの刺激は速やかに中枢に伝えられ，中枢は刺激の強さに応じた命令を与えて合理的な反応を引き起こす．神経系は生体内部の恒常性を維持するとともに，人間の目的的な行動を司っている．

本節では，神経系のうち大脳と小脳，脊髄神経に関するアセスメントを中心に学習する．

□学習の目標

1. 神経系の形態と機能を説明できる．
2. 神経系の正常所見と異常所見を説明できる．
3. 高次脳機能に関係する問診を行うことができる．
4. 運動神経機能の視診を行うことができる．
5. 感覚神経機能の視診・触診・打診を行うことができる．
6. 神経系の診査結果を評価することができる．
7. 問診・視診・触診・打診で得られた情報を生活行動と関連させ，異常がある場合は生活への影響を推論することができる．

□アセスメントの目的

- 神経系には，刺激を受け取って生体の諸機能を調節・統御する中枢神経系と，刺激を受け入れ中枢から指令を伝達する末梢神経系がある．その機能のアセスメントは外部から観察可能な知覚や反応の観察をとおして行う．

- 私たちの日常生活や社会生活は，神経系の機能によって安全で安楽な生活が保たれている．神経系は，生命の安全のみならず，心身の安楽や安全の保持，自立に直接的に影響している．
- 神経系では，高次脳機能，運動神経機能，感覚神経機能，反射のアセスメントを行う．これらのアセスメントでは，問診・視診・触診・打診を実施することにより外部刺激を観察し，神経系の機能を推察する．神経系は人間の生活すべてにかかわっているため，異常がある場合は，日常生活や社会生活との関連をアセスメントすることが重要である．
- 看護におけるヘルスアセスメントでは，単に異常の有無を判断するだけでなく，異常の程度を正確に把握し，日常生活や社会生活にどのような影響があるのか，安全・安楽が阻害されていないか，自立（自律）に影響を及ぼしていないか，成長・発達に関与していないかといった点をアセスメントする必要がある．

□形態と機能

①形　態

- 神経系は中枢神経系と末梢神経系に大別される．
- 中枢神経系は頭蓋腔内にある脳と脊柱管内にある脊髄からなる．
- 末梢神経系は脳脊髄と種々の器官を連結しており，感覚器や皮膚・骨格筋にかかわる体性神経系（随意神経系）と内臓や分泌腺に分布する自律神経系（不随意神経系）に分けられる．体性神経には脳から出る 12 対の脳神経と脊髄から出る 31 対の脊髄神経が，自律神経には交感神経と副交感神経が含まれる．
- 神経系はニューロン（神経細胞）とグリア（神経膠細胞）という 2 種類の神経細胞からなっている．
- ニューロンは，主要部分である神経細胞（細胞体），1 つまたは複数の樹状突起，1 本の神経線維（軸索）の 3 つの部分で構成される．
- 中枢神経系の各組織は細胞体が集まる灰白質と，神経線維が集まる白質に区別できる．脊髄や脳幹は中心部に灰白質，その周囲に白質がある．大脳と小脳は表層に灰白質が発達している．
- ニューロンはインパルスを伝える方向によって，感覚ニューロン，運動ニューロン，介在ニューロンに分類される．ニューロンは神経線維と軸索で他とつながっており，シナプスとよばれる接続部を介して刺激の受け渡しを行う．
- グリアは結合組織で，ニューロンを支持し保護している．

中枢神経系

- 脳と脊髄は，硬膜，くも膜，軟膜の 3 層に覆われている．表面を覆っているのが血管に富む薄い軟膜，その周囲にくも膜，最外層の強靭な膜が硬膜である．
- くも膜と軟膜の間（くも膜下腔）には脳脊髄液が満ちており，脳と脊髄を保護するクッションの役割を担っている．

【 脳 】（図 3-126）

- 脳は大脳，小脳，脳幹から構成される．
- 大脳はさらに大脳半球と間脳に，脳幹は中脳，橋，延髄に分けられる．

○大脳（図 3-127）

- 大脳の表面は神経細胞の集まる灰白質で覆われており（大脳皮質），中心部

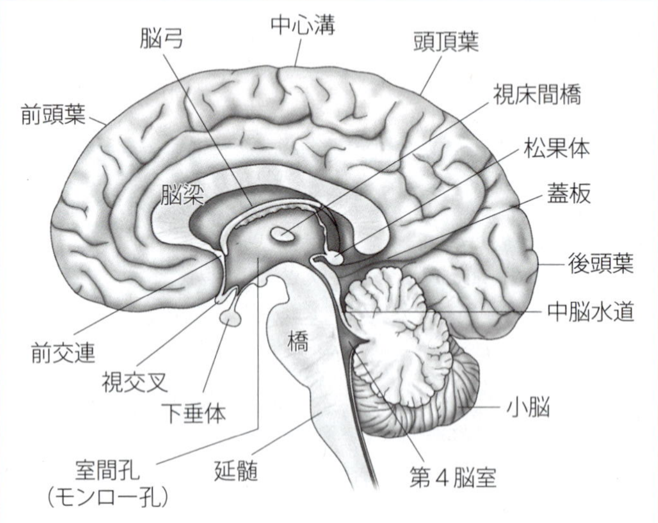

図 3-126 脳の構成

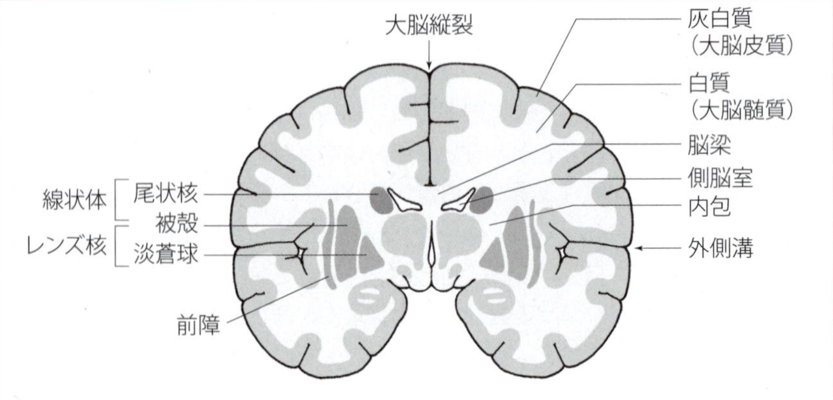

図 3-127 大脳の前頭断面

に神経線維の集まる白質（大脳髄質），さらにその内部に灰白質の大脳基底核がある．

- 大脳は正中にある大脳縦裂という溝によって左右の半球に分けられる．半球は神経線維の集まりである脳梁で連結されている．
- 大脳皮質は前頭葉，頭頂葉，後頭葉，側頭葉に区分される．
- 間脳は中脳と大脳の間に位置し，視床と視床下部からなる．
- 視床は神経細胞と樹状突起からなる灰白質の群核で，大脳皮質に神経線維を伸ばして連結している．
- 視床下部は視床の下にあり，多くの自律神経核を有している．その下方には，下垂体，吻側には視交叉が位置している．

○小　脳

- 小脳は橋と延髄の背側にあり，左右の小脳半球とそれらを連結する虫部に分かれる．
- 小脳の外表面（皮質）は灰白質で，内部（髄質）は白質である．

○脳　幹

- 脳幹は大脳と小脳に隠れた部分にあり，多くの脳神経が出入りしている．
- 中脳は間脳と橋の間に位置し，神経線維からなっている．
- 橋は中脳の尾側に突出しており，主に神経線維でつくられている．
- 延髄は脳幹の最下方，脊髄の直上にあり，神経細胞と神経線維から構成されている．
- 脳幹の内部には神経細胞と神経線維とが網目状に入り混じっている脳幹毛様体が広がっている．

【 脊髄 】（図 3-128，3-129）

- 脊髄は脊柱の脊髄腔内にあり，後頚骨から第 1 ～ 2 腰椎の高さに存在する．
- 脊髄の中心部は灰白質，その回りに白質がある．
- 灰白質は蝶形を呈しており，前面（腹側）の突出

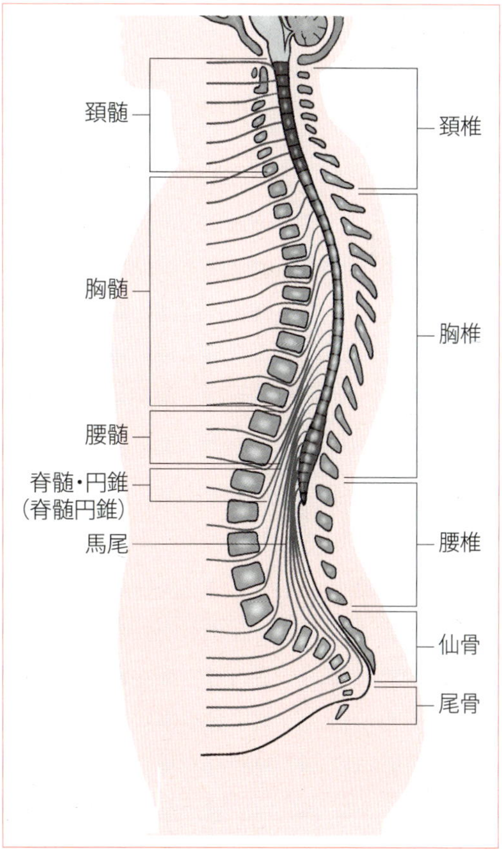

図 3-128　脊髄の全景

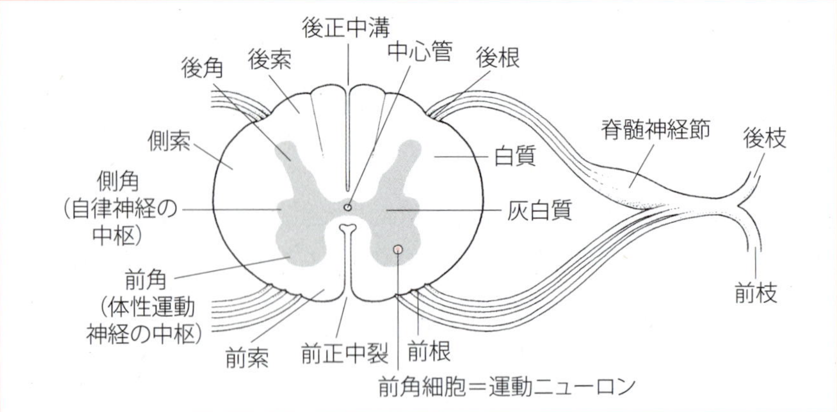

図 3-129 脊髄の断面

部を前角，後面（背側）の突出部を後角とよぶ．前角には運動神経細胞，後角には神経細胞，中間部には自律神経細胞が集まっている．

- 白質は前索，側索，後索に区分され，内部には脳と脊髄をつなぐ神経線維（脊髄路）が走行している．

末梢神経系

- 末梢神経は多くの神経線維を含んでおり，支配領域により体性神経と自律神経に分けられる．
- 体性神経には脊髄神経と脳神経がある．
- 脊髄神経は脊髄に出入りする 31 対の末梢神経で，頸神経 8 対，胸神経 12 対，腰神経 5 対，仙骨神経 5 対，尾骨神経 1 対に区分される．
- 脊髄神経は脊髄白質から伸びる前根の運動神経と，後根の知覚神経からなる．これらは椎間孔を通って神経叢をつくり，全身の皮膚や筋に分布する．
- 脳神経は脳から出入りする 12 対の神経で，頭蓋底を通って主に頭頸部に分布する．

②機　能

刺激伝導路

- 生体内外の種々の情報は受容器を刺激し，電気的信号（インパルス）に変換されて中枢神経に伝えられる．中枢神経は刺激に応じた指令を効果器に伝え，反応を引き起こす．
- 神経系の情報伝達は 2 系統の伝導路を通して行われる．
- 一つは受容器が受け取る刺激を中枢（大脳皮質）に伝える上行路，もう一つは中枢からの指令を効果器に伝える下行路である．これら 2 系統の伝導を担う末梢神経は，上行路を感覚神経（求心性神経），下行路を運動神経（遠心性神経）とよぶ．

- 中枢からの運動指令を伝える遠心性神経には錐体路と錐体外路という２種の伝導路がある．
- 錐体路は大脳皮質の運動野から起こり，延髄下部の錐体交叉で左右を交叉し脊髄前角の運動神経細胞に達する経路で，骨格筋の随意運動に関与する（**図 3-130**）．
- 錐体外路は錐体路を通らない刺激伝導であり，不随意運動や反射にかかわる．錐体外路は延髄下部の錐体交叉で交叉せず，大脳皮質，大脳基底核，脳幹，小脳，脊髄などに直接連結する．

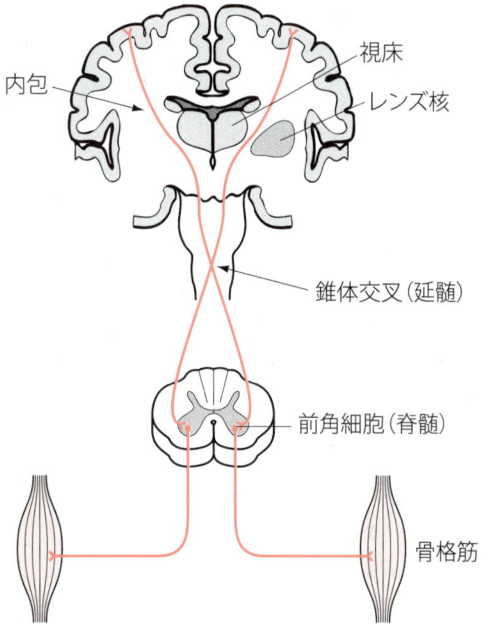

図 3-130　錐体路の模式図

- 大脳皮質はその機能から最外層の新皮質と，その下部にある大脳辺縁系に区分される．
- 新皮質は中枢機能によって感覚野，運動野，連合野に大別され，運動，思考，感覚を司る．
- 大脳辺縁系は原始的な本能に関与している．

高次脳機能

- 大脳の新皮質にある４葉（前頭葉，後頭葉，側頭葉，頭頂葉）には運動中枢，知覚中枢があるほか，種々の情報を統合する精神中枢や言語中枢も存在し，思考，記憶，感情，意識，言語，空間認知，随意運動などを司っている．精神や言語のように情報を蓄積して処理する統合的機能のことを高次脳機能という．
- 高次脳機能は前頭葉で最も広い面積を占める連合野によって営まれており，人間に特有の高度な精神活動を司る．たとえば，感覚器から得られた情報は刺激ごとの感覚中枢に感受され，連合野で統合されることによって認知される．連合野は，前頭連合野，頭頂連合野，後頭連合野，側頭連合野に区分される．高度な思考や感情は前頭連合野が，空間認知や随意運動は頭頂連合野が関与しているとされるが，高次脳機能は明らかになっていないことが多い．
- 言語活動（聞く，話す，読む，書く）は，前頭連合野にある運動性言語中枢と側頭連合野にある感覚性言語中枢が司っている．

- 言葉を音として発する構音機能は前頭連合野の運動性言語中枢（ブローカ野）が，言葉の意味理解は側頭連合野の感覚性言語中枢（ウェルニッケ野）がかかわっている．

感覚機能

- 内外の環境からの刺激は感覚器によって受容され，感覚神経を通って中枢に伝達される．
- 感覚は感覚器の存在する部位によって，特殊体性感覚，一般体性感覚，内臓感覚の 3 種類に分けられる．

【 特殊体性感覚 】

- 特殊体性感覚は，特定部位（頭部）にある感覚器によって受容されるもので，視覚，聴覚，平衡覚，嗅覚，味覚がある．

【 一般体性感覚 】

- 一般体性感覚は，全身の皮膚と運動器によって受容される感覚である．
- 体性感覚には皮膚と粘膜の受容器で感じる皮膚感覚と，筋・腱・関節などの運動器で感じる深部感覚がある．
- 皮膚感覚には温覚，圧覚，触覚，痛覚，深部感覚には運動覚，振動覚，深部覚などがある．
- 受容器が受け取った刺激は，脊髄神経を通って後根から脊髄後角に入り，小脳と視床を経由して大脳皮質に伝達される．ただし，刺激伝達の経路は感覚の種類によって異なる．

○皮膚感覚

- 皮膚感覚は，皮膚上に分布する感覚点（温点，冷点，触点，痛点）を受容器とし，外界から加えられる刺激を知覚する．
- 皮膚表面からの刺激は同じ高さの脊髄後根を通って脊髄に入ることが知られており，受容器と脊髄神経の支配領域には一定の対応関係がある．
- 1 つの脊髄神経によって支配される皮膚領域を皮膚分節という（**図 3-131**）．

○深部感覚

- 深部感覚は，身体各部の相対的位置関係や身体にかかる重さや力などに関する知覚であり，骨格筋にある筋紡錘，関節包や靭帯などに受容器がある．

【 内臓感覚 】

- 内臓感覚は胸腔や腹腔の臓器から起こるもので，臓器感覚と内臓痛覚の 2 種がある．
- 受容器は内臓の諸臓器に分布している．
- 臓器感覚には，空腹，悪心，渇き，尿意，便意などがあり，生命維持の本能行動と関係している．そのほか，血圧，血糖，血液ガス，血漿浸透圧なども内臓感覚に含まれる．
- 内臓痛は通常の収縮や弛緩では生じないが，内臓平滑筋の強い収縮や栄養血管の虚血時などに生じる．

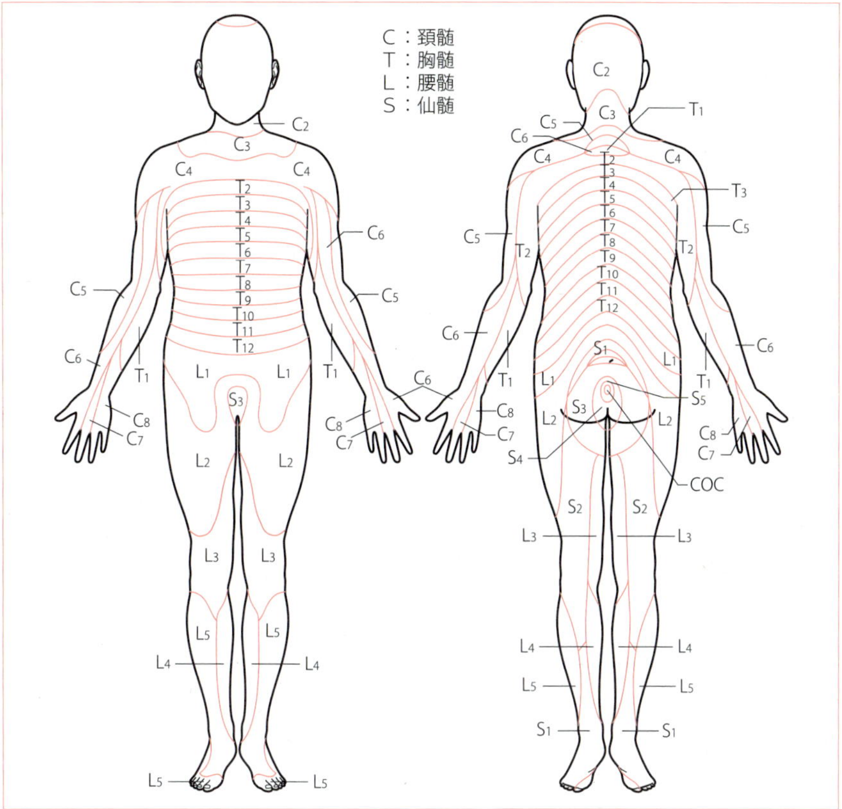

図 3-131　皮膚分節（デルマトーム）の前面・後面図

- 内臓感覚の受容器には，頸動脈と大動脈にある圧受容器と化学受容器，腸間膜の機械受容器，肺の伸展受容器などがあり，これらの受容器が物理的・化学的情報をとらえると，刺激は求心性経路を介して脳幹や脊髄に伝達され反射的な調節が起こる．
- 内臓感覚の求心性経路は，自律神経系の副交感神経である．
- 内臓痛覚の受容器は自由神経終末であり，求心性経路は自律神経系である．内臓痛覚は胸腹部臓器のほとんどが交感神経，骨盤内臓器は副交感神経によって伝導される．
- 内臓の異常感覚が皮膚分節に放散し，皮膚の痛みとして知覚することを関連痛という．これは内臓からの刺激が入る脊髄の高さに応じた皮膚分節に投射されることによって生じると考えられている．

反　射

- 反射とは，刺激に応じた反応が感覚や意志とは無関係に起こる現象で，この反射の経路を反射弓という．
- 反射弓は受容器の刺激によって生じた興奮が求心性経路を経て反射中枢に伝

えられ，遠心性経路によって効果器に至る反応である．このような経路で生じる運動を反射運動といい，求心性経路から遠心性経路に変わる部位を反射中枢とよぶ．

- 反射には反射中枢の所在によって，脊髄反射，延髄反射，脳幹反射などがある．
- 反射は効果器が骨格筋である体性反射と，内臓平滑筋や分泌腺である内臓反射に分けられる．

【 脊髄反射 】

- 脊髄反射には，伸張反射，屈曲反射などがある．

○伸張反射

- 伸張反射は，筋肉が引き伸ばされると同時に収縮する現象で，無意識下での姿勢保持に役立っている．立位をとると，重力は関節を曲げるように作用して伸筋を伸展させるが，伸展された筋はもとに戻ろうと重力に抵抗して屈曲し，筋の長さを戻している．
- 膝が急に屈曲したときに，大腿四頭筋などの伸筋が反射的に緊張して膝を伸展させ，姿勢を保持しようとする．このような現象が伸張反射で，直立姿勢の保持に重要である．
- 膝蓋腱反射やアキレス腱反射，上腕二頭筋反射などが伸張反射に含まれる．

○屈曲反射

- 屈曲反射は，皮膚に侵害刺激が加わると屈筋が反射的に収縮し，侵害刺激を回避しようとする反射である．
- 熱い物体に触れたときに瞬時に手を引っ込めるなどの防衛的な行動などである．

○その他の脊髄反射

- 排尿・排便・勃起・射精など骨盤臓器の内臓反射，体位血圧反射，歩行反射などがある．

【 延髄反射 】

- 延髄反射には，異物による刺激で起こる咳嗽反射や眼瞼反射，唾液分泌，流涙などがある．

【 脳幹反射 】

- 脳幹反射には姿勢反射，角膜反射，対光反射などがある．
- 姿勢反射は，日常の動きを安全に遂行するために重要な役割を果たしており，身体の空間的位置や身体各部の相互的な位置などにかかわる種々の情報を，脳幹が統合することで生じさせる反応である．
- 人間は斜面を歩くとき，上り坂では前傾姿勢を，下り坂では後傾姿勢をとることで姿勢を保持している．また，片足で跳躍した場合に転ばずに着地できるのも姿勢反射によって調節されているためである．

【 その他の区別 】

- 反射は中枢による区別のほかに，受容器の種類によって深部反射と表在反射に分けられる．

- 深部反射とは，関節や腱，筋紡錘などの深部受容器からの刺激で生じるもので，膝蓋腱反射やアキレス腱反射がこれにあたる．
- 表在反射とは，表皮や粘膜の感覚器からの刺激によって生じる筋収縮で，腹壁の皮膚を刺激すると同側の腹筋が収縮し臍が偏位する腹壁反射や，足底への刺激で足趾が屈曲する足底反射などがある．
- 正常時には出現しないが，錐体路の障害によって生じる病的反射がある．

□アセスメントの方法

①アセスメントの準備

環境の調整

- 診査の場所は，対象者が集中できるよう静かでプライバシーが守られる環境を準備する．
- 転倒や転落の危険がない安全な場所であることを確認する．

対象者の準備

- 診査のために，①身体に触れること，②四肢を露出すること，③痛みを伴わないこと，④所要時間などを説明し，同意を得る．
- どのような方法で行うのか，どのように答えればよいのかについても十分説明する．
- 緊張すると診査結果に影響が出ることもあるので，対象者がリラックスして診査を受けられるよう，また楽な姿勢で筋肉が緊張しないように，頻繁に声をかけながら実施する．

②必要物品

- 打腱器，音叉，筆，二点識別計またはノギス，圧痛覚計またはつまようじ，安全ピンなど，冷水・温水を入れた試験管または温・冷型痛覚計，ペンライト，舌圧子．

③自覚症状のインタビュー

- 神経系に関連した自覚症状について，以下の内容を詳しく確認する．
- 対象者とのコミュニケーションが困難な場合には，家族や付添の人に補足してもらいながら進める．

  ①記憶，見当識：いつ頃からどの程度の変化をきたしているか．

  ②発語・構音：いつ頃からどのような変化をきたしているか．

③頭痛，眩暈，悪心・嘔吐：発生時期，どのような性質，状況か，どの程度の痛みか，頻度，持続時間.
④上肢・下肢の脱力感，振戦：発生時期，その頻度，程度，持続時間.
⑤しびれ，痛み，触覚・温度覚の変化：部位，程度，状況.
⑥日常生活活動の変化：歩き方・上肢や下肢の動きに異常があるか，食事動作・更衣動作などに問題がないか，排泄行動に問題がないかなど.

④神経系の視診・触診・打診

- 神経系のアセスメントは，直接的に観察できないため，刺激の知覚や反応を高次脳機能，運動機能，感覚神経機能，反射の4領域について，視診・触診・打診により観察する.

高次脳機能のアセスメント（問診・視診）

【 精神機能の観察 】

○精神状態

- 外観とふるまい，会話に適切に反応するか，会話の内容が明瞭か，指示に従うことができるかなどを観察する.

☞正常な場合：話題に適切に反応し，状況に応じた感情表現がある．また，会話内容に混乱がなく，指示に正確に従うことができる.

○見当識

- 氏名，親の名前，今日の年月日，現在の時間，診察場所などについて質問する.

☞正常な場合：氏名，日時や場所について正確に質問に回答できる.

○記　憶

- 最近の記憶として，朝食に何を食べたかなどを質問する.
- 古い記憶については，生年月日，年齢，出身地などを質問する.
- 一般的な記憶については，現在の首相の名前，最近の大きな事件などについて質問する.

☞正常な場合：質問内容に合った適切な返答をすることができる.

○計算力

- 20から1まで逆に言ってもらう，簡単な暗算の計算をしてもらうなどで確認する.

☞正常な場合：数を正しく言うことができる．正確な計算を行うことができる.

○言　語

- 対象者に，氏名，職業，家庭の状況などを質問し，その反応を発語の量，速さ，抑揚，発音の性質の点から観察する.
- 「いぬ，さる，うさぎ」といった簡単な単語の復唱，目の前にある鉛筆，消しゴムなどの物の名前を質問するなどし，一般的知識や話の理解力を観察する.

☞正常な場合：指示に正確に反応する．

運動機能のアセスメント（視診・触診）

【 姿勢の観察 】

○ロンベルグ試験（**図 3-132**）

- 両足をそろえて立位をとってもらう（爪先をそろえる）．
- 両上肢を肩と水平に前方に上げてもらう．手掌は下向きにする．
- 開眼したまま立位で 20 秒待ち，ふらつきを観察する．
- 次に閉眼してもらい，ふらつきを観察する．
- 転倒の危険があるときは中止する．

☞正常な場合：開眼時，閉眼時共にふらつきがない．

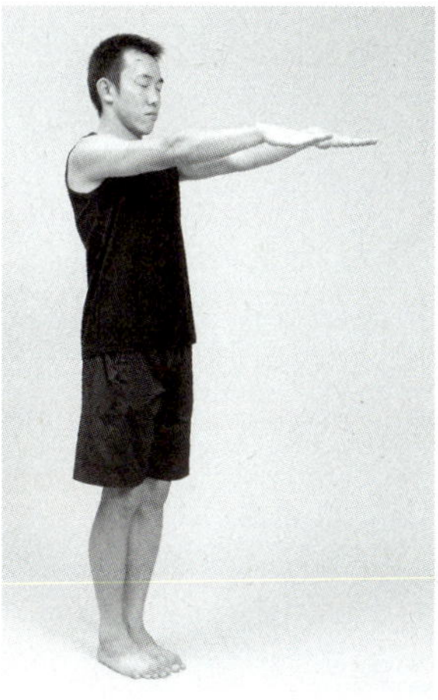

図 3-132　ロンベルグ試験

【 歩行の観察 】

○つぎ足歩行（**図 3-133**）

- 直線上を片足ずつ踵をつなぎ合わせるように歩いてもらう．
- ふらつきなく直線上を歩くことができるかどうかを観察する．

☞正常な場合：直線上をふらつくことなく歩行できる．

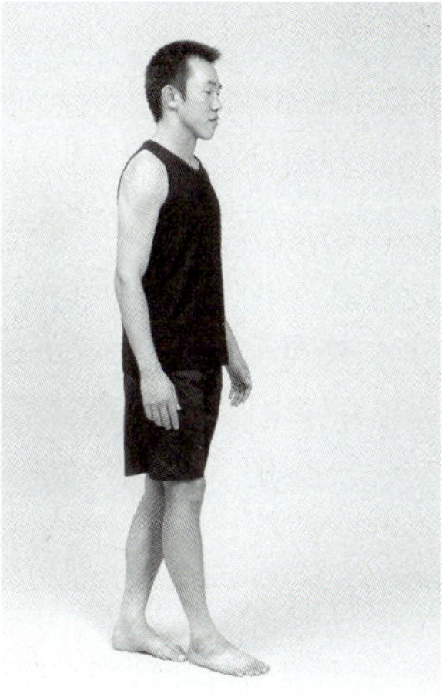

図 3-133　つぎ足歩行

○片足立ち

- 開眼したまま片足立ちを左右で行ってもらい，バランスをみる．
- 閉眼した状態で片足立ちを左右で行ってもらい，10 秒以上できるかどうかを観察する．

☞正常な場合：片足立ちが可能で，閉眼での片足立ちが 10 秒以上可能である．

○片足跳び

- 高齢者や歩行障害がない人に，片足ずつその場で跳ねるよう指示する．
- 着地の位置，筋力，ふらつき，バランスを観察する．
- 高齢者や転倒の危険がある人には行わない．

☞正常な場合：安定して跳ぶことができ，同一位置での着地が可能である．

【 筋緊張・筋力の観察 】

- 関節可動域，筋の硬さ，抵抗・圧痛の有無，上肢・下肢の筋力テストを行う．

☞正常な場合：関節可動域，筋の硬さに問題がなく，抵抗や圧痛がない．

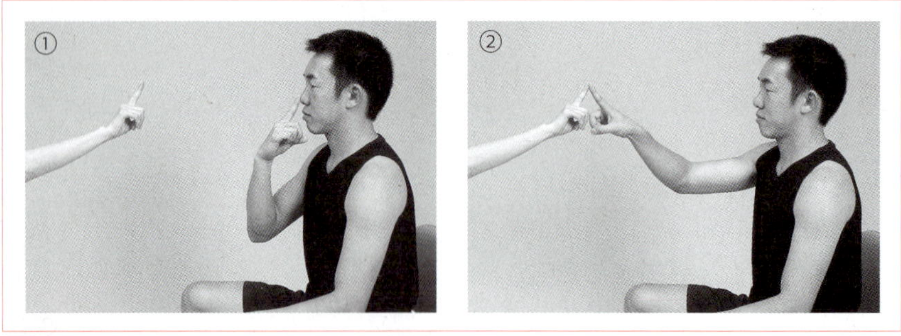

図 3-134 指指試験

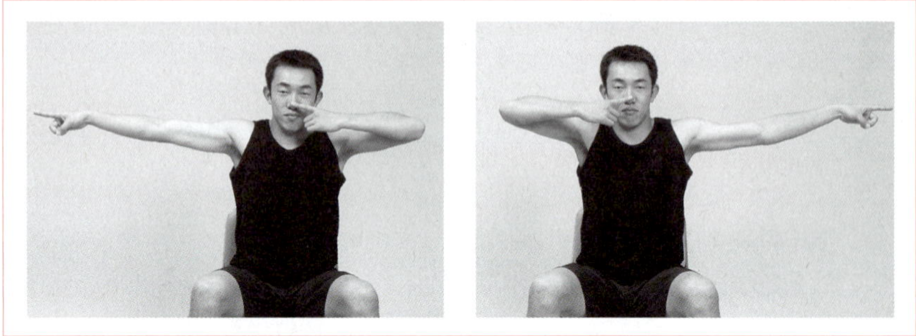

図 3-135 指鼻試験

【 共同運動のアセスメント 】

○指指試験

- 対象者と向かい合って座り，対象者に自分の示指を自分の鼻に当ててもらう（**図 3-134 ①**）.
- 看護者の示指を対象者の前に示し，鼻に当てた指と看護者の示指を交互に触れてもらう（**図 3-134 ②**）.
- 看護者の示指の位置をずらしながら，指と鼻が正確にスムーズに触れるかを観察する.
- 反対側の示指も同様に実施する.

☞正常な場合：指と鼻に正確に触れることができ，振戦がない．示指の動きがスムーズである.

○指鼻試験（**図 3-135**）

- 対象者に上肢を横に伸ばしてもらい，自分の示指で交互に自分の鼻に触れてもらう.
- 鼻に正確に触れるか，振戦がないか，動きがスムーズかを観察する.
- 同様の内容を閉眼して実施してもらう.

☞正常な場合：開眼時，閉眼時共に鼻に正確に触れることができ，振戦がない．示指の

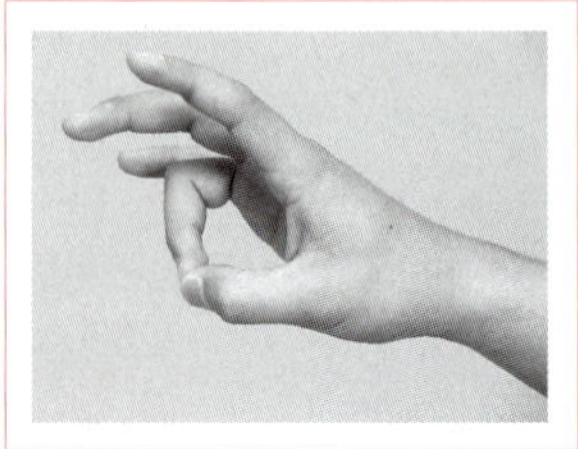

図 3-136 手指の対立試験

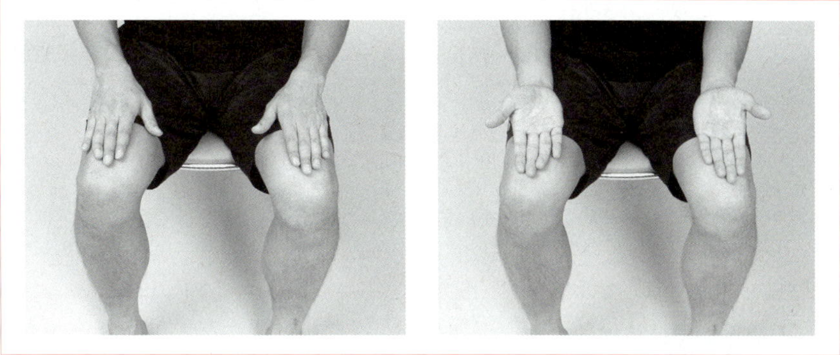

図 3-137　膝打ち試験

動きがスムーズである.

○手指の対立試験（**図 3-136**）

- 対象者に自分の母指で残りの 4 指の指先を順番に触れてもらい，動きがスムーズかどうかを観察する.
- 左右同じように実施し，左右差がないかどうかを観察する.

☞正常な場合：動きがスムーズで左右差がない.

○膝打ち試験（**図 3-137**）

- 対象者に自分の膝を一側ずつ，または両側同時に手掌と手背で交互に叩いてもらう.
- 規則正しく同一部位に迅速に膝を打つことができるかどうかを観察する.

☞正常な場合：同一部位を規則正しく，迅速に叩くことができる.

○拮抗反復運動（**図 3-138**）

- 対象者に一方の上肢を屈曲させてグーを作り，他方の上肢は前方にパーを作ってもらう.
- 左右の上肢で交互に繰り返してもらう.

☞正常な場合：正確に動作ができる.

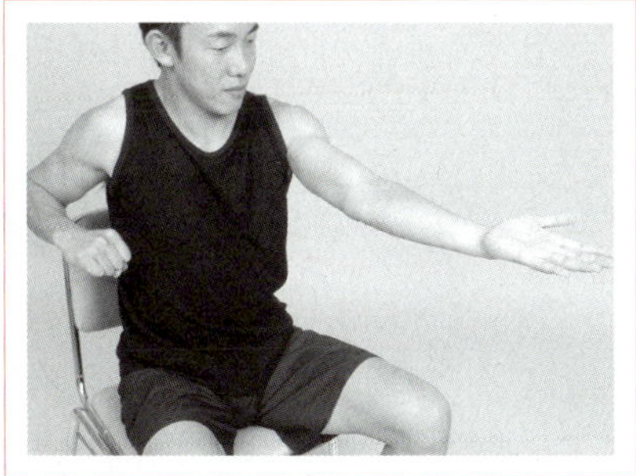

図 3-138　拮抗反復運動

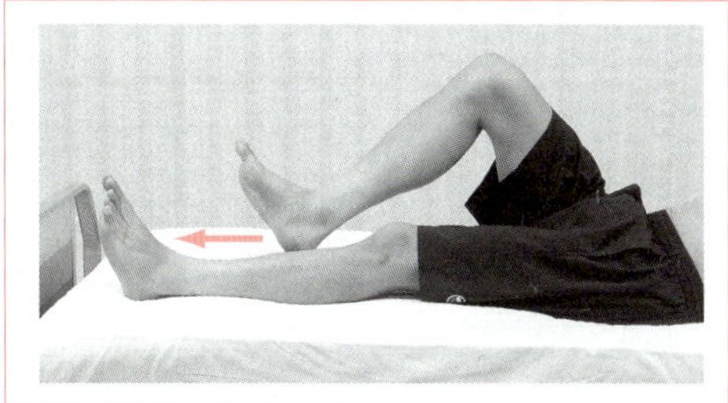

図 3-139　踵脛試験

○踵脛試験（**図 3-139**）

- 対象者は仰臥位になり，片方の踵をもう片方の膝に乗せ，脛骨に沿って足先に滑らせてもらう．
- 左右同じように実施する．
- 正確な動き，スムーズな動きかどうかを観察する．

☞正常な場合：正確かつスムーズな動きができる．

感覚神経機能のアセスメント（触診）

【 表在知覚の観察 】

- 閉眼して実施する．

○触　覚

- 筆，つまようじなどを用いて皮膚に触れる．
- 肩から上肢，体幹，下肢へ順に軽く刺激を加えていく．
- 触れたことを感じたらすぐに返事をするよう指示をする．
- 触れたことがわかるかどうかを観察する．

☞正常な場合：触れられたことがわかる．

○痛　覚

- ノギスなどを用いて上肢に触れる．
- どのような痛みがあるかを質問する．
- 場所を変えるときは，2 秒以上間隔をあける．

☞正常な場合：鋭い痛みか鈍い痛みかがわかる．

○温度覚（**図 3-140**）

- 冷水または温水の入った容器を前腕に当て，温度感覚を尋ねる．
- 「温かい」「冷たい」の温度覚がわかるかどうかを質問する．
- 左右同じように実施し，左右差があるかどうかも観察する．

☞正常な場合：冷たい，温かいがわかる．

【 深部知覚の観察 】

○振動覚（**図 3-141**）

- 対象者の四肢の骨突出部に振動させた音叉を当てる．
- 振動が感じられるかどうかを質問する．
- 音叉を離して，振動の終了がわかるかどうかを質問する．
- 左右同じように実施し，左右差を観察する．

☞正常な場合：振動の開始と終了がわかる．

○深部痛覚

- 対象者の左右の前腕を同時に

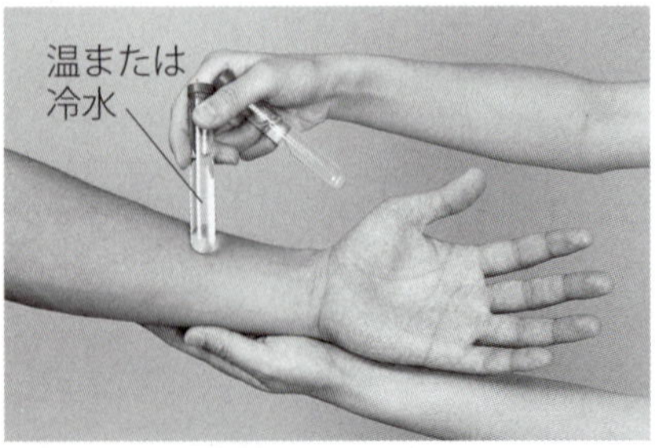

図 3-140　温度覚検査

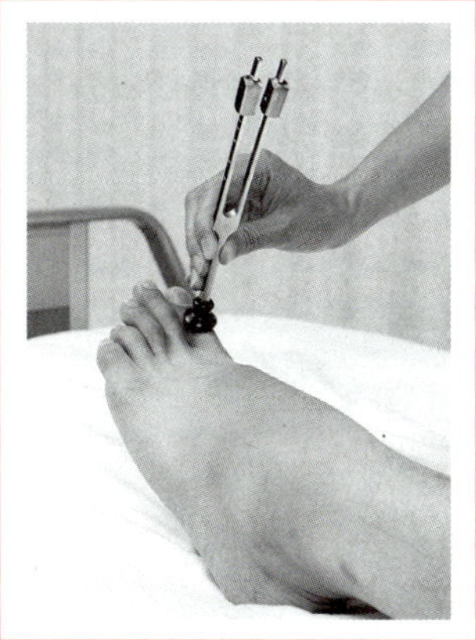

図 3-141　振動覚検査

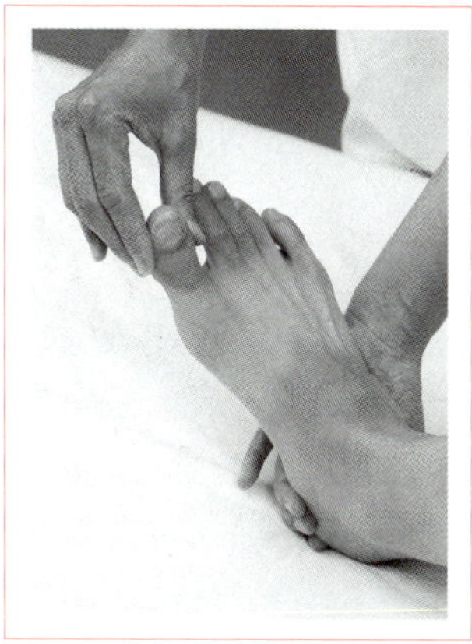

図 3-142　位置覚検査

把握し，把握痛を感じるかどうかを質問する.
- 左右差があるかどうかも確認する.

☞正常な場合：把握痛を左右同じように感じる.

○位置覚（**図 3-142**）
- 閉眼してもらい，対象者の手指・足趾の側面を看護者の母指と示指でつかんで上下に動かし，上下どちらに動いたかを質問して確認する.

☞正常な場合：どちらに動いたか，正確にわかる.

【 複合知覚の観察 】
- 閉眼して実施する.

○立体認知
- 対象者の手掌になじみのあるもの（コインなど）をのせて握ってもらい，何であるかを答えてもらう.
- 反対側の手掌に別のものをのせて握ってもらい，何であるか答えてもらう.
- 左右共に正しく答えられるかどうかを確認する.

☞正常な場合：左右共に正確に答えられる.

○書字知覚
- 看護者は対象者と同じ方向になり，対象者の手掌に数字や簡単な文字を指で書き答えてもらう.
- 反対側も同様に行う.

☞正常な場合：左右共に正確に答えられる.

○二点識別覚（**図 3-143**）
- 手背または前腕に，ノギスの 1 点または 2 点同時に触れて，1 点か 2 点かを答えてもらう.

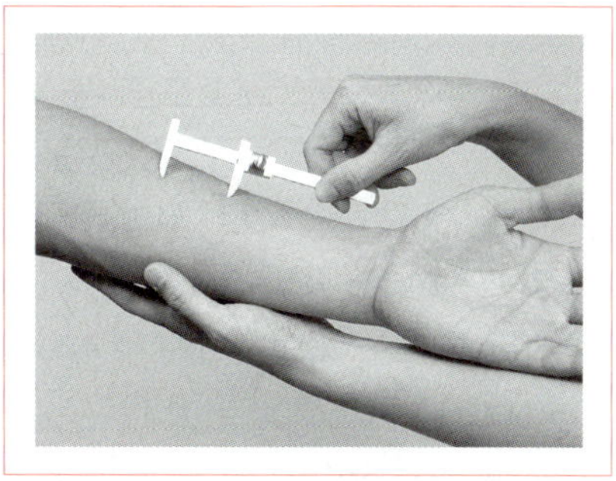

図 3-143　二点識別覚検査

- 次に 2 点の間隔を変えて実施する．

☞正常な場合：1 点か 2 点かが正確にわかる（**表 3-16**）．

表 3-16 識別可能な最小間隔（二点識別閾値）

指先	2 ～ 5mm
手背	20 ～ 30mm
前腕	40mm
体幹	40 ～ 70mm
脛・背面	40mm

反射のアセスメント（打診）

【 深部反射（伸張反射）の観察 】

○上腕二頭筋反射（第 5・6 頸髄神経根，**図 3-144**）

- 看護者は対象者の肘関節を軽く屈曲させて，肘か中央の上腕二頭筋腱に母指を置く．
- 打腱器で看護者の母指を叩打し，反応の強さ，速さを観察する．
- 反対側も同様に実施し，左右差を観察する．

深部反射の記録法：正常を（＋），消失の場合は（－），反応の亢進の強さに応じて（++，+++）と記録する．

☞正常な場合：上腕二頭筋が収縮する．

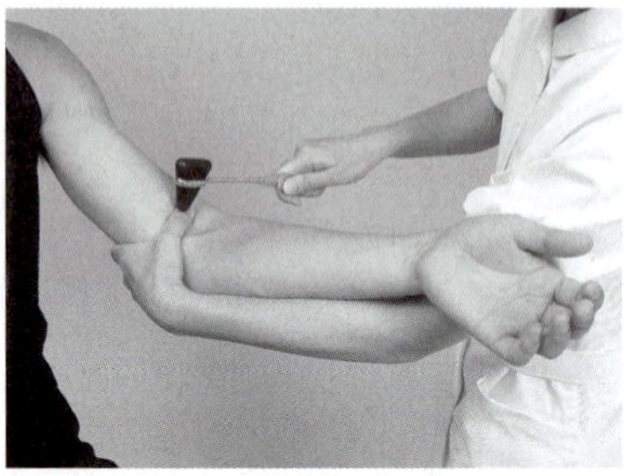

図 3-144 上腕二頭筋反射

○上腕三頭筋反射（第 6・7・8 頸髄神経根，**図 3-145**）

- 看護者は対象者の肩関節を内旋させ，肘関節を 90 度に屈曲させる．
- 肘頭から 4 ～ 5cm 上の上腕三頭筋腱を打腱器で叩打し，反応の強さ，速さを観察する．
- 反対側も同様に実施し，左右差を観察する．

☞正常な場合：上腕三頭筋が収縮する．

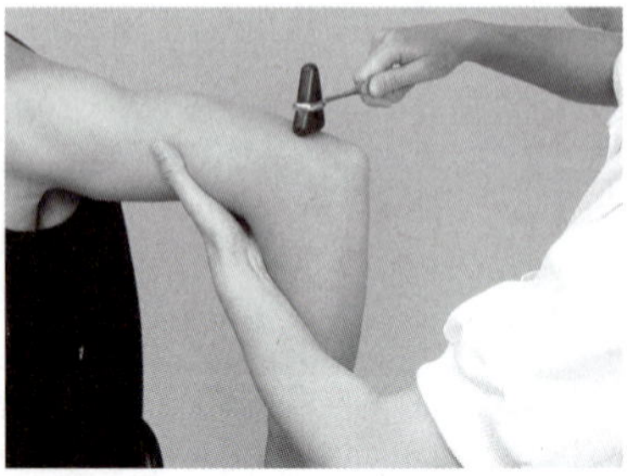

図 3-145 上腕三頭筋反射

○腕橈骨筋反射（第 5・6 頸髄神経根，**図 3-146**）

- 対象者の手を支え，橈骨の茎状突起より 4 ～ 5cm 上を打腱器で叩打し，反応の強さ・速さを観察する．
- 反対側も同様に実施し，左右差を観察する．

☞正常な場合：腕橈骨筋が収縮し，適度に橈屈する，手指が屈曲する．

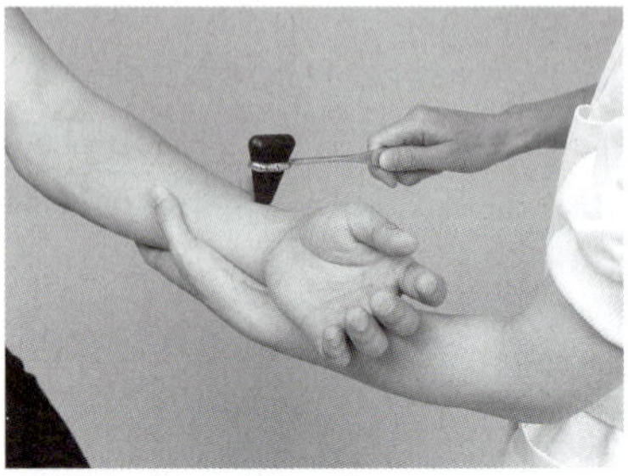

図 3-146 腕橈骨筋反射

○膝蓋腱反射（第 2・3・4 腰髄神経根，**図 3-147**）

- 対象者に座位になってもらい，膝

蓋骨直下のくぼみを打腱器で叩打し，反応の強さ，速さを観察する．

- 反対側も同様に実施し，左右差を観察する．

☞正常な場合：大腿四頭筋が収縮する．

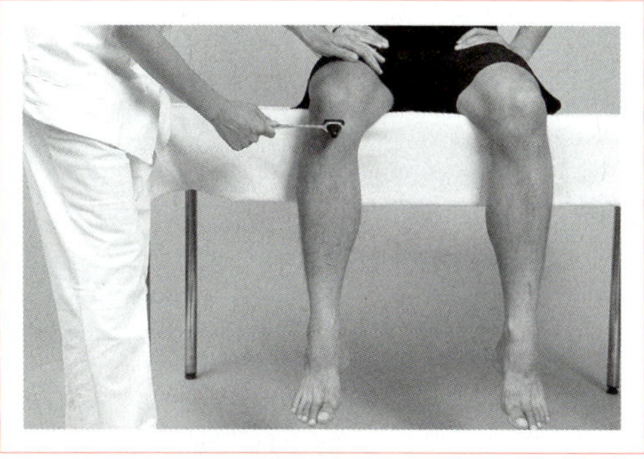

図 3-147　膝蓋腱反射

○アキレス腱反射（第 5 腰髄神経根，第 1・2 仙髄神経根，**図 3-148**）

- 足部を背屈するように持ち上げ，足底を支えながらアキレス腱を打腱器で叩打し，反応の強さ，速さを観察する．
- 反対側も同様に実施し，左右差を観察する．

☞正常な場合：下腿三頭筋が収縮する．

【 表在反射の観察 】

○腹壁反射（臍上部；第 8・9・10 胸髄神経根，臍下部；第 11・12 胸髄神経根，第 1 腰髄神経根，**図 3-149**）

- 仰臥位で膝を曲げて腹壁を弛緩させた体位をとってもらう．
- 打腱器の柄を用いて，上腹壁，中腹壁，下腹壁を図のように外側から内側に向かってなぞり，腹壁の収縮状態と臍の偏位を観察する．
- 反対側も同様に実施し，左右差を観察する．

☞正常な場合：腹壁が収縮し臍が刺激された側に動く．男子は精巣が下方に偏位する．

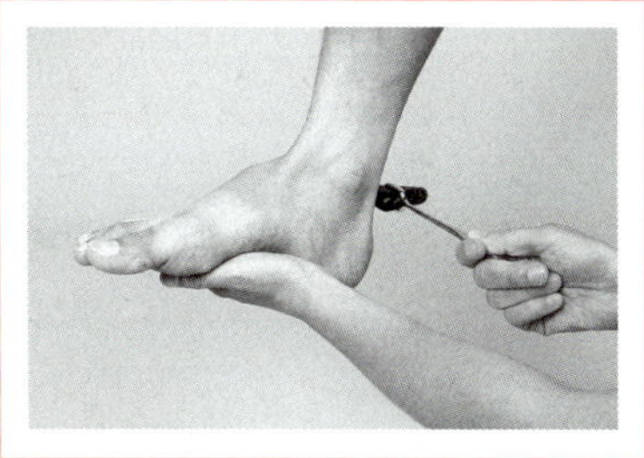

図 3-148　アキレス腱反射

【 病的反射の観察 】

○バビンスキー反射（**図 3-150**）

- 仰臥位で下肢を伸展した体位をとってもらう．
- 打腱器の柄を用いて，足底の外側を踵部から母趾球へなぞり，足趾が足底側に屈曲するかどうかを観察する．
- 反対側も同様に実施し，左右差を観察する．

☞正常な場合：足趾が足底側に屈曲する．

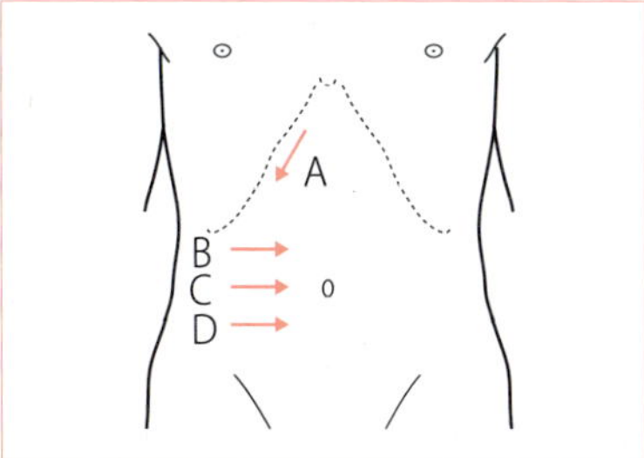

図 3-149　腹壁反射

A：肋骨縁に沿ってこする．B：臍と肋骨縁の間をこする．C：臍の高さと水平にこする．D：臍より下をこする

○クローヌス

- 仰臥位で膝を曲げてもらい，看護者は膝の下を片手で支え，もう片方の手を足底に当てる．
- 足底部の手で足を背屈するよう力を加えて，振動様のふるえがあるかどうかを観察する．
- 反対側も同様に実施し，左右差を観察する．

☞正常な場合：振動様のふるえはない．

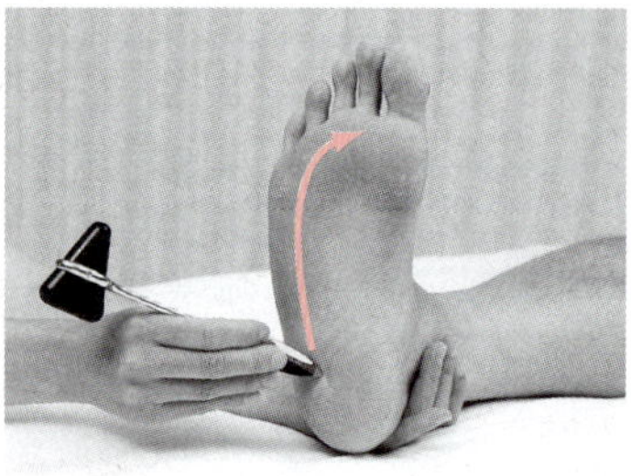

図 3-150 バビンスキー反射

□異常所見と生活への影響

①異常所見

高次脳機能の異常所見

○見当識・記憶の障害

- 意識障害または認知症の可能性が高い．

○言語障害

- 言語障害（**表 3-17**）には失語や構音障害などがある．これらの障害がある場合は，脳血管の梗塞や閉塞，脳神経の圧迫や遮断，認知症が疑われる．
  ①失語には運動性のものと感覚性のものがある．運動性失語（ブローカ失語）は相手の言葉は理解できても指示に正確に反応できない．感覚性失語（ウェルニッケ失語）は逆に，相手の言葉は理解できないが話すことはできるという特徴がある．
  ②構音障害は発語が不明瞭な状態のことである．

○意識障害

- 意識レベル低下の主な原因として中枢神経系の疾患が疑われるが，中毒や全身性疾患でも発現することがある．したがって，意識障害がある場合は，けいれん，頭痛，発熱などの有無，脳局所症状（半身麻痺，筋力，反射の左右差）の有無を確認することが重要である．意識障害は程度によって，昏睡，半昏睡，昏迷，傾眠と表現されるが，ジャパンコーマスケール（**表 3-18**）またはグラスゴーコーマスケール（**表 3-19**）を用いて評価するほうが正確である．

運動神経系機能の異常所見

○脊髄神経の障害

- 筋・骨格系の障害がないにもかかわらず，運動機能に問題がある場合は脊髄神経の異常が考えられる．脊髄神経の異常によって様々な範囲の障害が起こ

表 3-17　よくみられる意思伝達障害の局在

疾　患	臨床症状	病変の部位
ブローカ（Broca）失語症（運動性・表現性・非流暢性）	患者は自分の言いたいことはわかるが運動障害があり，自発的に発音ができない．また，文字および言葉によるリクエストは理解できるが単語および文章を復唱できない	前頭葉（後部） 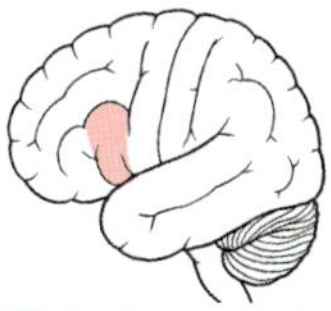
ウェルニッケ（Wernicke）失語症（感覚性・受容性流暢性）	患者は自発的かつ上手に発音できるが，言葉の使い方が不適切で新語を使う．また，患者は文字あるいは言葉による指示の理解が困難であり，単語および文章を復唱できない	側頭頭頂葉 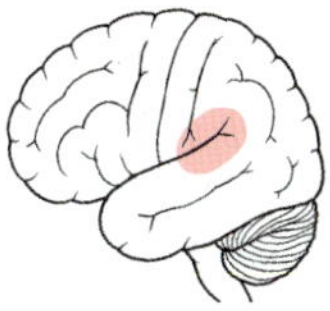
全失語症	患者は表現および受容ともに重篤な障害があり，ほとんど意思の疎通ができない	側頭頭頂葉 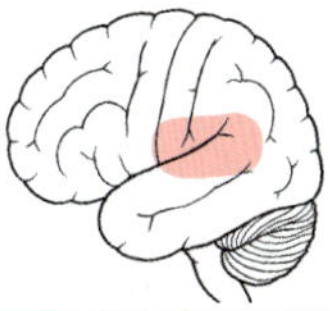
名称失語	ある物を指示されたとき，その物の特徴（色・大きさ・目的）は言えるが，その名前を言えない	頭頂葉・皮質下・側頭葉 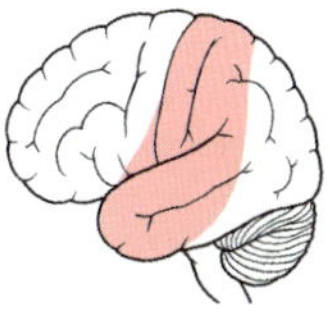
失　行	しゃべるよう指示されたとき，口唇と舌の運動を協調することができない．一人放っておくとうまくしゃべれる	前頭葉 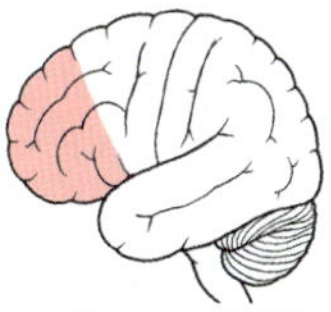
構音障害	患者は言いたいことはわかっているが，運動障害がありはっきりしゃべれない．患者は同時に嚥下および咀嚼が困難である	小脳および/または前頭葉（後部） 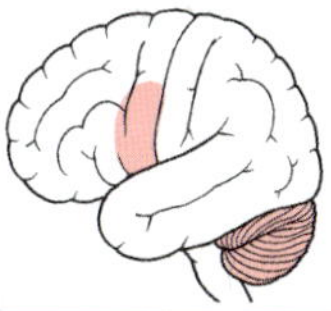
保　続	一つの考えあるいは反応を持続的にくり返す	大脳全体（主として前部） 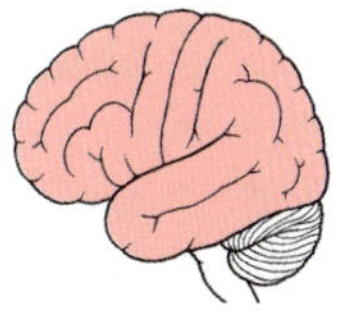

（矢野雄三：Nurse's clinical library　脳・神経，医学書院，1988，p.29．より引用）

る．頚椎の障害では四肢麻痺，腰椎では下半身麻痺が発現する．また，運動機能と同時に感覚機能も障害されるので注意が必要である．このように，異常の部位と範囲，程度により障害の現れ方も千差万別である．

○小脳性運動失調

- 小脳性運動失調の可能性が考えられるものには，ロンベルグ試験でふらつきがある，つぎ足歩行で直線上をふらつきがあって歩けない，また閉眼で片足

表 3-18 ジャパンコーマスケール（Japan Coma Scale：JCS）

I．刺激しないでも覚醒している状態（1 桁で表現）
　0　清明
　1　清明とはいえない（1）
　2　見当識障害がある（2）
　3　自分の名前，生年月日が言えない（3）
II．刺激すると覚醒する状態（刺激を止めると眠り込む）（2 桁で表現）
　10　普通の呼びかけで容易に開眼する（合目的な運動をする，言葉も出るが，間違いが多い）（10）
　20　大きな声または身体を揺さぶることにより開眼する（簡単な命令に応じる）（20）
　30　呼びかけを繰り返すとかろうじて開眼する（30）
III．刺激しても覚醒しない状態（3 桁）
　100　痛み刺激に対しては，払いのけるような動作をする（100）
　200　痛み刺激に対して，少し手足を動かしたり，顔をしかめたりする（200）
　300　痛み刺激に反応しない（300）

以下の表現を付記することがある．
R（restlessness）：不穏状態
I（incontinence）：失禁
A（akinetic mutism）：無動無言症，（apallic state）：失外套症

表 3-19 グラスゴーコーマスケール（Glasgow Coma Scale：GCS）

E．開眼（eye opening）	M．運動反応（best motor response）	V．言語性反応（best verbal response）
4　自発的（spontaneous）	6　命令に従う（obeying）	5　見当識あり（orientated）
3　言葉により（to speech）	5　払いのける（localizing）	4　錯乱状態（confused）
2　痛み刺激により（to pain）	4　逃避的屈曲（withdrawal flexing）	3　不適当（inappropriate）
1　なし（none）	3　異常な屈曲（abnormal flexing）	2　理解できない（incomprehensible）
	2　伸展する（extending）	1　なし（none）
	1　なし（none）	

E，M，V の合計点数で評価する．

立ちが 5 秒以下の状態などである．また，指指試験や指鼻試験，膝打ち試験などの共同運動の異常は，運動失調や運動麻痺の可能性がある．

感覚神経機能の異常所見

○表在知覚の異常

- 皮膚を刺激して様々な感覚の知覚能力を観察し，表在知覚の触覚が消失，知覚鈍麻，知覚過敏な状態，左右差がある場合は，脊髄障害や求心性神経路障害の可能性がある．
  ①痛覚に関する異常：痛覚消失，痛覚鈍麻，痛覚過敏な状態，左右差がある場合，脊髄障害や求心性神経路障害の可能性がある．
  ②温度覚の異常：温度覚の消失，鈍麻，過敏，左右差がある場合は，脊髄障害や求心性神経路障害の可能性がある．

○深部知覚の異常

- 振動覚をアセスメントし，振動を感じることができない，振動の開始や終了がわからない，左右差があるなどの場合は，糖尿病やアルコール中毒による末梢神経障害の可能性が高い．位置覚のアセスメントで動いた方向がわからない，左右差がある場合は，脊髄後索の障害の可能性がある．立体認知が不能，立体覚が消失している場合は，頭頂葉の障害の可能性がある．

反射の異常

○反射の減弱・消失

- 深部反射である上腕二頭筋反射，上腕三頭筋反射，腕橈骨筋反射，膝蓋腱反射，アキレス腱反射の減弱・消失は，末梢神経障害の可能性がある．表在反射である腹壁反射の減弱・消失は，肥満，妊娠，腹水，腹部手術の既往などで生じる．

○反射の亢進

- 前述の反射が亢進している場合は，錐体路の障害の可能性が高い．

  ①病的反射の出現：病的反射であるバビンスキー反射で，母指の背屈が起きるのは錐体路障害の可能性が高い．ただし，乳児の場合は生理的なもので，異常ではない．

  ②クローヌスの出現：振動様のふるえがある場合は，錐体路障害の可能性がある．

②生活への影響

日常生活活動（ADL）への影響

- 運動神経機能の障害では，筋力の低下，視覚機能の低下，関節可動域が縮小するために，起居動作や移動動作をはじめ，食事，整容，更衣，排泄，入浴などの ADL，コミュニケーションや身の回りの動作である日常生活活動（ADL）に支障をきたす．また，運動の巧緻性や速度，正確さなどにも影響が生じるため，日々の生活行動に不自由が生じる．さらに平衡感覚や反射運動の減退も，転倒や転落などを起こす可能性がある．
- 感覚神経機能の障害においても，視覚，聴覚，嗅覚，味覚，皮膚感覚に異常をきたすと日常生活での安全を損ない，危険から身を守る機能が低下する．

手段的日常生活活動（IADL）と社会生活への影響

- 高次脳機能の障害によって，思考や記憶，言語などの精神活動が低下し，他者とのコミュニケーションに支障をきたす．そのため日常生活，とりわけ社会活動がスムーズに進まなくなり，自尊心や自己概念に影響を及ぼす．また，外出や交通機関の利用，掃除，洗濯，炊事，買い物，金銭管理などの手段的日常生活活動（IADL）にも支障をきたすため，これまでの家族関係や社会的交流に疎外感をもたらし，心理社会面に大きな影響をもたらす．疎外感や孤独感がつのると，抑うつ状態になる可能性も高くなる．

□高齢者の場合の留意点

①アセスメントの視点

- 高齢者は，身体の加齢現象やニューロンの退化の変化によって様々な影響を受ける．健忘や集中力の低下，思考力の低下はその一部でもある．
- 運動神経機能の低下では，視力の低下や関節可動域・筋力が低下し，基本的ADL や IADL に支障をきたすことがある．
- 運動の正確性，動作の巧緻性，ふらつきの出現など，様々な動作，活動の安全性が低下するため，段差のある場所での起居動作や移動動作などに注意する必要がある．
- 平衡感覚や反射運動も減退し，転倒や転落の危険が大きくなるので生活環境を含めた生活行動の十分なアセスメントが必要である．
- 高齢者は，感覚機能についても感受性が低下するため，刺激に対する反応が鈍くなったり，自覚症状の感じ方も低下することが多く，異変に気づくのが遅くなる可能性がある．重篤化する前に，加齢による生理的変化なのか，病的な変化なのかをアセスメントする．
- 感覚機能は主観的な反応であるので変化に注意し，ゆっくりと時間をかけてアセスメントする．

②診査の際の留意点

- 高齢者は，理解するのに時間がかかったり，スムーズに反応できないこともあるので，ゆっくり落ち着いて時間をかけて診査する．質問して 3 ～ 5 秒は待つ必要がある．
- 診査中は，転倒・転落などの事故が生じないよう十分に注意する．

外皮・リンパ系のアセスメント

□学習のねらい

皮膚は身体の最も外側にあり，身体内部の諸器官を覆っている．皮膚の構造は表皮，真皮，皮下組織の３層からなり，毛髪や爪などの付属器を含めて外皮という．皮膚は外界の刺激から身体を守る保護機能，外界の情報を取り込んで脳に伝達する感覚機能などの役割を担っている．また，内臓の異常や栄養状態が外皮に反映されることも多く，外皮のアセスメントは健康状態を知る重要な手がかりとなる．

リンパ系は全身に分布するリンパ管とリンパ節からなり，身体の防御機構として働いている．皮下に存在するリンパ節の異常は，体表面の触診によって発見することができる．

本節では，皮膚および付属器（毛髪と爪），表在リンパ節のアセスメントを学ぶ．

□学習の目標

1．外皮・リンパ系の形態と機能を説明できる．
2．外皮・リンパ系の正常所見と異常所見を説明できる．
3．外皮・リンパ系の機能に関係する問診を行うことができる．
4．外皮・リンパ系の視診・触診を行うことができる．
5．問診・視診・触診で得られた情報を生活行動と関連させ，異常がある場合は生活への影響を推論することができる．

□アセスメントの目的

- 皮膚は身体の内部と外部を分け，身体内部の諸臓器を保護している．皮膚の健康を保つことは，人が健やかな日常生活を送るうえで不可欠である．
- 皮膚に異常がある場合は，その所見が外皮自体の障害によるものか，生命活動を支える恒常性や栄養状態など身体内部の変化によるものかを見極めることが重要である.

- 皮膚の異常は日常生活や社会生活に深く関連する. ボディイメージの変化は, 自己概念の低下や心理的・社会的影響も大きい.
- 皮膚は発達段階や物理的・化学的環境によって影響を受ける場合があるため, 生活環境や職業歴などを含めたアセスメントが必要となる.
- リンパ系には身体防御機構の役割があり, リンパ系の異常所見は感染や免疫機能低下を現していることがある. 他の症状と共にアセスメントすることで異常の早期発見・早期治療, 適切な看護介入につなげる.

□形態と機能

①形　態

皮膚・皮膚付属器

- 皮膚と皮膚付属器を併せて外皮系とよぶ.

【皮　膚】

- 皮膚は表皮（外層）, 真皮（内層）, 皮下組織の 3 層構造である（**図 3-151**）.
- 表皮は表面の薄い層で重層扁平上皮からなっている. 胚芽層（基底層）とよばれる表皮の深層は真皮に接しており, 表層には角質層がある.
- 胚芽層は継続的に細胞分裂を行って新たな細胞を産生している. 新しい細胞は古い細胞を表皮の表面に押し上げ, 古い細胞は外層に近づくにつれて角化

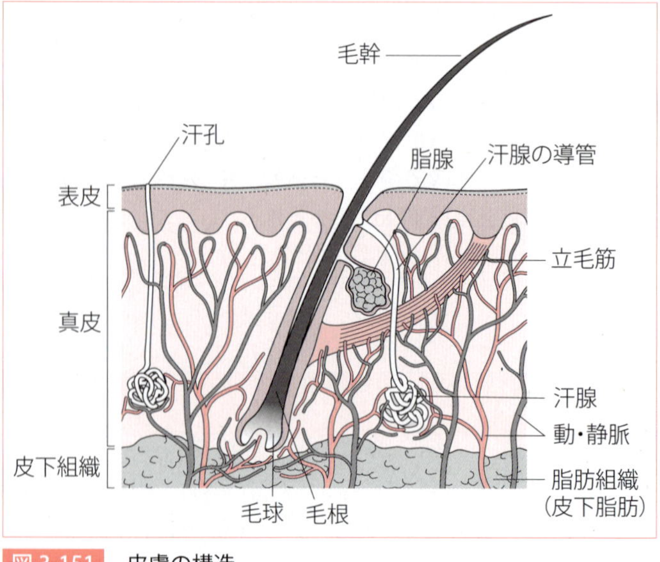

図 3-151　皮膚の構造

する．最外層まで移動した角質層は約 4 週間で剝離し，下層から上がってきた細胞に置き換えられる．

- 真皮は皮下組織の上に位置し，強靭な線維性結合組織からなっている．細胞外基質の主成分はコラーゲン線維であり，弾力性に富んでいる．真皮には乳頭層と網状層がある．表皮の下面には真皮の乳頭が突き出し，毛細血管や神経終末が入り込んでいる．
- 皮膚の色は，皮膚細胞にある褐色色素（メラニン）と表面付近の毛細血管によって決まる．
- 皮下組織は疎性結合組織で，血管，神経，リンパ液と多量の脂肪細胞からなっている．

【 皮膚付属器 】

- 皮膚には表皮細胞が変化してできた毛と爪のほかに，汗や皮脂を分泌する汗腺や脂腺などの付属器がある．

○毛

- 毛は全身の皮膚に分布しており，外皮から出ている部分を毛幹とよぶ．毛幹には毛髄質と毛皮質があり，表面は毛小皮という鱗状の層に覆われている．
- 皮膚の内部に毛包があり，表皮に続く上皮性毛包とその回りを囲む結合組織性毛包からなる．毛包に包まれた部分は毛根とよばれ，毛包の最深部から毛乳頭が入り込んでいる．
- 毛乳頭は毛母に覆われており，この細胞が分裂して毛を発育させる．
- 毛包には平滑筋である立毛筋が付着しており，収縮によって毛を逆立てる．

○爪

- 爪は角化したケラチン細胞で，爪甲，爪根からなり，爪体に接している皮膚面を爪床という．外から見えるのは爪体であり，爪根は皮膚に入り込んでいる（**図 3-152**）．
- 爪は爪母のある爪根で発達し，深部から浅いほうに向かって押し出され角化する．
- 爪の色は無色透明であるが，爪床の毛細血管によってピンク色に見える．

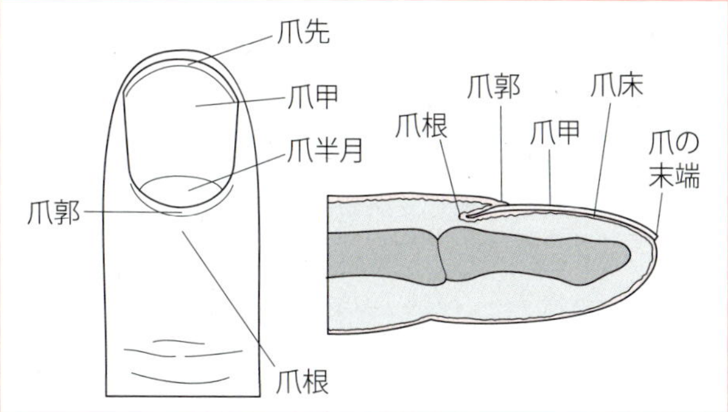

図 3-152 爪の構造

○皮脂腺

- 皮脂線は毛包に開口し，手掌と足底を除く全身に分布している．
- 皮脂線は皮脂とよばれる油脂成分を分泌し，皮膚表面に放出する．

○汗　腺

- 汗腺は表皮と皮下組織に開き，皮膚全域に認められる．
- 汗腺にはエクリン腺とアポクリン腺がある．
- エクリン腺は全身に広く分布するが，特に手掌，足底，前頭部，上唇に多く，水分に富む薄い汗を分泌する．
- アポクリン腺は毛包に開口し，腋窩，外耳道，外陰部など限られた部位に分布している．アポクリン腺からはたんぱく質や脂肪に富む汗が放出される．

リンパ系

- リンパ系はリンパ管とリンパ節からなり，リンパ液が流れている．
- リンパ液は毛細血管を通る血液から血漿が漏れ出て組織液になったもので，液体成分と細胞成分（リンパ球やその他の白血球）からなる．リンパ系をめぐるリンパ液の流量は１日３～4L である．

【 リンパ管 】

- リンパ管は組織液を集めて血液に戻す脈管である．毛細血管に似た毛細リンパ管から始まり，合流して次第に太くなる．リンパ管はあちこちで網目を作りながら動脈あるいは静脈に沿って走行し，身体の中央に向かって合流する．最終的には右上半身からのリンパ管は右リンパ本幹，左上半身と下半身からのリンパ管は胸管とよばれる太いリンパ管に集約される．
- 胸管は最大のリンパ管で，第１腰椎の前，腹大動脈の後ろから大動脈に沿って走行し，左鎖骨下静脈に合流する．右リンパ本管は右鎖骨下静脈に合流し，血液中にリンパ液を戻す．

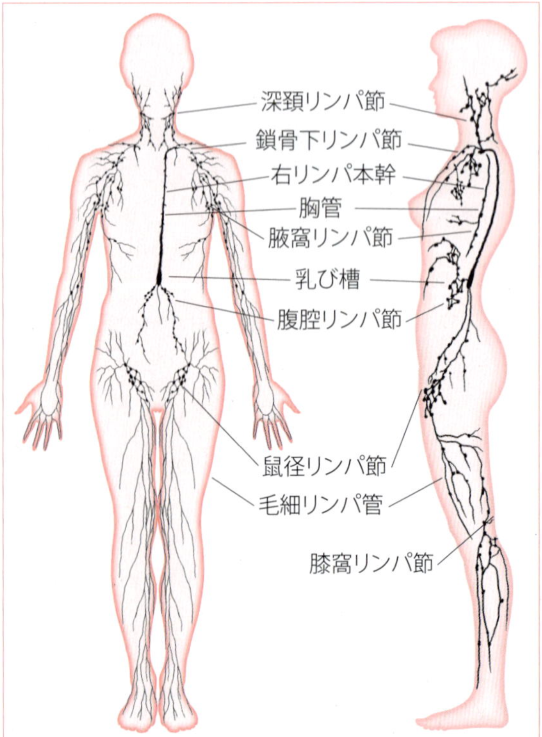

図 3-153　リンパ節

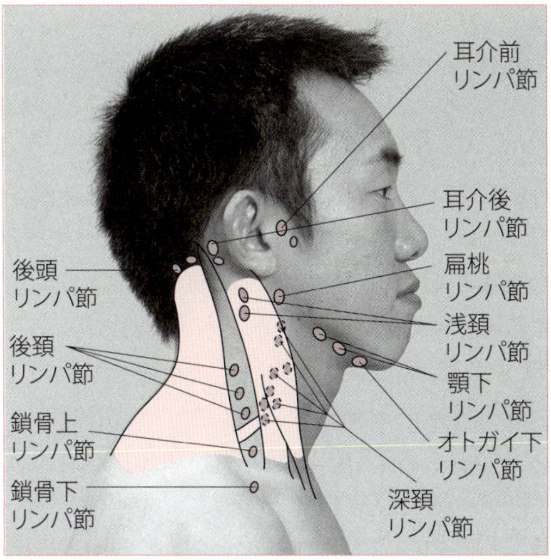

図 3-154　頭頚部リンパ節

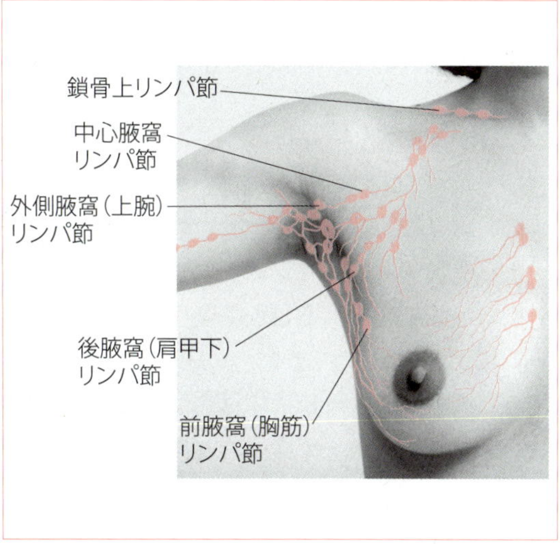

図 3-155　腋窩リンパ節

【 リンパ節 】

- リンパ節は全身のリンパ管の流域にあり，単独あるいは群をなしてリンパ流を濾過している（**図 3-153**）.
- リンパ節は被膜のある小さな楕円形（粟粒大）のリンパ組織で，リンパ管が合流するところにみられる．リンパ節が特に多く集まっているのは頭頚部（**図 3-154**），腋窩（**図 3-155**），鼠径部で，そのほか胸腹部の内臓や大血管周囲に多くある.
- リンパ液は凸面にある輸入リンパ管を通ってリンパ節に入り，凹面から出る輸出リンパ管を通ってリンパ節から流れ出る.

②機　能

皮膚・皮膚付属器

- 皮膚には主に 4 つの機能（保護，排泄，体温調節，感覚）がある.

【 皮　膚 】

○保護機能

- 皮膚は生体内部を守る防壁として機能している.
- 皮膚表面の角質層は病原体の侵入を物理的に遮断し，弱酸性（pH4.5 ～ 6）の皮脂が皮膚表面での微生物の増殖を抑制している．その一方，毛根部には常在菌が生息し，病原性のある一過性細菌の増殖を抑える.
- バリアとして体液の漏出を防ぐとともに，温熱・寒冷，紫外線，摩擦，圧迫などの物理的刺激，化学物質などの化学的刺激から身体内部を保護し，防御機構として働いている.

○排泄機能

- 皮膚は，わずかではあるが尿酸・尿素，炭酸ガスを体外に排出する機能を有する．

○体温調節機能

- 気温の高い環境下では，真皮および皮下組織にある血管を拡張して血流量を増加させ，熱放散を促進する．
- 気温の低い環境下では，皮膚血管を収縮させて熱放散を抑制したり，立毛することで熱産生を促進したりする．

○感覚機能

- 皮膚には温覚，冷覚，痛覚，触覚を知覚する神経終末が多数分布している．
- 皮膚に点状刺激を与えた際に感覚の生じる部位には感覚点が存在し，皮膚感覚の種類によって温点，冷点，痛点，触点がある．
- 感覚点の分布密度は，感覚の種類や部位によって相違する．全身の皮膚の感覚点は痛点が最も多く，触点，冷点，温点の順に少なくなる．
- 皮膚が備えている感覚機能が正常に働くことによって，われわれは外界の状況を的確に把握して危険を回避し，安全な生活を送ることが可能となる．
- 皮膚には紫外線を受けてビタミンDを合成し，また皮膚の色をつくるメラニンを産生し紫外線によるダメージを防ぐ機能がある．

【 皮膚付属器 】

○爪

- 爪は手や足の先端を保護する役割を担う．
- 爪があることで指先の細かい動きが可能になる．

○毛

- 毛は全身にみられるが，睫毛（しょうもう）と鼻毛は身体の保護に役立っている．睫毛は眼に異物が侵入するのを，鼻毛は気道に異物が侵入するのを防ぐ役割を担う．

リンパ系

- リンパ系の主な役割は生体防御で，リンパ系に含まれるリンパ球や貪食細胞がリンパ管内の細菌などの異物をとらえ，血液循環に侵入するのを防御する．
- リンパ節では捕食された異物の抗原物質に対して抗体を産生し，免疫反応を引き起こす．病原体がリンパ節に入ると異物に対する反応で炎症が起こり，リンパ節は腫大する．
- リンパ系は，細胞膜間の組織液を集めて血管に還流させることで，体液を調整する機能を有している．このときのリンパの循環は，リンパ管を取り囲む筋肉の収縮によって促される．

□アセスメントの方法

①アセスメントの準備

環境の調整

- 外皮・リンパ系のアセスメントでは，対象者の皮膚の色調や性状の観察が重要となるため，なるべく自然光で視診できるよう室内の照明を調整する．
- プライバシーが守られる環境を整えるとともに，体幹を観察する場合は室温調整に十分注意する．

対象者の準備

- アセスメントの目的，方法，所要時間などを説明し，同意を得る．
- 皮膚のアセスメントでは化粧，マニキュア，ペディキュアを落としてもらう．皮膚が汚染している場合は清潔にしてから診査する．

②必要物品

- 定規またはノギス，拡大鏡，ペンライト，ディスポーザブル手袋．

③自覚症状のインタビュー

- 皮膚・リンパ系に関連した問題を確認する．健康歴のインタビューで訴えがあった場合は以下の観点から詳しく聴取する．また，自覚症状による日常生活への影響（睡眠，食欲，入浴など）について尋ねる．
- 健康歴におけるアレルギー反応（薬物，食品）の有無を事前に確認し，アレルギー反応の既往がある場合は最初の服薬状態や摂取した食品について聴取し，これらと関連づけながら自覚症状を聴取する．

皮　膚

- 以下の症状を訴えている場合は，発生時期，部位，持続時間，頻度，程度，出現の特徴などを確認する．
  瘙痒感，疼痛，灼熱感，乾燥感，損傷（切創，擦過傷など），腫脹，発疹（発赤などの色調の変化やびらんなど），皮下出血，色調の変化，むくみ感（倦怠感などの随伴症状の有無および程度の確認を含む），爪の変化（角化，硬度肥厚，爪体の色調）．

リンパ系

- 腫脹があれば，発症時期，部位，程度を確認する．
- 疼痛があれば，発症時期，部位，持続時間，頻度，程度を確認する．

④外皮・リンパ系の視診・触診

診査の留意点

- 外皮・リンパ系の診査は，視診・触診で行う．特に腋窩や関節の裏など見えにくい部分に注意する．
- 頭部，顔面，頚部，上肢，下肢などの露出しているあるいは露出しやすい部位から行う．同一部位は外皮・リンパ系の観察を同時に実施する．
- 視診で異常が認められた場合，その部位の触診は感染予防のためディスポーザブル手袋を着用して最後に行う．

皮膚・皮膚付属器（毛髪・爪）のアセスメント（視診・触診）

【 皮膚の観察 】

○皮膚の視診による観察

- 座位になってもらい，衣服に隠れていない部位から観察する．頭頚部，上肢，体幹，下肢の順に観察する．
- 色調，つや，落屑の有無，外傷や熱傷の有無，発疹，発赤，色素斑，腫脹，皮下出血，滲出液，腫瘤の有無を観察する．
- 必要に応じて，看護者は対象者に衣服を脱いでもらい，衣服に覆われていない部位を観察する．

☞正常な場合：色調は単一で落屑，外傷，熱傷，発疹，発赤・色素斑，腫脹，皮下出血，滲出液，腫瘤はない．皮膚の色調は民族や個人によって異なること，また，皮膚の性状は年齢などによっても異なることに留意する．

○皮膚の触診による観察

- 看護者の手背で対象者の皮膚に触れ，温度と湿潤を観察する．四肢の皮膚を観察する際には必ず左右に触れ，左右差の有無を確認する．

☞正常な場合：温かく適度に乾燥しており，左右差はない．

○ツルゴールの観察（ツルゴールテスト）

- 看護者は対象者の両手背または両前腕の皮膚をつまみあげてから離し，皮膚

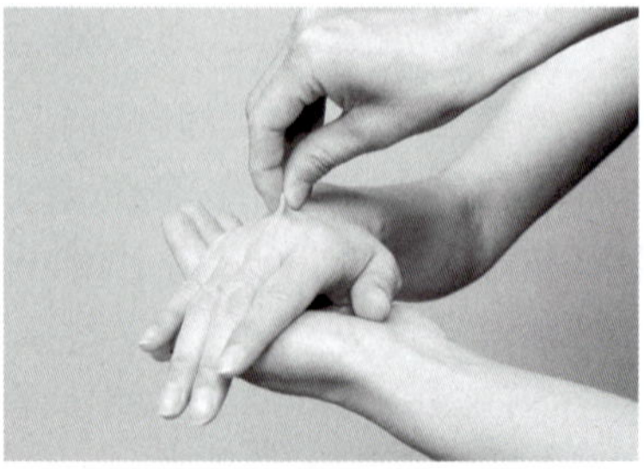

図 3-156　手背のツルゴールテスト

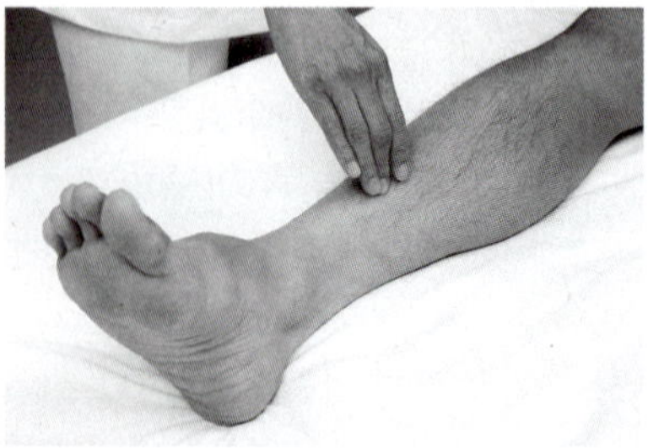

図 3-157　脛骨前面の診査

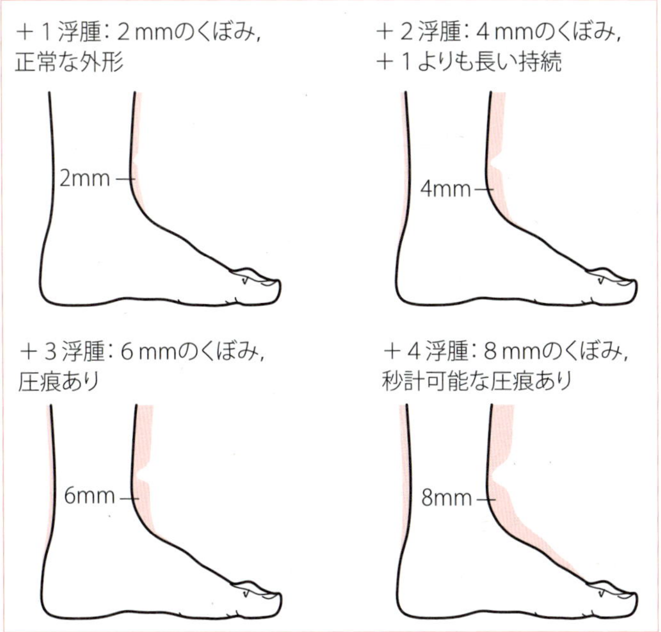

図 3-158　圧痕浮腫

の緊張感（ツルゴール）を観察する（**図 3-156**）．

☞正常な場合：指でつまんで離した後，すぐにもとの状態に戻る．

〇浮腫の観察

- 対象者に仰臥位になってもらい，両下肢の脛骨前面を指で 10 秒以上圧迫し，表面の圧痕の有無を観察する（**図 3-157**）．必要時，くぼみの深さを計測する（**図 3-158**）．

☞正常な場合：左右共にくぼみが残らない．

【 皮膚付属器の観察 】

〇毛髪の観察

- 頭皮および毛根の状態，毛髪の分布や色，つや，脱毛の有無を観察する．頭皮や頭髪の汚染状態についても観察する．

☞正常な場合：毛髪は均等に分布していて脱毛がない．色は黒，褐色，灰白色，白色などである．

〇体毛の観察

- 上肢，体幹，下肢の体毛の有無，分布，色，脱毛の有無，清潔さを観察する．

☞正常な場合：手掌，足底，口唇，陰部を除く全身に均等に分布している．色は黒，褐色，灰白色，白色などで脱毛はない．

〇爪の観察

- 爪の形状，色，厚さ，硬度，ボー線（爪甲横溝），縦溝，線状出血の有無などを観察する．

☞正常な場合：爪はピンク色で爪の基底に対して約 160 度である．縦溝，ボー線，線状出血がなく爪甲は硬い．

リンパ系のアセスメント（視診・触診）

- 各部位のリンパ節で，大きさ，可動性，硬さを観察する．

【頭頸部の観察】

- 対象者に座位になってもらい，両手の示指，中指，環指の指腹でリンパ節に触れる．触知しづらい場合は，触診する側の筋を弛緩するようにして首を触診側に傾け，リンパの走行に沿って触診する．
- 両側のリンパ節を左右同時に以下の順に触れ，大きさ，形，可動性，硬さを観察する（**図 3-159**）．

①耳介前リンパ節
②扁桃リンパ節
③顎下リンパ節
（①〜③）示指，中指，環指の指腹で左右同時に触診する．

④オトガイ下リンパ節：利き手でないほうの手掌で頭部を固定し，利き手の示指，中指，環指の指腹で触診する．

⑤浅頸リンパ節
⑥深頸リンパ節
⑦後頸リンパ節
（⑤〜⑦）示指，中指，環指の指腹で左右同時に触診する．触知しづらい場合は，触診する側の筋を弛緩するように首を触診側に傾けリンパの走行に沿って触診する．

⑧後頭リンパ節
⑨耳介後リンパ節
（⑧⑨）両手の母指を側頭部に当て示指，中指，環指の指腹で左右同時に触診する．

⑩鎖骨上リンパ節：首をすくめるようにして（肩関節を挙上して）もらい，鎖骨上にできたくぼみに示指，中指，環指の指腹を差し入れ左右同時に触診する．

☞正常な場合：リンパは触知しないか 1 cm 未満の球形で，可動性があり軟らかく，圧痛はない．

【腋窩および上肢の観察】

- 対象者に上半身の衣類を脱ぎ，座位になってもらい，視診・触診する（**図 3-160**）．

  ①前腋窩（胸筋）リンパ節，②中心腋窩リンパ節，③後腋窩（肩甲下）リンパ節，④外側腋窩（上腕）リンパ節の順に触診する．
- 看護者は一方の手で対象者の上肢を支え，他方の手の示指，中指，環指の指腹で触診する．
- 不快な部位であるので，緊張しやすく触診しづらい場合がある．リラックスできるよう配慮し速やかに触診する．
- 片側が終わったら反対側も観察する．

☞正常な場合：リンパは触知しないか 1 cm 未満の球形で，可動性があり軟らかく，圧痛はない．

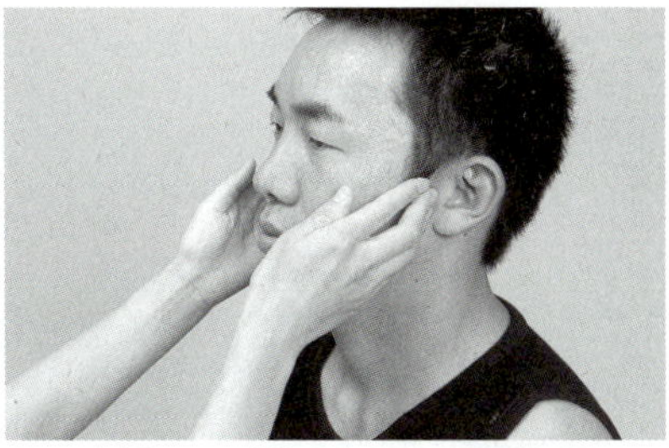
①耳介前リンパ節

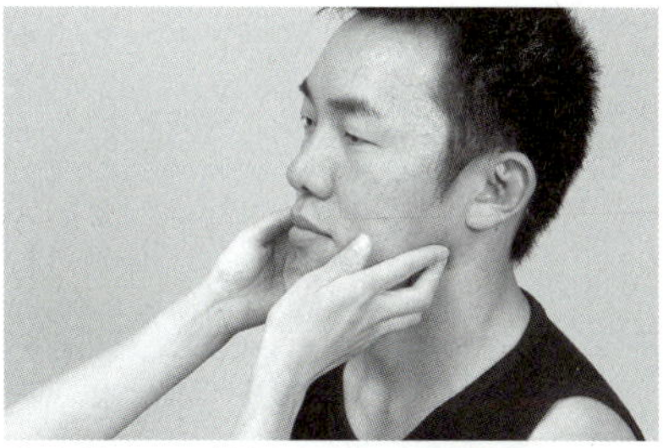
②扁桃リンパ節

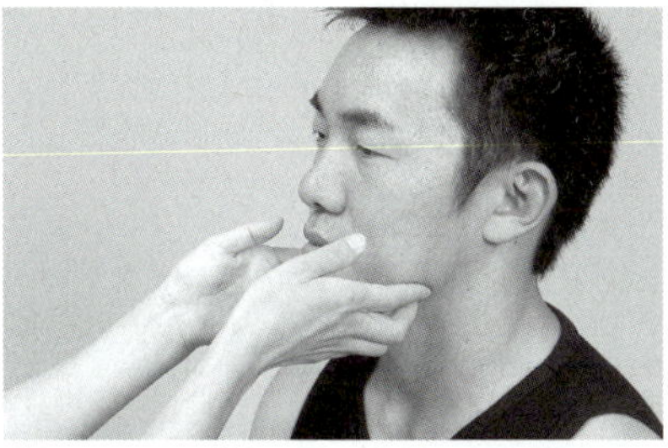
③顎下リンパ節

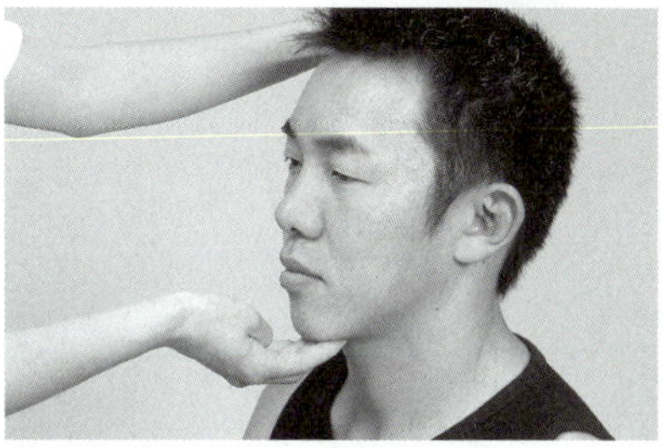
④オトガイ下リンパ節

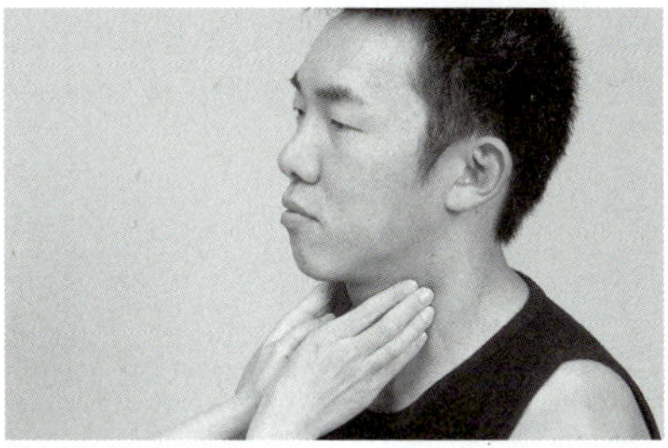
⑤浅頚リンパ節

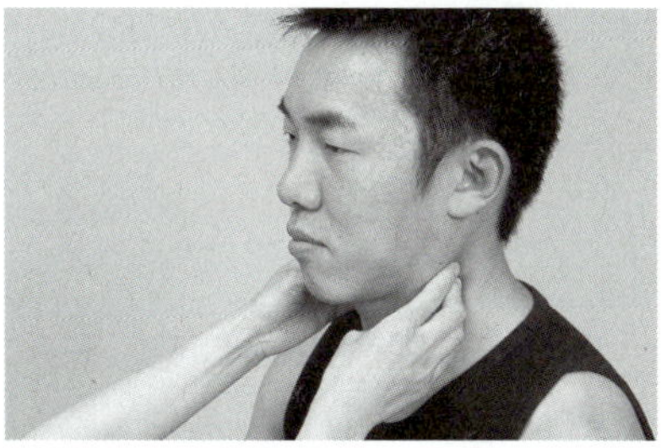
⑥深頚リンパ節

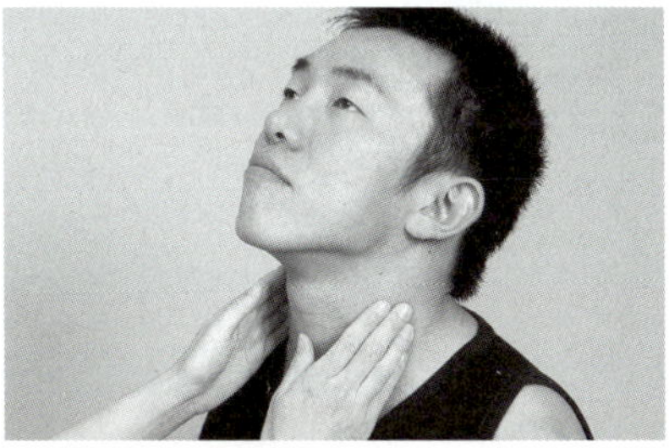
⑦後頚リンパ節

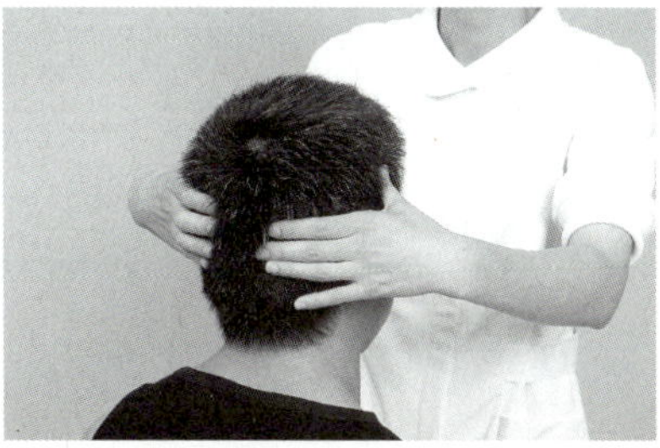
⑧後頭リンパ節

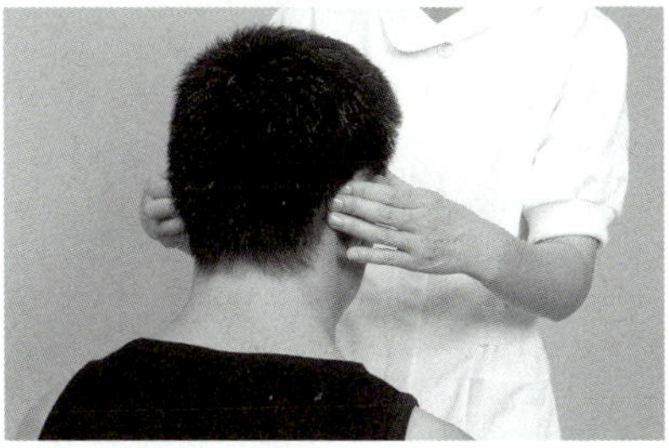
⑨耳介後リンパ節

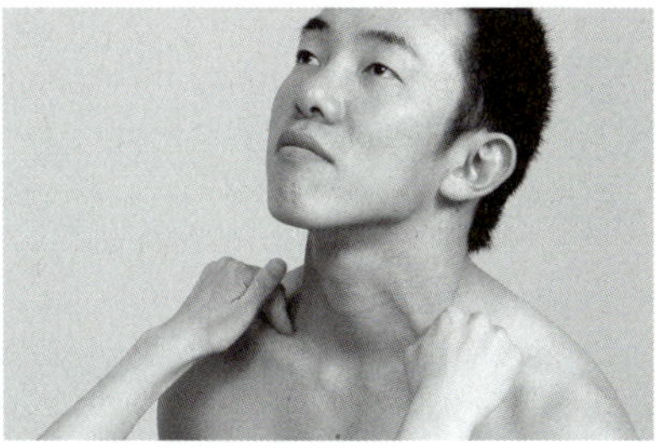
⑩鎖骨上リンパ節

図 3-159　頭頚部リンパ節の触診

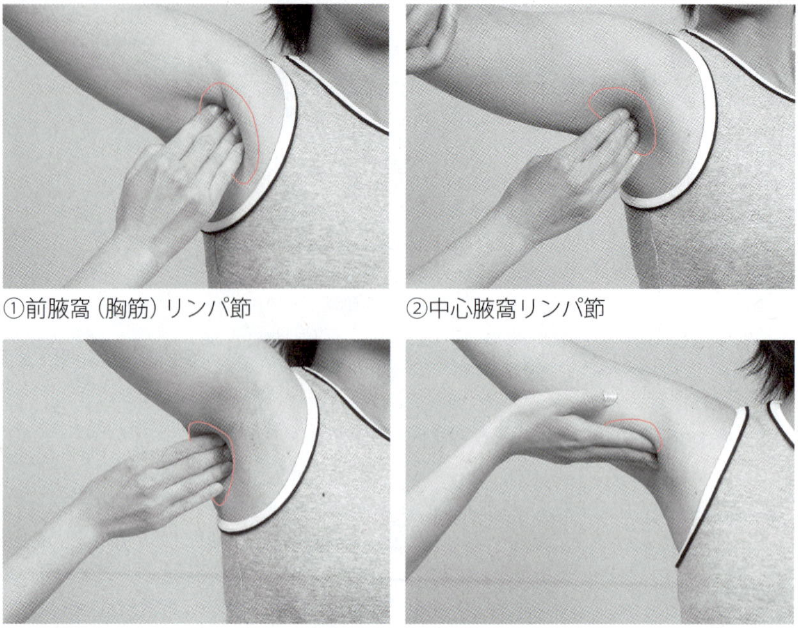

①前腋窩（胸筋）リンパ節　②中心腋窩リンパ節　③後腋窩（肩甲下）リンパ節　④外側腋窩（上腕）リンパ節

図 3-160　腋窩リンパ節の触診

【 鼠径部および下肢の観察 】

- 対象者に下肢を露出し，側臥位または仰臥位になってもらう．
- 筋が弛緩するように鼠径部リンパ節は，股関節を屈曲してもらい中指，環指の指腹で触診する．
- 膝窩リンパ節は，膝関節を屈曲してもらい中指，環指の指腹で触診する．

☞正常な場合：リンパは触知しないか 1 cm 未満の球形で，可動性があり軟らかく，圧痛はない．

□異常所見と生活への影響

①異常所見

皮膚の異常所見

○熱感・冷感

- 熱感は炎症の可能性がある．熱感が全身の発熱によるものか，局所的なものか観察する．局所的な場合，炎症性の発疹が原因になっていることがある．
- 四肢の冷感は，末梢循環障害（レイノー現象）や貧血などの可能性がある．

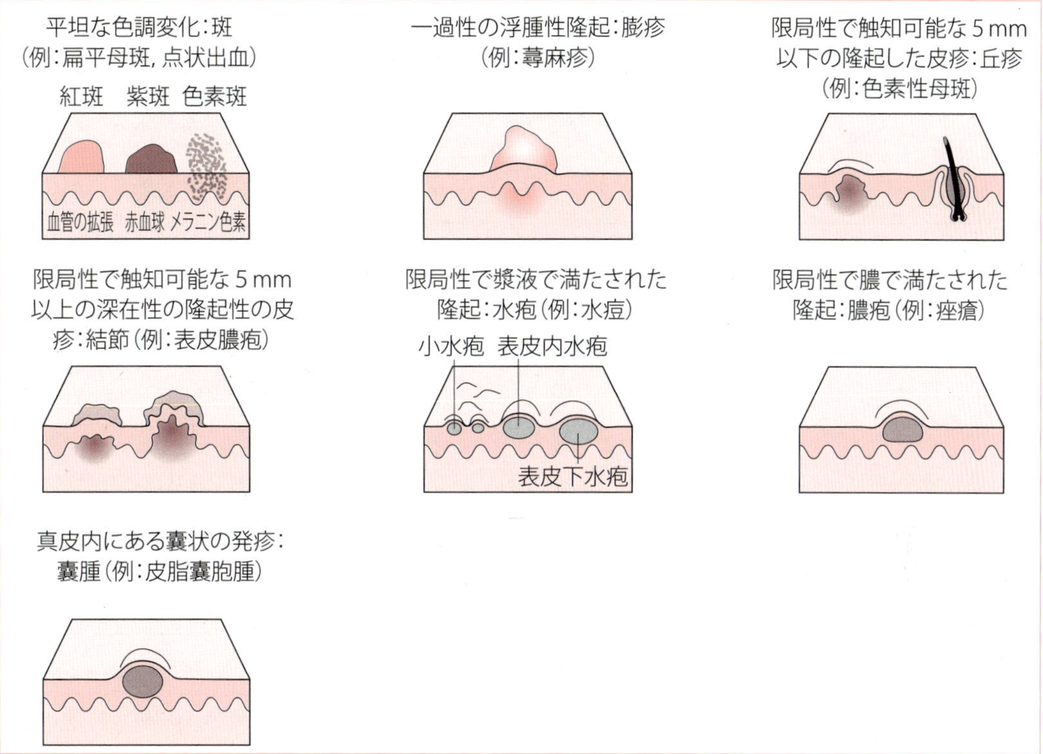

図 3-161　原発疹

○色調変化

- チアノーゼ，紅斑，蒼白は血行不良，黄色は黄疸や白斑などの可能性がある．

○緊張低下

- ツルゴールテストで皮膚がすぐもとに戻らない場合は脱水の可能性がある．
- 緊張低下が加齢によるものか，病的なものかを判断する．

○浮　腫

- 浮腫には局所性のものと全身性のものがある．
- 局所性のものは，局所的な静脈の閉塞や狭窄によって起こる静脈性浮腫と，リンパ管の閉塞や還流障害によるリンパ性浮腫がある．
- 全身性のものは心性，腎性などがある．心性の場合は下肢（立位時），腰部・背部（臥位時）に浮腫が起こり，腎性の場合は顔面や全身に起こる．

○発　疹

- 発疹には，原発疹（**図 3-161**）や続発疹（**図 3-162**）などがあり，原因としてアレルギー性の発疹や感染による発疹がある．
- アレルギー性で代表的なものは，アトピー性皮膚炎と蕁麻疹である．アトピー性皮膚炎は丘疹と瘙痒感があり，蕁麻疹は急性に発症し，強い瘙痒感を伴う．
- 感染症によるものは水痘や白癬，帯状疱疹などがある．

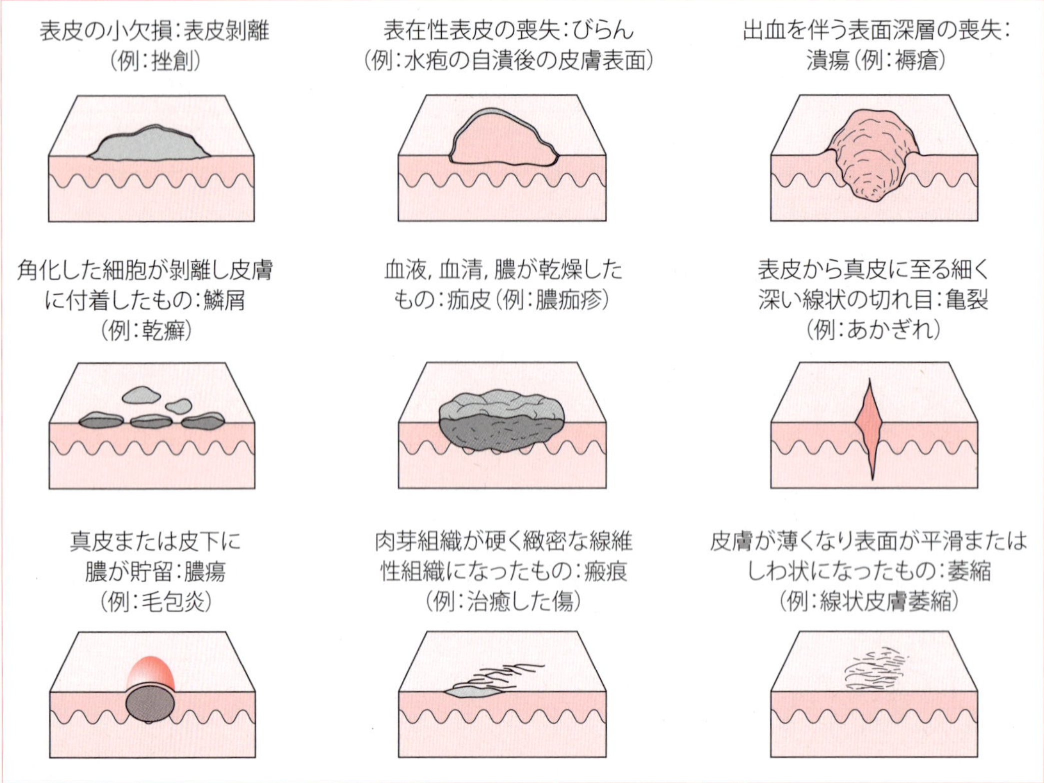

図 3-162　2 次病変（続発疹）

皮膚付属器の異常所見

○爪の変形・色調変化

- 蒼白は貧血，チアノーゼは血行不良の可能性がある．
- 爪の変形では，基底に対して 180 度以上の場合をばち状指（**図 3-163**）といい，慢性的な低酸素の状態によって生じる．
- 爪の先端が上向きに反る状態をスプーン（匙）状爪（**図 3-163**）といい，鉄分不足の可能性がある．
- 爪甲にボー線（横溝）が出現し，爪甲表面に凹凸がある場合は，栄養不良や全身性疾患の疑いがある．
- 爪の肥厚や爪甲の黄白色の混濁，脆弱化は爪白癬の疑いがある．

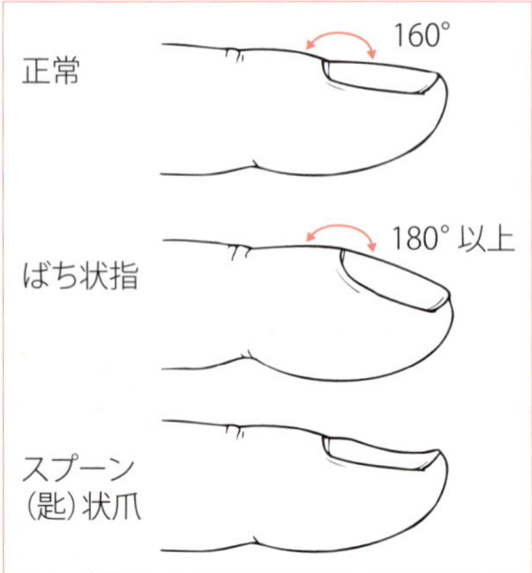

図 3-163　爪の形状

○脱毛・多毛

- 脱毛は加齢によるものと病的なものがあり，多毛はホルモン異常，ステロイドの副作用の可能性がある．

リンパ系の異常所見

- 1 cm 以上のリンパ節の腫脹を触知した場合は，局所性または全身性の感染か腫瘍の可能性がある．
- リンパ節に圧痛があり，発熱がある場合は感染性疾患，不規則な形で組織に固定され硬く肥大している場合は，悪性腫瘍やその転移が疑われることもある．

②生活への影響

日常生活への影響

- 皮膚の異常には瘙痒感や疼痛を伴うことが多く，睡眠時間の短縮，睡眠の質の低下，体位の制限など日常の安楽が阻害されることがある．
- 皮膚の損傷も同様に疼痛により安楽が阻害されるとともに運動制限や感染を生じる可能性がある．
- 浮腫がある場合は，倦怠感やそれに伴って体動が低下することがある．また，皮膚が脆弱となり損傷しやすくなる．
- 皮膚の瘙痒感や疼痛は日常生活への影響が大きく，清潔習慣やスキンケアなど必要な行動が不足する場合がある．
- 精神的ストレスや行動制限から，水・食事摂取量が不足し，栄養状態が低下する場合もある．

ボディイメージの変化

- 皮膚の病変は自分の目で確認できることや他人の目に触れることからボディイメージが変化することがある．自尊心の低下や役割機能の低下，瘙痒感や疼痛，掻破行動による状態の悪化などにより社会生活に悪影響を及ぼす場合がある．

□高齢者の場合の留意点

①アセスメントの視点

- 長年の紫外線への曝露から色素斑が生じたり，加齢によって水分含有量，皮脂分泌量が減少し，真皮が薄くなり張りやつやが低下する．加齢による変化なのか，皮膚の病的変化なのか，脱水や栄養状態の悪化など内部環境の変化なのか注意する.

- 高齢者は身体活動の低下や栄養状態の悪化，下肢の筋組織が減少し組織間液が貯留するため，浮腫を生じやすくなる．また，皮膚が脆弱なため損傷しやすい．痛覚，温度感覚など知覚機能も低下するため，低温熱傷や褥瘡，皮下出血などが生じやすくなる.
- 高齢者の皮膚付属器では，爪が肥厚したり，頭髪がまばらになったりする．加齢に伴う変化なのか，異常によるものなのかを見極める．特に爪の肥厚は爪白癬の場合もあるので，爪白癬に関する他の症状がないか注意する.
- 加齢に伴い，皮膚の防衛機能やリンパ球の再生能力が低下し，易感染状態に陥りやすいことにも留意する.

②診査の際の留意点

- 加齢による皮膚の変化をアセスメントする際には，プライバシーの保護に努め，羞恥心や自尊心に配慮する.
- 高齢者の皮膚は，浮腫や乾燥のため損傷しやすい．診査中に皮膚を傷つけないように注意する.
- 衣類の着脱や体位変換に時間を要する場合は急がせない．疲労がみられる場合は，休息を入れたりあらためて後日に診査するなど配慮する.

泌尿器・生殖器系のアセスメント

□学習のねらい

泌尿器系には腎，尿管，膀胱，尿道，尿道口が含まれる．これらは物質代謝の最終産物である尿を体外に排出し，恒常性を維持する役割を果たしている．

また，生殖器系は人間の諸器官のなかで唯一男女によって異なる特徴を有している．性別による形態・機能的な差異は思春期以降に顕著となり，男性らしさや女性らしさをつくり出していく．生殖器系の諸機能は成人期に成熟を遂げ，それぞれに生殖活動を担っていく．

本節では，形態的に隣接している泌尿器と生殖器をあわせて学習する．

□学習の目標

1．泌尿器・生殖器系の形態と機能を説明できる．
2．泌尿器・生殖器系の正常所見と異常所見を説明できる．
3．泌尿器・生殖器系の機能に関係する問診を行うことができる．
4．泌尿器・生殖器系の視診・触診・打診を行うことができる．
5．問診・視診・触診・打診で得られた情報を生活行動と関連させ，異常がある場合は生活への影響を推論することができる．

□アセスメントの目的

- 泌尿器は，水−電解質を調節し，酸塩基平衡を維持して恒常性を保つ働きと，尿を生成し老廃物を排泄するための機能を果たしている．
- 泌尿器のアセスメントでは，尿の生成とその排出経路である腎から尿道口までの形態面での逸脱の有無，およびその機能を阻害している徴候の有無を判別することにある．

● 生殖器は，男女によって形態・機能共に多くの点で異なった唯一の器官である．それぞれの形態・機能的差異は思春期以降顕著となり，男性らしさや女性らしさを形成していくとともに，性役割意識やボディイメージなどの自己概念の形成と深く関連することになる．
● 両性は異なったかたちでそれぞれに生殖機能を担っている．男性は精子の形成であり，女性は卵子の形成および受精卵の発育と出産の機能を備えている．
● 生殖器系のアセスメントでは，まず形態的および機能的逸脱の有無を判別し，さらにそれが成長・発達段階や性役割機能の遂行，社会生活を含む生活全般にどのように関係しているのかをアセスメントすることを目的とする．

□形態と機能

①形　態

泌尿器系

● 泌尿器系は 2 つの腎，2 本の尿管，膀胱，尿道，尿道口からなる．

【腎　臓】

● 腎臓はソラマメ状の 1 対の器官である．
● 腎臓はソラマメ状のくぼみのある中央部分が身体内側に向き合い，第 12 胸椎から第 3 腰椎の高さに位置している．右側腎は肝臓に押され，左側腎に比べて 1cm ほど低い位置にある（**図 3-164**）．
● 腎内部は腎皮質と腎髄質とに分かれており，腎髄質は腎錐体とよばれる円錐形をした線条部のことである（**図 3-165**）．
● 腎臓の内側縁中央（ソラマメ状の中央のくぼみ）には腎門があり，尿管や腎動静脈，神経が出入りしている．腎門の中央には腎盤（腎盂）と腎杯があり，この腎杯が腎錐体の尖端を取り囲んでおり，腎で生成された尿は腎杯から腎盤を経て尿管へと流れ込む仕組みになっている．
● 尿細管の末端は杯状に拡張し糸球体を取り囲んで

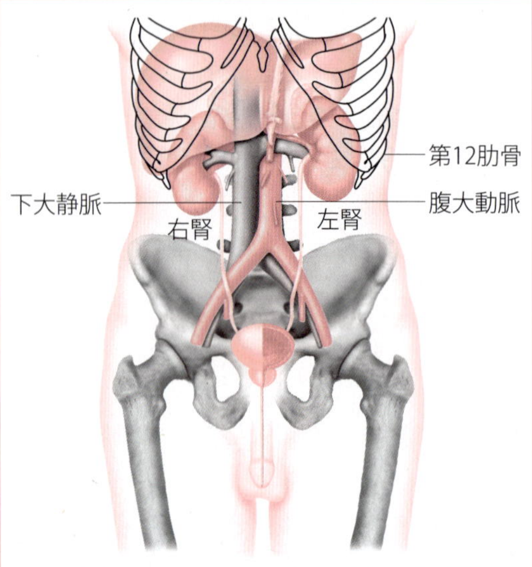

図 3-164　腎臓の位置と構造

いる.

【尿　管】

- 尿管は，長さ 25〜30cm，直径 6mm 程度の細長い管である.
- 2 本の尿管は，上部では左右それぞれの腎と，下部では膀胱と連結しており，いわば水道管のような働きをしている.

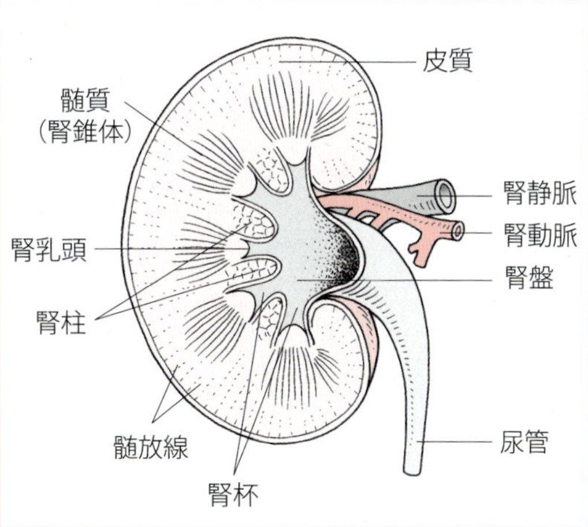

図 3-165　腎臓の断面

【膀　胱】

- 膀胱は腹腔内の恥骨結合後面の中央部に位置している.
- 膀胱は平滑筋でできた伸縮性に富む袋状の器官で，左右の尿管との結合部と尿道との結合部の 3 つの開口部を有する.
- 膀胱壁を構成する諸筋を排尿筋といい，これらの筋と内外の膀胱括約筋は腰神経節Ⅰ〜Ⅳ（交感神経）と仙髄Ⅱ〜Ⅳ（副交感神経）に支配され排尿を調節している.

【尿　道】

- 尿道は，膀胱で貯留した尿を体外に排出するための管で，蠕動運動によって尿を排出する.
- 尿道の長さは男女によって異なり，女性の場合は 3 〜 4cm，男性の場合は約 10cm である.

生殖器系

- 生殖器系は，人間の形態のなかで唯一男女異なる器官である.

【男性の生殖器】

- 卵形をした 1 対の精巣（睾丸）と精路（輸送路），付属生殖腺からなる（**図 3-166**）.
- 精巣は陰嚢内にあり，精巣内の精細管が精子を産生するという働きをもつ.
- 精路は，精巣上体，精管，尿道からなる．精巣上体は精巣の外表面に付着した蛇行状の管で，精巣からの未熟な精子を一時的に貯蔵する．ここで成熟した精子は精管へと送られ，尿道を通って体外に排出される.
- 男性の場合は，尿道が尿と精子を体外に排出する 2 つの働きをもつ特徴がある.
- 付属生殖腺には 1 対の精嚢と，前立腺，尿道球腺があり，これらの腺が精液といわれる分泌液を排出する.
- 男性外性器は陰嚢と陰茎である．陰茎は，その末端の膨大部を亀頭といい，

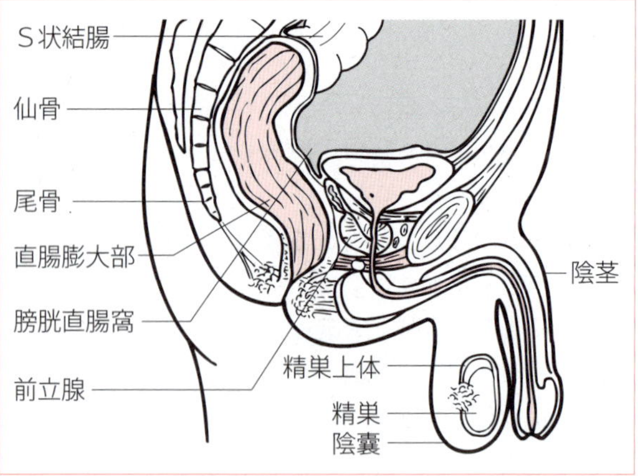

図 3-166　男性生殖器の構造

その近位端に包皮を形成する．

【 女性の生殖器 】

- 1 対の卵巣と管腔系からなる（**図 3-167**）．
- 卵巣は卵子の発生，成熟，排卵を行う生殖器で，骨盤内で子宮の両側に位置する．卵巣の外側を卵巣皮質とよび，多数の様々な卵胞がある．卵胞は卵母細胞という未熟な卵子を含み，ここで成熟し排卵する仕組みになっている．また，卵巣の中心部分は髄質で血管と神経の通路である．
- 管腔系とは卵管，子宮，膣をいう．
- 卵管は長さ 7 ～ 15cm の管で，卵管の外側端は腹腔内に開き，内側端は子宮腔に開く．卵管は蠕動と線毛運動によって，排卵された卵子を子宮に運ぶ働きをする．
- 子宮は，骨盤内で膀胱の後方，直腸の前方に位置した洋ナシの形状をした平滑筋からなる空洞器官である．子宮はそれぞれの部位によって子宮体，子宮

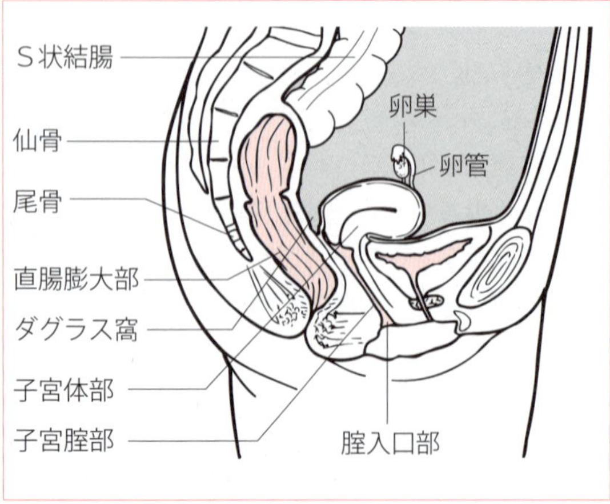

図 3-167　女性生殖器の構造

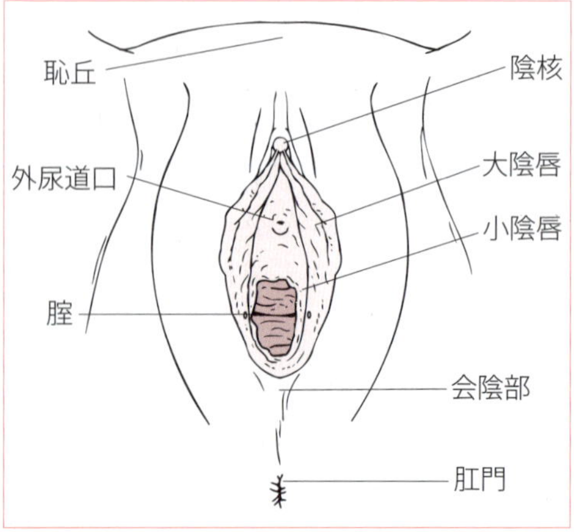

図 3-168　女性外性器

底，子宮頸とよぶ．

- 腟は子宮頸が突出する部分で，長さ 8 ～ 10cm で，外部に開口する．女性の外性器は外陰部ともいい，恥丘，陰唇，外尿道口，腟口，バルトリン腺（大前庭腺）からなる（**図 3-168**）．

②機　能

尿の生成と排尿機能

- 泌尿器の主たる役割は，尿の生成と排尿機能である．

【 尿の生成 】

- 腎は有用物質を再吸収し老廃物を排出する機能とともに，恒常性を維持する役割を担っている．つまり，尿の生成過程は恒常性を維持するメカニズムの一つといえる．
- 尿の生成は，血液によって腎まで運び込まれた体内の老廃物を尿として生成し，体外に排出することである．尿の生成は腎での濾過，再吸収，分泌の 3 つの過程を経て行われる．
- 体内を循環した血液は，糸球体でまず濾過され，糸球体で濾過された原尿は尿細管へと運ばれる．
- 尿細管は再吸収と分泌の働きをし，濾液（原尿）に含まれている多くの有用物質（水，グルコース，アミノ酸，電解質など）を再吸収するとともに，老廃物のみを尿として分泌する．原尿の 99%は再吸収され，尿として排出されるのは 1500 ～ 2000mL/ 日である．
- 腎血流量や血漿たんぱくの増減による糸球体の濾過量の増減，あるいは糸球体濾液の浸透圧やホルモン作用などによって尿細管での再吸収が変化すると，当然尿量も変化する（**表 3-20**）．

【 排尿機能 】

- 腎で生成された尿は，排尿のメカニズムによって体外に排出される（**図 3-169**）．
- 生成された尿は膀胱内に流入し，尿量が約 200 ～ 250mL になると，膀胱内圧が 100mmHg に達し尿意を感じる．尿意とともに，大脳は交感神経を介

表 3-20　尿量の異常

種　類	定　義
無　尿	1 日尿量が 50 ～ 100mL 以下となり，腎での尿の生成がほぼ停止した状態．腎血流の途絶あるいは糸球体の高度障害の場合と，尿管の完全閉塞による場合とがある
乏　尿	1 日尿量が 400mL 以下あるいは時間尿量が 20mL 以下で，尿の生成が著しく減少した状態．ただし，腎以外の経路から体内水分が多量に喪失した場合の尿量の減少は含まない
多　尿	1 日尿量が 2000mL 以上となった状態

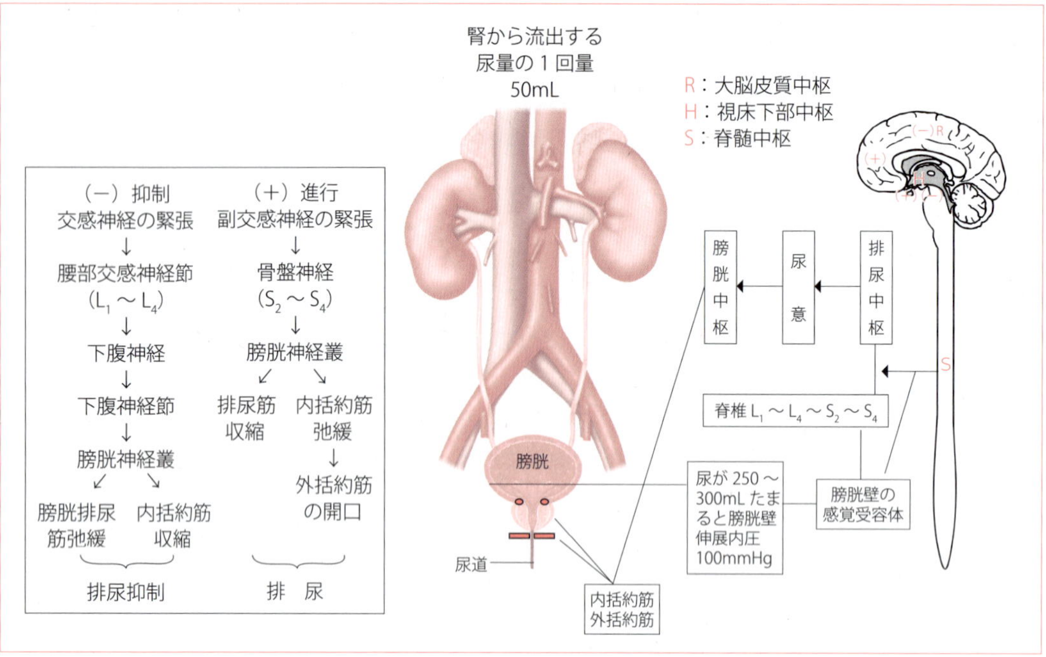

図 3-169　排尿のメカニズム

して排尿抑制インパルスを発し，排尿筋の収縮力低下と内膀胱括約筋の収縮力の増強が起こり排尿を抑制する．排尿の準備が整うと，意識的にこれらの抑制を解除し，副交感神経を介して排尿筋の収縮，内膀胱括約筋の弛緩が起こる．同時に反射的に外膀胱括約筋により尿道口が開き尿を排出する．

- 排尿のメカニズムには求心性神経のほか，排尿の抑制と促進を司る遠心性神経および自律神経系が関与していることから，排尿は様々な外的条件や心理的状況に影響される．
- 腎での尿生成に問題がない場合でも，膀胱内に貯留した尿を排泄できない状態として尿閉が起こることがある．尿閉は，排尿筋の麻痺や括約筋のけいれん，外部からの圧迫による排尿反射の消失などによって排尿メカニズムのいずれかの経路に支障をきたし尿の排出が困難になることである．

生殖機能

- 生殖器の役割は種の保存にある．男性と女性はそれぞれに特有な生殖機能を備えながら一つの目的を達成する．
- 生殖機能は，男性の場合は一般的に終生といわれ，女性の場合は中年期（50歳前後）までに卵巣機能は徐々に衰え閉経する．

【 男性の生殖機能 】

- 男性では，精巣機能によるホルモンであるテストステロンの産生と精子形成が生殖機能に関係する．

- テストステロンの分泌は第 2 次性徴を促し，心身の成長発達に大きな役割を果たす．

【 女性の生殖機能 】

- 女性では，卵子の形成とホルモンの産生と分泌，さらにこれによる子宮内膜の変化が生殖機能に関係する．
- 卵巣ホルモンの分泌は女性の第 2 次性徴をもたらし，月経が開始する．
- 血中のホルモン濃度の変化によって卵巣と子宮壁は変化し，周期的に月経相，増殖相，分泌相を繰り返す．この周期的変化を月経周期といい，月経相後から排卵までの増殖相で卵胞の成熟と子宮内膜の肥厚が始まり，排卵から次の月経までの分泌相で子宮内膜が最も肥厚し妊娠のための準備を整えるまでをいう．卵の着床がない場合は内膜剥離と出血が起こる．
- 増殖相ではエストロゲン，分泌相ではプロゲステロンという各卵巣ホルモンが分泌され，女性特有の体温変化をもたらす．前者を低温相，後者を高温相といい，この体温変化を基礎体温という．この体温の経時的な変化は卵巣機能を推測する手がかりとなる．

□アセスメントの方法

①アセスメントの準備

環境の調整

- 泌尿器・生殖器系のアセスメントは，羞恥心を伴うため対象者のプライバシーが十分保護される環境を準備する．
- 視診・触診時には室温（20 ± 2 度），照明（100 ～ 200 ルクス程度），騒音を調整する．

対象者の準備

- 泌尿器・生殖器系の診査では，アセスメントの目的，方法，所要時間を説明し，同意を得る．さらに，外性器に触れる必要性を納得できるように十分説明し，そのうえで承諾を得る．
- 診査時は，緊張や羞恥心を強めないように配慮する．
- 不必要な露出を避けるため下半身のみ脱衣し，バスタオルで覆う．

②必要物品

- バスタオル，ディスポーザブル手袋，ペンライト，潤滑油．

③自覚症状のインタビュー

- 泌尿器・生殖器に関連した問題を確認する．健康歴のインタビューで訴えがあった場合は，以下の観点から詳しく聴取する．

泌尿器系

- 疼痛：部位（背部，恥骨上部，尿道口など），性状（鈍痛か疝痛か，急性か慢性か，一過性か持続性か）と出現時期，排尿時痛の有無，出現時期（排尿開始時，排尿中ずっと，終了時，終了後しばらくたってからか）．
- 尿回数：1日の回数の増減，日中と夜間の変化の有無．
- 1回排尿量の自覚的変化．
- 排尿の困難感：排尿遅延，あるいは排尿開始から終了までに時間がかかる．
- 尿閉感：尿意はあるが排尿困難，残尿感（下腹部のにやにや感）の有無，出現時期．
- 尿失禁:失禁の状況（咳やくしゃみをしたときか, 腹圧をかけたときかなど），失禁時の尿量．
- 尿の性状：混濁の有無，においの変化，色の変化など．

生殖器系

- 疼痛：部位，性状（圧痛か鈍痛か，急性か慢性か，一過性か持続性か），排尿時痛の有無，出現時期（排尿開始時，排尿中ずっと，終了時，終了後しばらくたってから）．
- 瘙痒感，発疹：部位，出現時期．
- 発赤，熱感，腫脹の有無：部位，大きさ，時期．
- 分泌物:部位（尿道口，膣口），性状（漿液性，膿性，血性），量，出現時期．
- 浮腫：浮腫の部位・程度・範囲，出現時期．

④泌尿器・生殖器系の視診・触診・打診

- 健康歴・自覚症状のインタビューに引き続き，泌尿器系の視診・触診・打診による系統的な観察を行う．
- 泌尿器系は腎臓，膀胱の状態から診査する．実施の際は，インタビューにより聴取した健康歴や自覚症状に関する情報に留意しながら行う．
- 診査は腹部から外性器，前立腺の順に行う．正確な判断のために，すべての手技は，排尿を済ませ膀胱を空にして実施する．

腎臓・膀胱のアセスメント（視診・触診・打診）

【 腎臓の観察 】

○腎臓の肥大，腫瘤，痛みの有無の観察

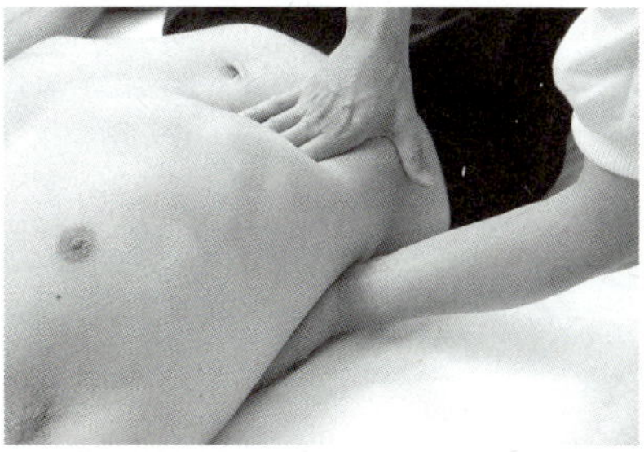

図 3-170　腎臓の触診

- 対象者に仰臥位になってもらい，剣状突起から恥骨結合部までを露出する．膝を軽く曲げてもらい，看護者は対象者の右側に立ち（利き手が右手の場合），背部肋骨下縁（第 12 肋骨）と腸骨稜の間に左手を置く．右手は腹部に置く．
- 対象者に深呼吸をしてもらう．呼気時に，左手で背面を持ち上げ，右手で腎臓を挟むようにして深く圧をかける（**図 3-170**）．
- 左側の腎臓も同様に行う．触知部位は，右側より 1cm 高い位置である．

☞正常な場合：腎臓は触知できない．

- 次に，対象者に座位あるいは立位になってもらい，看護者は対象者の背部に立ち，右肩甲骨線上第 12 肋骨あたりに左手を置く．右手をこぶしにして左手の手背を叩打する（**図 3-171**）．左側も同様に行う．

☞正常な場合：叩打痛はない．

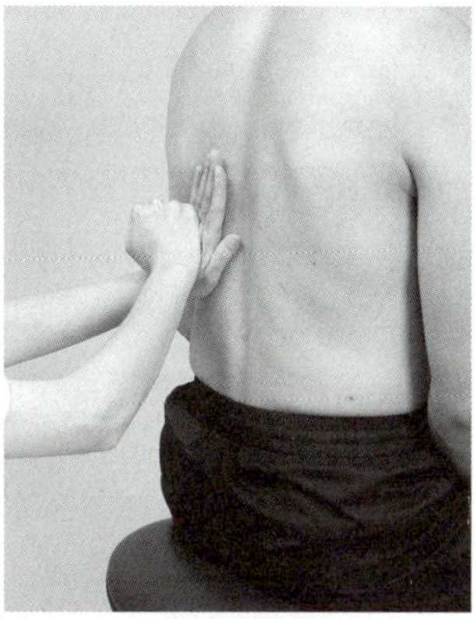

図 3-171　腎臓の打診

左手を背部に当て右手で叩打するのは，腎臓の炎症を確認するために叩打刺激を深部に到達させることを目的としている．

【 膀胱の観察 】

○膀胱の腫瘤，痛みの有無の観察

- 対象者に仰臥位になってもらい，着衣を臍部までまくりあげる．看護者の目線を患者の腹部の高さと水平にして，恥骨結合部の上部に合わせて観察する．

☞正常な場合：隆起していない．

- 恥骨結合部上部を触診する．

☞正常な場合：圧痛，腫瘤は認められない．

- 臍下部から恥骨結合に向かって打診する．

☞正常な場合：鼓音を認める．

外性器のアセスメント（視診・触診）

【 男性の外陰部 】

- 男性器の形状と位置および炎症や浮腫，分泌物，腫瘤の有無の観察を，視診・触診同時に行う（**図 3-172**）．
- 視診，触診時は下半身を露出し，立位または仰臥位をとってもらう．看護者

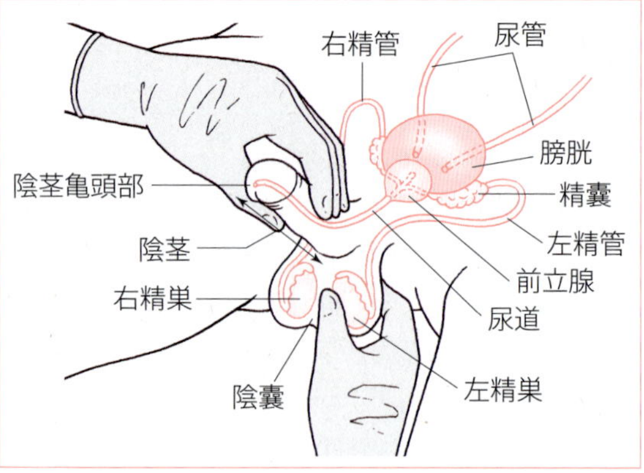

図 3-172 男性外性器の触診法

はディスポーザブル手袋を装着する．前立腺の触診時は診察台（ベッド）の前に立ってもらい，診察台によりかかるように深い前屈姿勢になってもらう．

○陰毛の観察

- 陰毛の量と分布，脱毛の有無を観察する．

☞正常な場合：恥骨上に逆二等辺三角形に均等に分布している．

- 疥癬，しらみなどの有無を観察する．

☞正常な場合：陰毛部の皮膚に発赤や腫脹，付着物がない．

○陰茎の観察

- 陰茎の形状，損傷や浮腫の有無を観察する．

☞正常な場合：皮膚は黒ずんでいるが皮膚表面の発赤，びらんなどはみられない．

- 包皮を反転させ亀頭部の恥垢，乾燥，分泌物，損傷，発赤，圧痛などの有無を観察する．

☞正常な場合：包皮は亀頭部で反転し，簡単にもとに戻る．亀頭部は滑らかなピンク色で，恥垢，皮膚障害，損傷はない．圧迫によって軽度の圧痛がある．亀頭の包皮を反転した場合は，必ず包皮をもとに戻す．

- 尿道口の位置を確認し，次いで尿道口を軽くつまみ，分泌物の有無を観察する．

☞正常な場合：尿道口は亀頭の先端に位置し，発赤やびらん，結節，腫脹や分泌物はみられない．

○陰嚢と精巣の観察

- 陰嚢の形状，大きさ，均等，皮膚の色を観察する．

☞正常な場合：左右対称に股間から緩く垂れ下がっており周囲の皮膚より黒ずんでいる．

- 静かに触知し，損傷，発赤，発疹，圧痛などの有無を観察する．陰茎を持ち上げて陰嚢の裏側まで観察する．

☞正常な場合：皮膚のしわが多くより，弛緩していて引っ張ると伸びる．皮膚障害，腫脹，圧痛はみられない．

- 陰嚢を静かに持ち上げ，裏側からライトを当て，浮腫の有無を観察する．

☞正常な場合：透けてみえない．

- 精巣を触診し，形状，大きさ，硬さ，圧痛の有無や程度を観察する．

☞正常な場合：陰嚢の中に 2 つの精巣がある．精巣は可動性があり，左精巣は右精巣より低い位置にあり，軽い触診で硬く触れる．形は梅の実大で左右対称である．圧痛はないが，強く触ると激しい痛みを伴うので注意する．

○前立腺の観察

- 前立腺の肥大，圧痛の有無を触診する．
- 診査前に，排尿時の疼痛，会陰部の不快感，放尿力を確認しておく．

☞正常な場合：排尿時疼痛がなく，尿線は孤を描くよう勢いがある．

- 前立腺の診査は，左側臥位でのシムス位（検者が右利きの場合），立位前屈位，胸膝位，砕石位などの体位のうち，対象者の状況に最も適した体位を選択する．
- 看護者はディスポーザブル手袋を装着し，右手（利き手）示指に潤滑油をつける．左手で殿部を静かに開き，殿部間のしこり，炎症，損傷の有無を観察する．

☞正常な場合：肛門は開いておらず，しこりや皮膚障害や損傷はない．

- 対象者に口呼吸を促しながら，肛門からゆっくりと利き手示指を挿入する（**図 3-173** ①②）．肛門より 5cm の部位を触診し，圧痛，結節の有無を観察する（**図 3-173** ③）．

☞正常な場合：滑らかで弾力性があり，圧痛がなく対称性で，不規則な結節はない．

【 女性の外陰部 】

- 女性器の形状と位置および炎症や浮腫，分泌物，腫瘤の有無の観察を視診と触診で同時に行う．
- 対象者に仰臥位になってもらい，膝を曲げて両大腿部を広げてもらう．両大腿部から恥骨部にかけてバスタオルをかけ，不必要な露出を避ける．

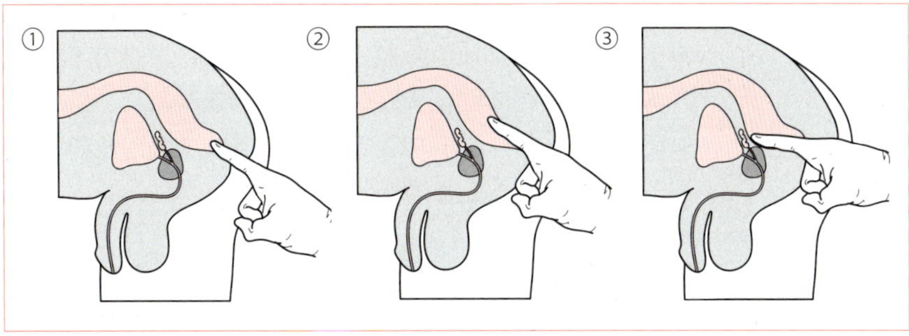

図 3-173　前立腺の触診

○陰毛の観察

- 陰毛の量と分布，脱毛の有無を観察する．

☞正常な場合：恥骨上に逆二等辺三角形に均等に分布している．

- 疥癬，しらみなどの有無を観察する．

☞正常な場合：陰毛部の皮膚は発赤や腫脹，付着物がない．

○陰唇，陰核，尿道口，腟口の観察

- 会陰部にライトを当てディスポーザブル手袋を装着してから観察する．
- 大陰唇，小陰唇，陰核，尿道口，腟口の形状，位置，大きさ，色，発赤，腫脹，結節，潰瘍，浮腫の有無を観察する．

☞正常な場合：大陰唇，小陰唇はわずかに黒ずんだピンク色で湿潤しており，左右対称で皮膚の腫脹，びらんなどはみられない．陰核は1～1.5cmの長さでピンクがかった色である．尿道口は腟口前方で正中に位置している．発赤，腫脹，浮腫，結節，潰瘍はみられない．

- 各部位および陰部全体の発赤，発疹，硬結，浮腫などの有無を触診しながら観察する．

☞正常な場合：触診では表面は平滑で均一な硬さであり圧痛はない．

- 腟口，尿道口からの分泌物，ポリープ，損傷の有無を観察する．

☞正常な場合：腟口からの分泌物は透明もしくは白色で，やや粘稠性である．

- 対象者に腹圧をかけてもらう．このとき看護者は腟口に指を当て子宮の内圧を感じ取り，筋緊張の状態，子宮下垂や子宮脱の有無を観察する．同時に，腟壁の突出，尿失禁の有無を観察する．日本では，看護師が内診を行うことは禁止されている．

☞正常な場合：適度の緊張があり，腟壁の突出，尿失禁はみられない．

□異常所見と生活への影響

①異常所見

【 泌尿器系の異常所見 】

○疼　痛

- 炎症や腫瘍により生じる．触診時の圧痛は腎臓の腫瘍あるいは炎症の疑いがある．腎臓の叩打痛がある場合は，腎臓や尿管の炎症や腫瘍，尿管の閉塞の可能性がある．腹腔内の炎症性疾患を有する部位では，軽く打診しただけでも痛みを訴えることがある．

○排尿障害

- 症状としては，尿量の異常，尿回数の異常，尿の性状の異常，排尿困難，排尿遅延，尿の勢いの異常，残尿感，排尿時痛，失禁などがある．泌尿器の炎症や腫瘍，加齢などによって生じる．

- 男性の場合は前立腺肥大による排尿困難が生じやすくなる．前立腺に左右対称性の辺縁が明瞭な結節が触れる場合は前立腺肥大の可能性がある．左右非対称性で，凹凸があり辺縁不明瞭な結節が触れる場合は，前立腺がんの可能性がある．
- 女性の場合は膀胱の排尿筋や括約筋が低下し尿失禁が生じやすくなる．

○腎臓の異常

- 腎臓は呼吸時に移動する．吸気時の触診で，腎臓を触れる場合は，肥大，腫瘤，腫瘍の疑いがある．

○膀胱の異常

- 恥骨結合上部の膨隆や緊満，打診時に濁音が聞かれた場合は，膀胱に多量に尿が充満していることが考えられる．
- 硬く触れる場合は，腫瘤や腫瘍の疑いがある．

○尿道口からの分泌物

- 膿性または血性の分泌物がある場合は，炎症の可能性がある．尿路感染症の場合は，腎臓の触診時に尿意や不快症状が生じる．
- 尿の流出がある場合は，腹圧性尿失禁（努責や労作時，咳嗽やくしゃみをしたときに不随意に生じる尿の排泄，中高年の女性に多く，骨盤底筋の脆弱化により，膀胱頚部や尿道の緊張が低下することによる）の疑いがある．

【 生殖器系の異常所見 】

○疼　痛

- 炎症や腫瘍により生じる．触診時の圧痛は，外性器の炎症あるいは腫瘍の可能性がある．
- 外・内性器の痛みがある場合は，性感染症の可能性がある．外性器に症状が出現する性感染症としては，①マイコプラズマやクラミジア感染症による非淋菌性尿道炎，②淋菌性尿道炎や梅毒などの細菌性感染症，③陰部ヘルペスや尖圭コンジローマなどのウイルス感染症，④腟トリコモナスや疥癬，毛ジラミ症などの原虫・寄生虫感染症などがある．
- 女性の場合の性交時の出血や痛みは子宮内の疾患の可能性がある．

○瘙痒感

- 炎症によって生じる． 病変が外陰部に限局している場合は毛ジラミ，摩擦疹などの疑いがある．酒粕様の帯下で強い瘙痒感がある場合はカンジダ性腟炎の可能性がある．

○潰　瘍

- 大陰唇，小陰唇，腟口などの粘膜部位に潰瘍がある場合は，ベーチェット病などの疾患の可能性がある．陰核の潰瘍，小水疱は，性感染症の可能性がある．

○外陰部の形態異常

- 陰毛がまばらである場合は，ホルモン不足の可能性がある．
- 外陰部の発赤，腫脹，疼痛がある場合は，感染症の疑いがある．腫脹がある場合は，全身性の浮腫の疑いがある．

- 尿道口の位置の偏位は，先天性奇形の可能性がある．陰核が 2cm 以上，幅 1cm 以上の肥大がある場合は，内分泌異常の可能性がある．
- 子宮頚部から腟口がみえるか腟口から外に出ている場合，子宮下垂の可能性がある．

②生活への影響

泌尿器系

【 日常生活行動への影響 】

- 腎臓で尿が生成されても，膀胱での蓄尿障害や尿を体外に排出する機能に障害が起こることがある．蓄尿障害は女性に多く，頻尿や尿失禁の症状をきたす．排出障害は男性に多く，排尿困難や尿閉などの症状をきたす．これらの障害は尿の排出を支配している神経障害によっても生じる．
- 尿の性状や尿量の異常は，上述の原因のほかに全身性疾患や心因性，水分摂取不足でも起こる．
- 排尿機能の障害は，睡眠や活動の中断を招き，日常生活での安楽を阻害するとともに，生活そのものにも大きな影響を及ぼす．また，排尿機能の障害が，外出や仕事などの社会活動に支障をきたすこともある．このような社会的交流や活動範囲の狭小化により，社会的孤立感を強める可能性がある．

【 自尊心の低下 】

- 人間の排尿行動は乳幼児期のトイレット・トレーニングによって自立し，身体機能や認知・社会性の発達，それぞれの文化の影響を受け，自立した行動として確立する．排泄のコントロールや排泄動作の自立の程度は自己概念に影響する．
- 泌尿器系のアセスメントでは，排尿機能ばかりではなく，生活行動という観点から日常生活活動や社会生活への影響，さらに自尊心の低下や羞恥心など精神的状態も含めてアセスメントする．

生殖器系

- 生殖器は男性らしさ，女性らしさや性役割意識の確立に影響し，自己概念やボディイメージを決定づけるとともに社会活動にも影響する．そのため，どのような異常であっても生殖機能自体の問題にとどまらず，夫婦や家族の関係のあり方や価値観の変化，自己の性役割の混乱，自尊心の低下などを招きかねない．
- 外観の逸脱はボディイメージの低下と直接的にかかわり，家族関係をはじめ社会的活動や交流の狭小化を招く可能性が高い．
- 近年増加している性感染症に罹患している対象者には，当事者から他者への感染拡大の可能性を念頭においてかかわることが重要である．
- 生殖器系の形態・機能の異常では，身体的苦痛による日常生活活動への影響はもとより，精神状態や心理社会的側面への影響を十分考慮してアセスメントする．

□高齢者の場合の留意点

①アセスメントの視点（表 3-21）

泌尿器系

- 腎動脈の硬化により，動脈の狭窄や血管抵抗の上昇を引き起こし，腎血流量の減少を招く．尿細管では腎単位や尿管細胞の減少，抗利尿ホルモン（ADH）に対する髄質の集合管の感受性が低下することにより，尿濃縮量の機能低下をきたす．尿細管のナトリウム（Na）保持力も低下するため，容易に Na 欠乏性脱水に陥りやすい．感染症などで体内に大量の酸が産生された場合は，尿中に酸の排泄が十分に行われず，代謝性アシドーシスに陥りやすい．
- 膀胱の排尿筋や括約筋のコラーゲンが減少し，筋収縮が低下する．特に女性では尿失禁（尿漏れ）を起こしやすくなる．
- 膀胱の萎縮や弾性の低下による膀胱容量の減少や，無抑制の収縮による排尿後の残尿感の増加が起こる．高齢者のなかには夜間頻尿によって睡眠障害をきたしている者も多い．また夜間の排尿回数を減らすために水分摂取を控える高齢者もいる．
- 尿回数や 1 回量ばかりではなく，排尿パターンの特徴と睡眠や疲労，食事や水分摂取などの生活行動を含めてアセスメントする．

生殖器系

- 男性では前立腺の肥大が排尿障害の原因になることが多い．この場合，尿が出づらい，あるいは排尿時の尿線が弱い（弧を描かない）などの訴えに注意する．このような排泄障害は感染や皮膚障害の原因にもなる．排泄のコント

表 3-21　泌尿器・生殖器系の加齢による変化

	男　性	女　性
泌尿器系	・腎の萎縮 ・腎機能の低下 ・膀胱筋の減弱，膀胱容量の減少（尿流出力の低下，排尿回数の増加） ・排尿筋の反射亢進	
生殖器系	・恥毛の減少	
	・前立腺の肥大 ・精巣の萎縮	・陰唇の萎縮 ・子宮と子宮頸部の大きさの減少 ・腟の萎縮 ・腟分泌物の減少

ロールの良否や排泄動作の自立の程度は，自己概念と生活行動に大きな影響を及ぼす．

- 男性の生殖機能は精巣の働きによるものであるが，加齢に伴い精巣の萎縮が起こる．テストステロンの分泌低下とともに，個人差はあるものの勃起能力や快感の減退などの生理的変化をきたす．
- 女性は，40，50 歳代に性ホルモンの分泌が著しく減少し，卵巣や子宮の萎縮とともに閉経を迎え，生殖機能が停止する．性ホルモンの分泌減少は様々なかたちで心身の変調を引き起こすことがある．
- 男性と女性の生殖機能の最も異なる点は，男性は加齢とともに機能が低下しても生殖機能が継続するのに対し，女性はその能力がなくなることである．

②診査の際の留意点

- 健康状態の逸脱が現れにくく，高齢者自身もはっきりとした自覚症状としてとらえにくい．
- 病気による異常か，加齢の変化によるものかを慎重に見極める．
- 泌尿器・生殖器系の情報収集では，歴史的にタブー視されてきた文化とも関係することから，正確な情報がなかなか得られにくいという点も念頭におく．

参考文献

1）マリーブ，EN 著，林正健二・他訳：人体の構造と機能，医学書院，1997.
2）Jarvis C：Physical Examination and Health Assessment, 5th ed, WB Saunders, 2007.
3）日野原重明・他監，塩田浩平編：人体の構造と機能，看護のための最新医学講座 第 30 巻，中山書店，2002.
4）シボドー，GA，パットン，KT 著，コメディカルサポート研究会訳：カラーで学ぶ解剖生理学，医学書院，1999.

第Ⅳ章

栄養のアセスメント

学習のねらい

栄養のアセスメントは，初期アセスメントの一環として実施され，その経過を把握することで食事や排泄，運動などの日常生活をより健康的に過ごすために必要となる根拠を得ることができる．また，栄養サポートチーム（nutrition support team：NST）との調整や NST における看護活動を実践するうえでも必要なアセスメントである．

本章では看護の立場から行う栄養のアセスメントを学ぶ．

学習の目標

1．看護の立場から行う栄養アセスメントの目的を説明できる．
2．栄養のアセスメントの基本について説明できる．
　1）栄養の摂取と消費に関連するアセスメント項目と環境
　2）栄養のアセスメントの対象と関連する基礎知識
3．栄養のアセスメントを実施できる．
　1）食物の摂取に関する情報の収集
　2）栄養状態に関する視診
　3）身体計測
　4）臨床検査
　5）水分出納バランス
4．栄養のアセスメントで得られた情報を看護の視点から分析・解釈し，意味づけることができる．

1 栄養のアセスメントの目的と基本

□栄養のアセスメントの目的

- 人間は食物を体内に取り入れて自らの生命を維持したり，活動に必要なエネルギーを作り出したりしている．生体が外界から取り入れなければならない物質を栄養素といい，生体が栄養素を取り入れて生命活動を営むことを栄養[1]という．さらに，代謝とは生命を維持するために必要な化学反応を包括して示す用語であり，体内に摂取された栄養素が複雑な過程を経て終末産物となって体外へ排泄されるまでの一連の過程[1]を指す．
- 栄養のアセスメントでは，食物の摂取から消化・吸収の状態，体内の利用と蓄積および身体活動に伴うエネルギー消費の状況，そして老廃物の排泄までの過程を総合的にとらえて判断する（**図 4-1**）．
- 栄養状態は栄養素の摂取量と必要量のバランスによって決まり，そのバランスは成長・発達や生活活動に適した状態にあることが重要である．
- 摂取量に比べて必要量のほうが多い場合は栄養不足となり，必要量に比べて摂取量のほうが多い場合は栄養の過剰摂取となる．また栄養素のバランスはエネルギーの出納のみならず，栄養素の相互比率のバランスにも着目することが必要である．
- 看護の立場から行う栄養アセスメントでは，個人とその個人を取り巻く環境の関連を含め，食物の摂取から老廃物の排泄までを総合的にとらえて栄養状

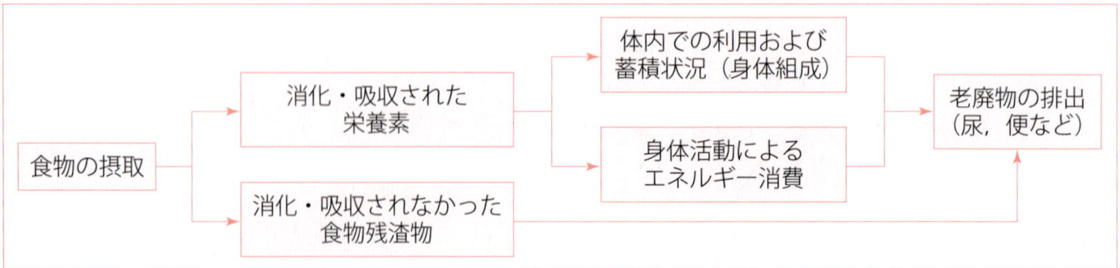

図 4-1 食物の摂取から老廃物の排出まで

態を明らかにすることが目的である.

- 栄養不足もしくは栄養の過剰摂取に関して，そのリスクがあるかどうかを明らかにすること，リスクを予防あるいは最小にするためのプランを立てたり，栄養状態に関するケアの効果を評価したりするための情報を収集することなどが含まれる.

□栄養のアセスメントの基本

①栄養の摂取と消費に関連するアセスメントの観点

- 栄養のアセスメントでは，対象となる個人の発達段階，健康状態，心理状態に加え，社会・経済的背景，宗教，文化および価値といったその個人を取り巻く環境との関連を含めてアセスメントを行う.

表 4-1　栄養の摂取と消費に関連するアセスメントの観点

	項　目	関連するアセスメント項目	環境など（例）
栄養の摂取	食物の準備	肺・胸郭のアセスメント 心・血管系のアセスメント 筋・骨格系のアセスメント 神経系のアセスメント メンタルヘルスのアセスメント	社会経済的背景：安全な食物の流通 宗教および価値：宗教上の規制 家族状況：買い物，調理の担当者
	摂食機能・動作	肺・胸郭のアセスメント 心・血管系のアセスメント 筋・骨格系のアセスメント 頭頸部のアセスメント 神経系のアセスメント メンタルヘルスのアセスメント	食事摂取にかかる時間 食事介助にかかわる人的環境：介護者
	既往歴，社会的背景	健康歴のインタビュー	
栄養の消費	身体組成 基礎代謝量	身体計測 身長，体重 皮下脂肪厚，上腕囲・上腕筋囲 ウエスト・ヒップ 臨床検査 血液検査 尿検査	
	食事誘発性体熱産生	腹部・消化器系のアセスメント	
	身体活動による エネルギー消費	肺・胸郭のアセスメント 心・血管系のアセスメント 腹部・消化器系のアセスメント 頭頸部のアセスメント 外皮・リンパ系のアセスメント メンタルヘルスのアセスメント	安全・安楽な環境：物理的環境，人的環境 活動の内容：日常生活活動， 仕事・運動・休息の状況
	疾病や治療の状況	健康歴のインタビュー	

- 栄養（栄養素とエネルギー）の摂取と消費という点から，本書に示されているアセスメント項目と環境などを**表 4-1** に示す．
  ①「栄養の摂取」は，食物の準備と摂食機能・動作に，「栄養の消費」は総エネルギー消費量（total energy expenditure：TEE）の内訳[2]に基づき，「身体組成」「食事誘発性体熱産生」「身体活動によるエネルギー消費」に分けた．
  ②療養中の対象者を想定し，「疾病や治療の状況」を追加し，関連するアセスメント項目は健康歴のインタビューとした．
- 栄養のアセスメントはフィジカルアセスメント，メンタルヘルスのアセスメント，健康歴のインタビューで得られる情報を総合したうえで，栄養状態に焦点を当て分析・解釈を行う．収集した情報を総合的な観点からとらえることにより，対象者の栄養状態の評価はもちろんのこと，他職種との調整が必要な点を明らかにしコーディネーターとしての役割を担うことができる．

②栄養のアセスメントを行う対象と関連する基礎知識

- 栄養のアセスメントを行う対象は看護の対象となる人々，すなわちすべての健康レベルにある人々である．ここでは，健康レベルが良好である場合と低栄養状態にあると予測される場合に分ける．

健康レベルが良好である場合

- 健康レベルが良好，すなわち日常生活を自由に営んでいる場合は，原則として「日本人の食事摂取基準」[3]を適用することができる．栄養の摂取では，摂取した栄養素が必要量を満たしているかを判断するが，個人の必要量を測定することは不可能である．しかし，食事摂取基準を用いることにより，個人の習慣的な摂取量が必要量を充足しているかを知ることができる[4]．
- 「日本人の食事摂取基準」[3]に示される年齢区分と基準体位（身長と体重）を**表 4-2** に示す．
  ①年齢区分のうち，乳児については「0～5 か月」と「6～11 か月」の 2 つに区分されている．ただし，エネルギーとたんぱく質については「0～5 か月」「6～8 か月」，「9～11 か月」の 3 つに区分されている．
  ②高齢者は 70 歳以上とされている[5]．
- 「日本人の食事摂取基準」[3]に示される栄養素の 5 指標を**表 4-3** に示す．
  ①栄養素の食事摂取基準の基本的指標は，推定平均必要量と推奨量である．
  ②①で求めることのできない栄養素は，目安量が代替指標として用いられる[6]．
- たんぱく質，脂質，炭水化物および食物繊維の食事摂取基準を**表 4-4 ～ 4-6** に示す．このほか，ビタミン，ミネラルの食事摂取基準は，厚生労働省による「日本人の食事摂取基準（2010 年版）」を参照されたい．

表 4-2　基準体位（基準身長，基準体重）

性　別	男　性		女性[注2]	
年齢[注1)3)]	基準身長（cm）	基準体重（kg）	基準身長（cm）	基準体重（kg）
0～5（月）	61.5	6.4	60.0	5.9
6～11（月）	71.5	8.8	69.9	8.2
6～8（月）	69.7	8.5	68.1	7.8
9～11（月）	73.2	9.1	71.6	8.5
1～2（歳）	85.0	11.7	84.0	11.0
3～5（歳）	103.4	16.2	103.2	16.2
6～7（歳）	120.0	22.0	118.6	22.0
8～9（歳）	130.0	27.5	130.2	27.2
10～11（歳）	142.9	35.5	141.4	34.5
12～14（歳）	159.6	48.0	155.0	46.0
15～17（歳）	170.0	58.4	157.0	50.6
18～29（歳）	171.4	63.0	158.0	50.6
30～49（歳）	170.5	68.5	158.0	53.0
50～69（歳）	165.7	65.0	153.0	53.6
70歳以上	161.0	59.7	147.5	49.0

注1）1歳以上は平成17年および18年国民健康・栄養調査における当該年齢階級における中央値（17歳以下は各年齢の加重が等しくなるように調整），1歳未満は平成12年乳幼児身体発育調査の身長および体重発育パーセンタイル曲線の当該の月齢における中央値を用いた．
注2）妊婦を除く．
注3）乳児については「0～5か月」と「6～11か月」の2つに区分されている．ただし，エネルギーとたんぱく質については「0～5か月」「6～8か月」「9～11か月」の3つに区分されている．

表 4-3　栄養素の5指標

指　標	説　明
推定平均必要量（estimated average requirement：EAR）	ある対象集団において測定された必要量の分布に基づき，母集団における必要量の平均値の推定値である．当該集団に属する50%の人が必要量を満たす（同時に，50%の人が必要量を満たさない）と推定される摂取量として定義される
推奨量（recommended dietary allowance：RDA）	ある対象集団において測定された必要量の分布に基づき，母集団に属するほとんどの人（97～98%）が充足している量である．推奨量＝推定平均必要量×（1+2×変動係数）＝推定平均必要量×推奨量算定係数として推奨量を求める．たとえば，たんぱく質の場合，変動係数は12.5%，推奨量算定係数は1.25を用いる
目安量（adequate intake：AI）	特定の集団における，ある一定の栄養状態を維持するのに十分な量として定義される．「推奨量」が算定できない場合に限って算定される
耐容上限量（tolerable upper intake level：UL）	健康障害をもたらすリスクがないとみなされる習慣的な摂取量の上限を与える量として定義される．これを超えて摂取すると潜在的な健康障害のリスクが高まると考える
目標量（tentative dietary goal for preventing life-style related diseases：DG）	生活習慣病の一次予防を目的として，特定の集団において，その疾患のリスクやその代理指標となる生体指標の値が低くなると考えられる栄養状態が達成できる量として算定される

表 4-4 たんぱく質の食事摂取基準（g/日）

年齢[注1)]	男性				女性			
	推定平均必要量	推奨量	目安量	耐容上限量	推定平均必要量	推奨量	目安量	耐容上限量
0～5（月）	－	－	10	－	－	－	10	－
6～8（月）	－	－	15	－	－	－	15	－
9～11（月）	－	－	25	－	－	－	25	－
1～2（歳）	15	20	－	－	15	20	－	－
3～5（歳）	20	25	－	－	20	25	－	－
6～7（歳）	25	30	－	－	25	30	－	－
8～9（歳）	30	40	－	－	30	40	－	－
10～11（歳）	40	45	－	－	35	45	－	－
12～14（歳）	45	60	－	－	45	55	－	－
15～17（歳）	50	60	－	－	45	55	－	－
18～29（歳）	50	60	－	－	40	50	－	－
30～49（歳）	50	60	－	－	40	50	－	－
50～69（歳）	50	60	－	－	40	50	－	－
70 以上（歳）	50	60	－	－	40	50	－	－

注 1）妊婦と授乳婦については割愛した．

表 4-5 脂質の食事摂取基準
（脂質の総エネルギーに占める割合（脂肪エネルギー比率）；% エネルギー）

年齢[注1)]	男性		女性	
	目安量	目標量（範囲）	目安量	目標量（範囲）
0 ～ 5（月）	50	－		－
6 ～ 11（月）	40	－		－
1 ～ 2（歳）	－	20 以上 30 未満	－	20 以上 30 未満
3 ～ 5（歳）	－	20 以上 30 未満	－	20 以上 30 未満
6 ～ 7（歳）	－	20 以上 30 未満	－	20 以上 30 未満
8 ～ 9（歳）	－	20 以上 30 未満	－	20 以上 30 未満
10 ～ 11（歳）	－	20 以上 30 未満	－	20 以上 30 未満
12 ～ 14（歳）	－	20 以上 30 未満	－	20 以上 30 未満
15 ～ 17（歳）	－	20 以上 30 未満	－	20 以上 30 未満
18 ～ 29（歳）	－	20 以上 30 未満	－	20 以上 30 未満
30 ～ 49（歳）	－	20 以上 25 未満	－	20 以上 25 未満
50 ～ 69（歳）	－	20 以上 25 未満	－	20 以上 25 未満
70 以上（歳）	－	20 以上 25 未満	－	20 以上 25 未満

注 1）妊婦と授乳婦については割愛した．

表 4-6 炭水化物と食物繊維の食事摂取基準

年齢注1)	炭水化物（%エネルギー）注2)		食物繊維（g/日）	
	男性	女性	男性	女性
	目標量（範囲）	目標量（範囲）	目標量	目標量
0～5（月）	—	—	—	—
6～11（月）	—	—	—	—
1～2（歳）	50 以上 70 未満	50 以上 70 未満	—	—
3～5（歳）	50 以上 70 未満	50 以上 70 未満	—	—
6～7（歳）	50 以上 70 未満	50 以上 70 未満	—	—
8～9（歳）	50 以上 70 未満	50 以上 70 未満	—	—
10～11（歳）	50 以上 70 未満	50 以上 70 未満	—	—
12～14（歳）	50 以上 70 未満	50 以上 70 未満	—	—
15～17（歳）	50 以上 70 未満	50 以上 70 未満	—	—
18～29（歳）	50 以上 70 未満	50 以上 70 未満	19 以上	17 以上
30～49（歳）	50 以上 70 未満	50 以上 70 未満	19 以上	17 以上
50～69（歳）	50 以上 70 未満	50 以上 70 未満	19 以上	17 以上
70 以上（歳）	50 以上 70 未満	50 以上 70 未満	19 以上	17 以上

注1）妊婦と授乳婦については割愛した．
注2）アルコールに由来するエネルギーを含む．

- エネルギーの食事摂取基準の指標は，推定エネルギー必要量（estimated energy requirement：EER）である[6]．
- 推定エネルギー必要量は，身体活動レベル（physical activity level：PAL）と基礎代謝量（basal metabolic rate：BMR）の積で算出される．
- 身体活動レベルはレベルⅠ（低い），レベルⅡ（ふつう），レベルⅢ（高い）という 3 区分に分けられ，それぞれの代表値はレベルⅠ＝1.50，レベルⅡ＝1.75，レベルⅢ＝2.00 である．
- 身体活動レベル別にみた活動内容と活動時間の代表例を**表 4-7** に，年齢階級別にみた身体活動レベルの群分けを**表 4-8** に示す．基礎代謝量は性および年齢階級別の基礎代謝基準値（kcal/kg/体重/日）と基準体重（kg）の積で示される（**表 4-9**）．

低栄養状態にあると予測される場合

- 高齢者や重症患者では低栄養状態にある，もしくは容易に低栄養状態に陥りやすいことが多い．そのほかに，過剰なダイエット経験者や感染症，内分泌・代謝疾患に罹患している場合，食欲や栄養素の吸収などに影響を及ぼす薬物や健康食品を摂取している場合，アルコールや薬物などの依存症の場合なども含まれる．
- 入院時や訪問看護時，あるいは施設入所中といった様々な場面で栄養状態の

表 4-7　身体活動レベル別にみた活動内容と活動時間の代表例（15～69 歳）注1)

		低い（I）	ふつう（II）	高い（III）
身体活動レベル注2)		1.50 （1.40～1.60）	1.75 （1.60～1.90）	2.00 （1.90～2.20）
日常生活の内容注3)		生活の大部分が座位で，静かな活動が中心の場合	座位中心の仕事だが，職場内での移動や立位での作業・接客業，あるいは通勤・買い物・家事，軽いスポーツなどのいずれかを含む場合	移動や立位の多い仕事の従事者，あるいは，スポーツなど余暇における活発な運動習慣をもっている場合
個々の活動の分類（時間／日）	睡眠（0.9）注4)	7～8	7～8	7
	座位または立位の静的な活動（1.5：1.1～1.9）注4)	12～13	11～12	10
	ゆっくりした歩行や家事など低強度の活動（2.5：2.0～2.9）注4)	3～4	4	4～5
	長時間持続可能な運動．労働など中強度の活動（普通歩行を含む）（4.5：3.0～5.9）注4)	0～1	1	1～2
	頻繁に休みが必要な運動・労働など高強度の活動（7.0：6.0 以上）注4)	0	0	0～1

注1）表中の値は，東京近郊在住の成人を対象とした，3 日間の活動記録の結果から得られた各活動時間の標準値．二重標識水法および基礎代謝量の実測値から得られた身体活動レベルにより 3 群に分け，各群の標準値を求めた．
注2）代表値．（　）内はおよその範囲．
注3）活動記録の内容に加え，Black AE, et al注5) を参考に，身体活動レベル（PAL）に及ぼす職業の影響が大きいことを考慮して作成．
注4）（　）内はメッツ値（代表値：下限～上限）．
注5）Black AE, et al : Human energy expenditure in affluent societies : an analysis of 574 doubly-labelled water measurements. Eur J Clin Nutr, 50 : 72-92, 1996.

表 4-8　年齢階級別にみた身体活動レベルの群分け（男女共通）

身体活動レベル	レベルI（低い）	レベルII（ふつう）	レベルIII（高い）
1～2（歳）	—	1.35	—
3～5（歳）	—	1.45	—
6～7（歳）	1.35	1.55	1.75
8～9（歳）	1.40	1.60	1.80
10～11（歳）	1.45	1.65	1.85
12～14（歳）	1.45	1.65	1.85
15～17（歳）	1.55	1.75	1.95
18～29（歳）	1.50	1.75	2.00
30～49（歳）	1.50	1.75	2.00
50～69（歳）	1.50	1.75	2.00
70 以上（歳）	1.45	1.70	1.95

表 4-9　基礎代謝量

性　別	男　性			女　性		
年　齢	基礎代謝基準値（kcal/kg/体重/日）	基準体重（kg）	基礎代謝量（kcal/日）	基礎代謝基準値（kcal/kg/体重/日）	基準体重（kg）	基礎代謝量（kcal/日）
1～2（歳）	61.0	11.7	710	59.7	11.0	660
3～5（歳）	54.8	16.2	890	52.2	16.2	850
6～7（歳）	44.3	22.0	980	41.9	22.0	920
8～9（歳）	40.8	27.5	1120	38.3	27.2	1040
10～11（歳）	37.4	35.5	1330	34.8	34.5	1200
12～14（歳）	31.0	48.0	1490	29.6	46.0	1360
15～17（歳）	27.0	58.4	1580	25.3	50.6	1280
18～29（歳）	24.0	63.0	1510	22.1	50.6	1120
30～49（歳）	22.3	68.5	1530	21.7	53.0	1150
50～69（歳）	21.5	65.0	1400	20.7	53.6	1110
70以上（歳）	21.5	59.7	1280	20.7	49.0	1010

表 4-10　主観的包括的評価（SGA）

A. 病　歴	1. 体重の変化	過去6か月前の体重＿＿kg，減少率＿＿% 過去2週間前の体重＿＿kg，増加，変化なし，減少 現在の体重＿＿kg
	2. 通常時と比較した場合の食物摂取量の変化	変化なし 変化：期間＿＿週，＿＿日 タイプ：通常食　完全液体食（粥食，栄養剤） 低カロリー液体食（水分のみ）　飢餓（絶食）
	3. 消化器症状（2週間以上の持続）	なし＿＿，悪心＿＿，嘔吐＿＿，下痢＿＿，食欲不振＿＿
	4. 身体機能	機能不全なし 機能不全：期間＿＿年，＿＿月，＿＿週，＿＿日 タイプ：制限のある労働 歩行可能（身の回りのことのみ）　寝たきり
	5. 基礎疾患とストレス	初期診断：＿＿＿＿＿ 代謝亢進に伴う必要量／ストレス：なし　軽度　中等度　高度
B. 身体所見	皮下脂肪量の喪失（上腕三頭筋，胸部）	正常，軽度，中等度，高度
	筋肉量喪失（大腿四頭筋，三角筋）	正常，軽度，中等度，高度
	くるぶし浮腫	＿＿＿
	仙骨浮腫	＿＿＿
	腹水	＿＿＿
主観的包括的評価		良好：A　中等度の栄養不良：B　高度の栄養不良：C

表 4-11 客観的栄養評価（ODA）の例

視診・触診→病的徴候	
栄養素摂取量の調査〔特にエネルギー，安静時の基礎エネルギー消費量（basal energy expenditure：BEE），たんぱく質，脂質，糖質〕	
身体計測	1．体重，身長→体重減少率（%），%理想体重
	2．上腕三頭筋部皮下脂肪厚（triceps skinfold：TSF）（mm）
	3．上腕周囲長（arm circumference：AC） →上腕筋囲（arm muscle circumference：AMC）（cm）
尿	1．クレアチニン（creatinine：Cr） →クレアチニン身長係数（creatinine height index：CHI）
	2．尿素窒素（urea nitrogen：UN）→窒素バランス
	3．尿中 3 メチルヒスチジン排泄量
血　液	1．アルブミン（albumin：Alb）
	2．トランスフェリン（transferrin：Tf）
	3．総鉄結合能（total iron-binding capacity：TIBC）
	4．フェリチン
	5．レチノール結合たんぱく（retinol-binding protein：RTP），プレアルブミン（prealbumin：PA）
	6．血漿アミノ酸パターン
	7．微量元素：亜鉛など
	8．脂質：コレステロール，中性脂肪など
免疫能	1．末梢血総リンパ球数（total lymphocyte count：TLC）
	2．（ツベルクリンの）遅延型皮膚過敏反応（purified protein derivative〈of tuberculin〉：PPD）など
	3．リンパ球
間接熱量測定	
筋力測定	握力など

評価を適切に行うことにより，低栄養状態にある対象者を早期に見出すことが大切である．また，集中治療室などで治療を受けている重症患者に対しても，栄養状態を適切に評価することが求められる．

- 栄養状態の改善は，感染症や褥瘡といった 2 次的合併症を予防するだけでなく，「食べる」という人間の基本的欲求そのものの充足に関与する．
- 栄養評価を行うプロセスとして，主観的包括的評価（subjective global assessment：SGA，**表 4-10**）を行い，次に客観的データを用いた栄養評価（objective data assessment：ODA，**表 4-11**）という手順が提唱されている[7]．
- SGA は病歴と身体所見の 2 つの要素から構成されており，時間や費用もかからない簡便なアセスメント方法である．SGA の各要素の下位項目，たとえば体重の変化や皮下脂肪量の喪失の状態などを確認し，栄養状態が良好，中等度の栄養不良，高度の栄養不良の 3 段階で評価を行う．
- SGA で栄養不良と評価された対象者に対し，次に ODA として身体計測や血液検査などによる客観的な指標を用いて栄養状態を評価する.

- 低栄養状態を速やかに発見し，栄養サポートチーム（nutrition support team：NST）や褥瘡対策に関するチーム医療活動と連携し，早期に栄養状態の改善を図ることが重要である.

引用文献

1）深井喜代子・他編：看護生理学テキストー看護技術の根拠と臨床への応用，南江堂，2000，p.283.

2）田中茂穂：総論　エネルギー消費量とその測定方法，静脈経腸栄養，24(5)：1013-1019，2009.

3）田中平三：日本人の食事摂取基準 (2010 年版) 完全ガイド，臨床栄養別冊，医歯薬出版，2009，p.12.

4）前掲書 3)，p.6-7.

5）厚生労働省ホームページ：策定の基礎理論．http://www.mhlw.go.jp/shingi/2009/05/dl/s0529-4c.pdf［2010.2.8］

6）前掲書 3)，p.14-15.

7）井上善文・他：SGA（主観的包括的栄養評価）と ODA（客観的データ栄養評価）－ ODA を造語した経緯とその意義，臨床栄養，109(7)：883-887，2006.

参考文献

1）丸山道生監：NST 活動に活かすナースが取り組む栄養療法，アンファミエ，2008.

2 栄養のアセスメントの方法

①食物の摂取にかかわる情報の収集

- 食欲の有無や嗜好のほかに，咀嚼・嚥下機能の状態，たとえば歯や歯肉，顎関節などに痛みはないか，咽頭や喉頭に痛みや通過障害となるものはないかなどを尋ねる．
- 義歯を使用している場合はその適合状態も確認する．
- 味覚や視覚，嗅覚の機能状態に変化がないかどうか，悪心・嘔吐や食物アレルギーの有無，アルコールや薬物の摂取状況，手術や感染症罹患，外傷，熱傷といった既往歴や現病歴，活動や運動のパターンなどエネルギー消費量に関係すること，慢性疾患に罹患しているかどうかや家族歴も尋ねる．
- 食生活全体に関する情報の内容として，食事時間や食事時刻，食事をするときの環境，食事に対する価値・信念などがある．そのほかに身長と体重，特に体重の変化はどうか，下痢や便秘といった排泄機能に変調をきたしてはいないかどうかも含まれる．
- 食事摂取そのものの内容を知るには食事調査を行う．食事調査には食事記録法，食事思い出し法などがあり，それぞれの調査法の特徴を踏まえて実施する（**表 4-12**）．食事調査によって得られた情報に基づき，必要に応じて食品成分表を活用して栄養価計算を行い，食事調査期間で摂取された栄養素やエ

表 4-12 食事調査法の特徴

	食事記録法	食事思い出し法
方法	・一定期間に飲食したものを対象者に記録用紙を渡して記録してもらう方法．秤量法と非秤量法がある	・一定期間の過去に飲食したものを対象者に思い出してもらう方法．実際には1日間しか行えないため24時間思い出し法である
長所	・実際に食べる（食べた）ものを調べることができる	・食習慣への干渉が小さい ・対象者の負担が小さい
短所	・食習慣への干渉が大きい ・対象者の負担が大きい ・複数日の調査が困難である	・複数日の調査が困難である

（佐々木敏：わかりやすいEBNと栄養疫学，同文書院，2005，p.116-117．より一部抜粋）

ネルギー量の概算を把握する．

②栄養状態に関する視診

- 一般状態のアセスメントと栄養状態に関する視診の項目は重複する．以下，分析と解釈の視点を栄養状態はどうかという点におき，注意深く観察した内容を判断する．

姿勢・歩行状態の観察

- 立位や座位のときの姿勢保持の状態，歩行時の状態を観察する．
  ①安定した姿勢を維持できているか．
  ②なめらかで協調的な歩行ができているか．

☞正常な場合：直立で変形がない姿勢で，なめらかで協調的な歩行である．

筋肉の発達状態と脂肪の分布状態の観察

- 年齢相応に筋肉が発達しているか，脂肪の分布状況を観察する．
  ①脊柱，側頭筋，手背の緊張状態はどうか．
  ②筋力は左右対称か．
  ③腰部，大腿部，上腕三頭筋の脂肪の分布状態は左右均等か．

☞正常な場合：筋肉は年相応に発達しており，筋力は左右対称である．脂肪は適度な量が左右均等に分布している．

頭髪の観察

- 頭髪の状態を観察する．
  ①頭髪は光沢があるか．
  ②脱毛は生理的脱毛の範囲内か．
  ③ flag sign（頭髪の縞状の脱色）はないか．

☞正常な場合：光沢があり，生理的脱毛の範囲内で flag sign がない．

皮膚と爪の観察

- 低栄養状態の場合，皮膚や爪に反映される場合がある．
  ①皮膚の色調とつやはどうか．
  ②爪は硬く，爪床の色はどうか．

☞正常な場合：皮膚は黄白色，なめらかで張りとつやがある．爪は硬く，爪の下はピンク色である．

眼の観察

- 眼球や結膜の状態を観察する．
  ①眼球の透明度，湿潤はどうか．

②結膜の色調はどうか.

☞正常な場合：澄んでいて，眼球の表面は適度な湿潤がある.

口唇・舌・歯・歯肉の観察

- 口唇，舌，歯，歯肉は食物の摂取に直接的にかかわる器官である.
  ①口唇，舌，歯肉の色調と性状はどうか.
  ②歯の生え方，う歯の有無，咬合はどうか.
  ③口腔内の衛生状態はどうか.

☞正常な場合：口唇はピンク色で，なめらかで適度な湿潤がある．舌には舌乳頭があり，深赤色である．歯はまっすぐに生え，う歯がない．歯肉はなめらかでピンク色である.

下肢の状態と反射の観察

- 低栄養状態により浮腫が生じたり，腱伸張反射が低下したりする.
  ①下肢に浮腫がみられないか.
  ②膝蓋腱反射やアキレス腱反射の減弱や消失はないか.

☞正常な場合：下肢に浮腫がない．膝蓋腱反射では下肢が伸展する．アキレス腱反射では足部が底屈する.

脈拍と血圧の観察

- 低栄養状態により脈拍数や血圧に影響する場合がある.
  ①年齢相応の脈拍数と血圧値が維持されているか.

☞正常な場合：年齢相応の脈拍数と血圧値である.

③身体測定

準　備

- 第Ⅱ章「初期アセスメント」参照.

必要物品

- 身長計，体重計，メジャー，皮脂厚計.

測定方法と判定

【 身長の測定方法 】

- 第Ⅱ章「初期アセスメント」参照.

【 体重の測定方法 】

- 第Ⅱ章「初期アセスメント」参照.

【 体格指数（body mass index：BMI）】

- BMI ＝体重（kg）/ 身長^{2}（m）

- BMI は成人における体格を示す指標の1つで，BMI が 22 の場合，有病率が最小になることからこれに相当する体重を理想体重としている[1)].
- 日本肥満学会による BMI からみた肥満の判定（1999 年）を**表 4-13** に示す.
- BMI のほかに理想体重（ideal body weight：IBW）を以下のように算出する場合もある.
  IBW ＝身長^2（m）× 22

表 4-13 BMI からみた肥満の判定

判　定	BMI
低体重（やせ）	＜ 18.5
普通	≧ 18.5 〜＜ 25
肥満 1 度	≧ 25 〜＜ 30
2 度	≧ 30 〜＜ 35
3 度	≧ 35 〜＜ 40
4 度	≧ 40

【上腕周囲長（arm circumference：AC）の測定（図 4-2）】

- 上腕の中間点を見つけるために利き手ではないほうの肘関節を 90 度に屈曲し，手掌を上に向けてもらう.
- 上腕の中間点（肩峰と肘頭を結ぶ線の中点）に印を付ける.
- メジャーで上腕周囲長を計測する.
- 日本人の新身体計測基準値（日本栄養アセスメント研究会）あるいは前回の測定値と比較する.

【上腕三頭筋部皮下脂肪厚（triceps skinfold：TSF）の測定（図 4-3）】

- 対象者に利き手ではないほうの腕を下にさげてもらう.
- 上腕の中間点（肩峰と肘頭を結ぶ線の中点）より 2cm 上を筋肉部分と脂肪部分を分離させるようにしてつまみ，皮脂厚計を当てる.
- 3 回繰り返して測定し，その平均値を測定値とする.
- 日本人の新身体計測基準値（日本栄養アセスメント研究会）あるいは前回の測定値と比較する.

【肩甲骨下端部皮下脂肪厚（subscapular skinfold：SASF）の測定（図 4-4）】

- 測定部位は，椎骨縁から肩甲骨の下方 1 〜 2cm の点へ伸びる斜めの線上で肩甲骨の下部である.

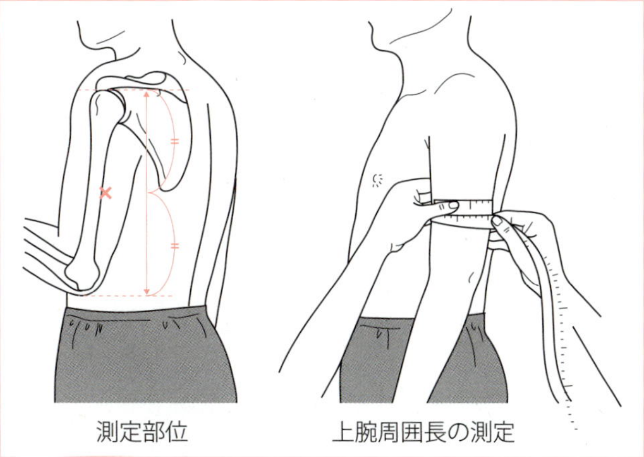

図 4-2 上腕周囲長の測定

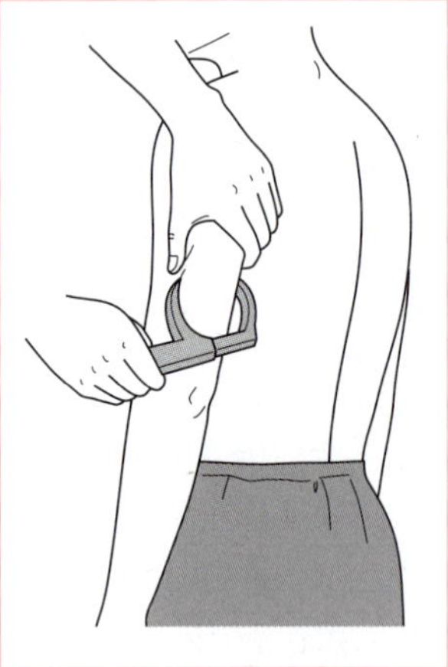

図 4-3 上腕三頭筋部の皮脂厚の測定

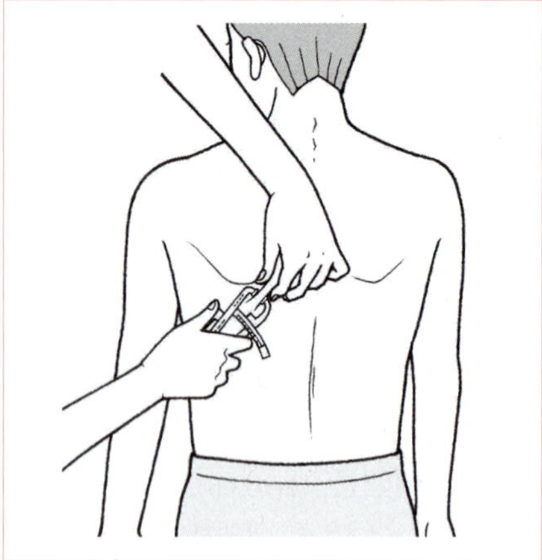

図 4-4 肩甲骨下部の皮下脂肪厚の測定

表 4-14 日本人の新身体計測基準値注1)（中央値と標準偏差）注2)
－上腕周囲長・上腕三頭筋部皮下脂肪厚・上腕筋面積－

	上腕周囲長（cm）		上腕三頭筋部皮下脂肪厚（mm）		上腕筋面積（cm^2）	
	中央値	標準偏差	中央値	標準偏差	中央値	標準偏差
男性	27.20	2.98	10.00	5.42	44.83	10.22
女性	25.20	3.05	15.00	7.21	32.40	8.47

注 1）Japanese Anthropometric Reference Data（JARD）2001（日本栄養アセスメント研究会身体計測基準値検討委員会による）
注 2）18 歳以上の全年代の中央値と標準偏差を示し，年代別は割愛した．
評価は実測値と中央値を比較する（実測値÷各年代別の中央値×100）．
80 ～ 90%：軽度低栄養，60 ～ 79%：中等度低栄養，59% 以下：高度低栄養．

- 日本人の新身体計測基準値（日本栄養アセスメント研究会）あるいは前回の測定値と比較する．
- **表 4-14** には男女別，全年代の中央値と標準偏差を示した．

○TSF と SASF の和

- 男性で 40mm 以上，女性で 50mm 以上の場合は肥満とする．

○上腕筋囲（arm muscle circumference：AMC）

- 骨格筋量をみる．
- AMC（cm）＝ AC（cm）－ π × TSF（cm）　※ π ＝ 3.14

○上腕筋面積（arm muscle area：AMA）

- 骨格筋量をみる．
- AMA（cm）＝[AMC（cm）$]^2$ ÷ 4 π

④臨床検査

- 栄養状態を反映する検査項目を，血液と尿に分けて**表 4-15** に示す．基準値

表 4-15　栄養状態を反映する検査項目

栄養状態を反映する検査項目				意　義	基準値
血液	血液一般検査	赤血球	赤血球数 (red blood cell count : RBC)	貧血の診断指標の1つである	男性 : 450 ～ 610 × 10^4/ μL 女性 : 380 ～ 530 × 10^4/ μL
			ヘモグロビン (Hb)	貧血の診断指標であり，酸素運搬能を反映する	男性 : 14 ～ 18g/dL 女性 : 12 ～ 16g/dL
			ヘマトクリット (Ht)	血液中の細胞有形成分，特に赤血球の占める容積を%で表したもので，血液の濃縮度を判定する	男性 : 44 ～ 46% 女性 : 40 ～ 42%
	血液生化学検査	血清たんぱく質	血清総たんぱく (TP)	アルブミン，グロブリン定量値とともに判定する．5.0g/dL 以下を低たんぱく血症という．栄養失調では減少する	6.5 ～ 8.0g/dL
			アルブミン (Alb)	内臓たんぱく量の指標として血清アルブミンがある．半減期は 17 ～ 23 日と比較的長く，4 ～ 5g/kg の体内プールがあることから，短期間のたんぱく栄養状態の指標にはなりにくい．通常 3.5g/dL 以下を低アルブミン血症として取り扱い，高齢者や肝硬変患者においては QOL や予後に影響を及ぼすとされる	3.8 ～ 5.3g/dL (色素法) 4.0 ～ 4.4g/dL (塩素法)
			トランスフェリン (Tf)	主に肝臓で合成される糖たんぱくで，血清鉄の輸送担体として鉄代謝に関与している．たんぱく栄養状態の評価のほかに，血清鉄，不飽和鉄結合能，フェリチンと合わせて鉄欠乏性貧血の診断指標でもある．半減期は 7 ～ 8 日であり，1 週間単位の栄養状態の変化を観察するときに有用である	250 ～ 300mg/dL
		血清含窒素化合物	血清尿素窒素 (BUN)	血清中に含まれる非たんぱく性窒素の約半分は尿素としての窒素，すなわち尿素窒素である．これはたんぱく質の最終代謝産物で，糸球体濾過率が低下する腎機能障害のときや絶食や組織の異化亢進で増加する．低たんぱく食では低下する．肝臓でのたんぱく中間代謝機能と腎機能を反映している	8 ～ 20mg/dL 妊婦 : 5 ～ 13mg/dL 50 歳以上では加齢とともに上昇する 女性より男性のほうが 20% 高値を示す
		血清脂質	総コレステロール (TC)	血液中には遊離型のコレステロール (約 30%) とエステル型のコレステロール (約 70%) の 2 種類があり，両者を合わせて総コレステロールとよぶ	150 ～ 219mg/dL
			高比重リポたんぱく (HDL) コレステロール	HDL 中にあるコレステロールを HDL コレステロールといい，抗動脈硬化作用を反映する	男性 : 45 ～ 55mg/dL 女性 : 50 ～ 60mg/dL
			トリグリセリド (TG)	血液中ではほとんどの中性脂肪がトリグリセリドの形で存在していることから臨床生化学的には中性脂肪とトリグリセリドを同義語と考えて差し支えない	50 ～ 149mg/dL
		血清酵素	コリンエステラーゼ (ChE)	コリンエステルをコリンと有機物に加水分解する反応を触媒する酵素で，肝臓で合成される．その活性低下は肝細胞の障害を反映し，肝臓におけるたんぱく代謝機能の指標として用いられる	1000 ～ 2000IU/L (ベンゾイルコリン基質) 250 ～ 600IU/L (ρ - ヒドロキシベンゾイルコリン基質)

表 4-15 栄養状態を反映する検査項目（つづき）

栄養状態を反映する検査項目		意　義	基準値
尿	ケトン体	アセト酢酸，β-ヒドロキシ酪酸，アセトンの総称であり，TCA 回路に必要な糖質が不足するとケトン体の産生が亢進し，尿中への排泄が増加する	陰性 絶食，飢餓などの糖質不足で陽性化
	クレアチニン（Cr） 1日排泄量	クレアチニンは筋肉でクレアチンの脱水により産生され，クレアチニン産生量は筋肉量に比例する．クレアチニン身長係数（CHI）は筋肉量の指標である $CHI = \frac{1日尿中クレアチニン排泄量 (mg)}{標準1日クレアチニン排泄量 (mg)} \times 100$	男性：23mg/kg × IBW 女性：18mg/kg × IBW ※ IBW：理想体重
	窒素バランス	窒素バランス（g/日）＝たんぱく質摂取量（g）/6.25 －〔尿中尿素窒素量（g）＋ 4〕 低栄養状態や発熱時などは窒素の喪失のためバランスは負となる．小児の成長期や妊娠時などは窒素が体内に滞留するため，正となる	± 0

（松岡緑監：看護過程に活用する検査値から考えるアセスメント・ケアプラン，血液検査編，第 2 版，廣川書店，2001，p.3-163 ／細谷憲政・他監：これからの高齢者の栄養管理サービス－栄養ケアとマネジメント，第一出版，1998，p.81 ／須藤加代子：血液生化学検査，臨床栄養，99(5)：532-537，2001 ／三輪佳行・他：たんぱく質，臨床栄養，99(5)：550-554，2001．より作成）

表 4-16 たんぱく質・エネルギー低栄養（PEM）

マラスムス型 PEM	骨格筋や脂肪組織の減少が著しいが，内臓たんぱくは比較的保たれることから血清アルブミン値はほぼ正常に保たれる
クワシオルコル型 PEM	たんぱく合成の抑制と異化の亢進により内臓たんぱくの低下が著しく，下腿を中心に高度の浮腫を伴う
マラスムス性クワシオルコル型 PEM	マラスムス型とクワシオルコル型の混合タイプの PEM

は検査機関や検査方法によって多少の幅があることに留意する．

- 栄養状態をアセスメントするには検査の数値を，これまで述べてきた様々な情報と関連づけて判断する．

たんぱく質・エネルギー低栄養（protein-energy malnutrition：PEM，表 4-16）

- マラスムス型（marasmus）とクワシオルコル型（kwashiorkor）に大別される．
- マラスムス型 PEM では内臓たんぱくは比較的保たれ浮腫をみないが，クワシオルコル型 PEM では内臓たんぱくが低下し浮腫を伴う．
- 内臓たんぱくの指標である血清アルブミン値のみで栄養状態を評価するとマラスムス型 PEM を見落とし，骨格筋量や体脂肪量の指標となる身体計測のみで評価するとクワシオルコル型 PEM を見落とすことになる．したがって，身体計測と臨床検査とを組み合わせて評価する必要がある[2)].

⑤水分出納バランス

- 人間の体内に含まれる水分（体液）は，一般に成人男性で体重の約60%，成人女性では脂肪の比率が増すことから体重の約55%である.
- 水分出納バランスを観察する際は，以下の点を含めてアセスメントをする.
  ①水分の摂取：経口で飲料水や食物を摂取できているかどうか，発熱・発汗の状態.
  ②排泄：下痢や嘔吐，痰の吸引，ドレナージなどで水分を過剰に排泄している状態.
- 経口摂取が可能な成人の水分出納を**表 4-17** に示す.
- 体内に取り入れられる水分は飲料水，食物中の水分，代謝水（燃焼水）があり，代謝水は体内で糖質や脂質，たんぱく質の代謝により生成される水分である.
- 体外に排泄される水分の形態は，不感蒸泄，尿，便で，成人の場合の不感蒸泄は 0.5 ～ 0.6mL/kg/ 時である．不感蒸泄のうち，肺から 1 日に 300 ～ 400mL 程度（安静呼吸状態），皮膚からは 300 ～ 600mL の水分が失われている．また，発熱があるときや室温が約 29℃を超えるときには発汗がみられ[3)]，このような場合にはさらに排泄される水分量が増加する.
- 不感蒸泄，発汗および便による水分の排泄は，経口で摂取する飲料水量の増減とは無関係に生じ，飲料水量に対応して増減するのは尿量のみである．経口摂取が可能な場合，食物中の水分と代謝水の和は不感蒸泄と便中の水分量の和にほぼ等しいことから，飲料水量と尿量もほぼ等しくなり，体内の水分はおおむね一定に保たれていることになる.
- 経口摂取ができない場合，尿量と同量の輸液が行われたとしても不感蒸泄や便中の水分の排泄があることから，摂取量（代謝水と輸液量の和）よりも排泄量（不感蒸泄，尿，便中の水分の和）のほうが多くなる．たとえば，代謝水 200mL，輸液量 1500mL とすると水分の摂取量は 1700mL となる．一方，不感蒸泄 800mL，尿 1500mL，便中の水分 100mL とすると排泄量の和は 2400mL となる．下痢など水分を過剰に排泄している状態では，さらに排泄量が増す.

表 4-17　水分出納（成人の場合）

体内に取り入れられる水分〈摂取〉	1 日量（mL）	体外に排泄される水分〈排泄〉	1 日量（mL）
飲料水	500 ～ 1700	不感蒸泄（肺と皮膚）	800 ～ 1200
食物中の水分	800 ～ 1000	尿（腎臓）	600 ～ 1600
代謝水	200 ～ 300	便（消化管）	100 ～ 200
合　計	1500 ～ 3000	合　計	1500 ～ 3000

- 水分の摂取量より排泄量のほうが多い状態が継続すると脱水症になる．体重の約 2% の水分が失われると軽症の脱水症，約 6% 前後で中等症，約 10% で重症の脱水症である．

引用文献

1）日本肥満学会編：肥満症治療ガイドライン　ダイジェスト版，協和企画，2007，p.17-18.
2）大荷満生：高齢者の栄養評価，静脈経腸栄養，22(4)：439-445，2007.
3）入來正躬：体温生理学テキストーわかりやすい体温のおはなし，文光堂，2003，p.55.

参考文献

1）日野原重明：臨床看護の基礎となる新看護学テキストー看護の革新を目指して，日本看護協会出版会，2009.

3　異常所見と生活への影響

□異常所見

①過度の体重減少

- 食事摂取量の減少，栄養素の代謝・吸収・利用の障害，代謝亢進によるエネルギー消費量の増大などにより生じ，それらが複合している場合もある．食事摂取量の減少の理由には，歯牙の欠損や嚥下障害，口腔内の疼痛，食欲に影響をもたらす薬物や疾患（うつ病や統合失調症など），麻痺により食事動作がスムーズにできないことなどがある．
- 栄養素の代謝・吸収の障害では，慢性下痢を伴う消化器系の疾患（細菌などによる感染性下痢と薬剤や炎症性疾患，腫瘍などによる非感染性下痢）や糖尿病などがある．代謝亢進によるエネルギー消費量の増大は，甲状腺機能亢進症や過剰な運動の継続などがある．
- 経済的理由から食事を準備することができなかったり，過度のダイエットにより食事摂取をしなかったりという場合もある．

②過剰な体重増加

- エネルギー消費量に比べ，過剰なエネルギー量を摂取することにより体内に脂肪が過剰に増加したり，浮腫により体液が貯留することで急激な体重増加をもたらしたりする場合がある．
- クッシング症候群や甲状腺機能低下症などの内分泌疾患，向精神薬などの薬物により体重増加をきたす場合や，心・血管系，呼吸器系もしくは筋・骨格系の疾患・治療により日常生活活動が制限されることによって生じる場合もある．
- 過剰なエネルギー量を摂取するきっかけには，社会的な要因（運動の機会がとれないなど）のほかに，精神的な要因（抑うつ，不安，罪悪感など）もある．

③食欲不振

- 生理的には食物の摂取を必要としているにもかかわらず，食欲が低下している状態である.
- 消化器系や内分泌系，呼吸器系などの疾患や，悪心・嘔吐を伴う治療，疼痛や発熱といった全身を消耗する状態に生じる．また，不安を抱えていたり，口腔内の衛生状態が不良であったりする場合も食欲は低下する.
- 高齢者では味覚や嗅覚の変化が関係している場合もある．神経性食欲不振症では過度の食欲低下と拒食を呈し，るいそうがみられる.

④筋肉の消耗

- 慢性的なたんぱく質の不足により筋肉の消耗や萎縮が生じ，やつれてくる．この場合，慢性疲労，感情鈍麻（アパシー），食欲不振，乾燥皮膚（ドライスキン），末梢の浮腫，乾燥した毛髪や脱毛などが付随してみられる.

□生活への影響

- 栄養状態が良好に保たれることにより，人間は自らの生命活動と身体組成を維持し，その人らしい日常生活活動を行うことが可能になる．また療養中の場合は栄養状態の改善により，感染の防御や創傷治癒の過程を促進し，疾病からの回復を促す.
- 以下，体重減少と体重増加の場合に分けて，生活への影響を述べる.

①体重減少

- 著しい体重減少は，身体の各組織の再生産や免疫力の低下をもたらし，転倒しやすい．転倒によって容易に骨折や易感染状態となる.
- 日常生活面においては，易疲労性から社会的活動の機会が減少することにより，様々な外界からの刺激を受ける機会が減少し，精神的活動や身体的活動に影響をもたらすこともある.
- 食事の際に座位を保持することが困難であると，食欲そのものが低下し，安全な体位が保持できないため誤嚥しやすくなる.
- 咀嚼の機能が低下すると，咀嚼による脳への刺激が減少し，唾液の分泌が低下し口腔内の自浄作用が低下することが起こりうる.
- 体重減少，すなわち低栄養状態は，身体，精神，社会的活動のすべての側面において，自立した，安全かつ安楽な生活を送ることへの影響が生じる.

②体重増加

- 体重増加の理由が脂肪の蓄積にある場合，肥満となる．
- 日本肥満学会では肥満と肥満症を分け，肥満症の診断基準を示している[1]．肥満は体格を表し，肥満症は肥満に起因ないしは関連する健康障害を合併するか，もしくは合併が予測される場合である．
- 肥満症は，脂肪細胞の質的異常による肥満症と脂肪細胞の量的異常による肥満症に分類され，前者は内臓脂肪の蓄積が主で，動脈硬化性疾患の危険因子である．後者には骨・関節疾患や睡眠時無呼吸症候群などの疾患が含まれる．変形性膝関節症などの骨・関節疾患では歩行動作に支障をきたす，睡眠時無呼吸症候群では生活習慣病につながりやすいことのほかに，眠気が強い場合には交通事故などを起こしやすいといった社会生活にも重大な影響をもたらすことがある．
- 肥満症は健康に直接的に影響をもたらすことから，生活習慣を改善しなければならない．食習慣に関しては，2005年に厚生労働省と農林水産省が策定した「食事バランスガイド」[2]を活用するなどしてエネルギーを過剰に摂取することがないようにする．
- 慢性心不全やネフローゼ症候群といった心疾患や腎疾患により全身性浮腫を生じた場合に，急激な体重増加となって現れる．全身性浮腫により呼吸困難を呈したり，下肢の倦怠感が強くなったりすることで日常生活活動が制限される．組織間液の貯留により皮膚が伸展し損傷を受けやすいため，感染しやすい状態となったり，皮膚の血液循環が滞ることから冷感を感じ，睡眠へ影響したりする．

引用文献

1）松澤佑次・他：新しい肥満の判定と肥満症の診断基準，肥満研究，6(1)：18-28, 2000.
2）厚生労働省ホームページ：「食事バランスガイド」について．http://www.mhlw.go.jp/bunya/kenkou/eiyou-syokuji.html〔2010.3.16〕

4 高齢者の場合の留意点

□アセスメントの視点

①食物の摂取

- 一般に，歯牙の欠損や唾液分泌量の低下，さらには合わない義歯を使用することによる痛みなどがみられ，咀嚼・嚥下機能の低下につながる．また味蕾の減少や様々な薬剤の副作用による味覚機能の低下，視覚や嗅覚機能の低下は食物をおいしく味わって食べるということを難しくする要因ともなる．
- 日常生活では一般に 1 日の運動量が減り，空腹感を感じることが少なくなったり，消化管の蠕動運動が低下して腹部膨満感や便秘の要因となったりし，食欲の低下につながる．
- 食物の摂取には，日常の生活行動の自立度と介護の状況も関与する．自力で食事摂取が可能かどうか，自力で買い物や調理ができるのかということだけでなく，同居家族の有無やその構成員の状況，経済的状況など様々な因子が，直接的あるいは間接的に関連している．

②栄養素の消化・吸収・代謝

- 高齢者は胃や小腸粘膜の萎縮，消化酵素の分泌能の低下により，食物を摂取しても消化吸収の低下が起こる場合がある．たんぱく質や脂肪の多い食品を摂取すると下痢を起こしやすい．
- 高齢者の場合，体重は「平常時体重（6～12 か月間安定している体重）」[1]を基準として体重の変動をみるが，寝たきりや自立困難，あるいは四肢の切断などといった身体の状態によっては正確な体重測定が困難になることがある．体重計による体重測定ができない場合，膝高，上腕周囲長，上腕三頭筋部皮下脂肪厚により推測する方法がある．
- 高齢者は日常的に服薬をしている場合がある．薬剤の種類によっては栄養素の吸収や排泄を妨げるものもあれば，食事が薬効に影響を及ぼす場合もあり，服薬状況に注意する必要がある.

③排　泄

- 加齢により腸管運動機能や腹筋力が低下することから，大腸での通過時間が長くなり，便秘になりやすい．それによりガスも貯留し，腹部膨満感や便秘を助長することとなる．また知覚神経の機能の低下により，便意を感じにくくなることで便失禁を生じる場合もある.
- 一方で消化吸収力の低下により，下痢を起こしやすい状態でもある.
- 高齢者は加齢による様々な生体機能の低下により，排泄に変調をきたしやすい状態にある．排泄におけるトラブルは直接的に食物や水分の摂取を控えるという行動につながりやすいので，注意が必要である.

□診査の際の留意点

- 体脂肪の分布において個人差が大きくなり，特に女性では上半身の脂肪が体幹に移行する．皮膚や脂肪組織の収縮能は加齢とともに低下するが，個人差が大きく，体脂肪を過大評価してしまう場合がある[2].
- 検査値が基準値の範囲から逸脱していたとしても，検査項目によっては必ずしも異常に直結するとは限らないことに留意する.

引用文献

1）細谷憲政・他監，小山秀夫・他編：これからの高齢者の栄養管理サービス－栄養ケアとマネジメント，第一出版，1998，p.70.
2）山根信子監，川野雅資・他編：身体機能のアセスメント〈高齢者のヘルスアセスメント 1〉，中央法規，1998，p.92.

第Ⅴ章

メンタルヘルスのアセスメント

学習のねらい

人間は心身合一の存在であり，絶えず周囲の人々と，家庭や学校，職場などにおいて密接なかかわりをもちながら生活を営んでいる．そのような人間を対象とし，健康の視点から援助しようとする看護において，メンタルヘルスの把握は欠かすことができない．看護者は人間の精神と身体の健康を支える役割を担うため，身体のアセスメントと同様にメンタルヘルスのアセスメントについて学ぶことが重要である．

本章では，ヘルスアセスメントの一側面としてメンタルヘルスのアセスメントを位置づけ，メンタルヘルスが身体的な健康と密接した関係にあること，固有の特徴をもっていることの理解を促す．

学習の目標

1．メンタルヘルスのアセスメントの基本的な考え方と目的および特徴が理解できる．
2．精神状態のアセスメントと心理社会的側面のアセスメントの実際を説明できる．
3．精神状態および心理社会的側面の逸脱と生活への影響が説明できる．

1 メンタルヘルスのアセスメントの目的と基本

□メンタルヘルスのアセスメントの目的

- 看護におけるメンタルヘルスのアセスメントは，その人の身体状況や社会的状況を踏まえつつ精神状態に光を当て，健康という視点から当該状況を診査しようとするものである．その目的は，対象となるその人の精神状態と心理社会的側面に着目し検討することにある．
- 看護者は，どのような問題が最優先されているにしろ，常にその人とその家族の心身の状態およびその人とその家族を取り巻く社会的状況に関心をもちかかわることが大切である．

□メンタルヘルスのアセスメントの基本

- メンタルヘルスのアセスメントにおいて最も困難な課題は，診査に伴う看護者の主観の介在である．メンタルヘルスのアセスメントに用いられる道具は，看護者の感覚や経験であり，それらは主観から純粋に独立して機能することができないものである．
- 精神状態および心理社会的状態は，眼で見て確認できる皮膚の状態やX線などの機器を用いて獲得される種々の画像などのように，対象者と看護者で共に確認できるようなものではない．そのため，看護者と対象者の間でそれぞれの判断を付き合わせることが容易ではない．
- このような特徴を理解したうえで，以下の点からアセスメントをとらえておく必要がある．

①ダイナミックな人間関係の過程でのアセスメント

- メンタルヘルスのアセスメントは，看護者と対象者の出会いやかかわりのプロセスのなかで行われていく．そこでは，必然的に看護者の態度や言動，かかわり方が対象者の精神状態や心理的反応に影響する．健康を取り戻したり，その人のもてる力を発揮してもらうためには，対象者と看護者の間に協力的で治療的な関係が築かれる必要がある．

- 看護者がとらえた内容は，できる限り対象者に確認することが望まれる．そうすることによって対象者との間に共通の話題が生まれ，看護者がどのように対象者を見ているか，反対に対象者が看護者をどのように見ているかを知ることができる．この情報はアセスメントの精度を高め，治療的な関係を築く基礎となり，ひいては対象者の対象者自身への関心を喚起し，セルフケア能力を高めるための看護者と対象者の共同作業を可能にする．

②メンタルヘルスのアセスメントの判断基準の特徴

- 精神状態の判断基準には，平均概念，価値概念，身体的存在概念といったものがある．
  ①平均概念：統計学的な概念であり多数のもの・平均的なものと，少数のもの・平均的でないものを分ける考え方である．
  ②価値概念：個人や社会が望ましいとする理想を基準とし，それに合致するかどうかを問題とする考え方である．
  ③身体的存在概念：何らかの病変が身体的に認められることを基準にして判断しようとする考え方である．
- 看護者はできる限り客観的な態度を保持するように心がける．そのためには，自分自身のものの見方や対人関係のもち方の特徴，偏りや癖などについて自覚的であることが望ましい．
- アセスメントの判断基準は，常に社会的文化的価値規範の影響を受けている．常識やふさわしさ，望ましさなどに絶対的な基準はなく，あくまでも帰属する社会のなかでの人々の相互作用や様々な事情などで形成されていくものである．自分の所属する社会の価値規範が他と比べてどのような特徴をもっているのかについても理解しておく必要がある．

③メンタルヘルスのアセスメントにおける観察技術の特徴

- 精神状態や心理的反応の影響は身体的徴候や生活状態の変調として現れるので，必要に応じて身体診査技術やインタビューを活用する．特に，精神状態や心理社会的側面のアセスメントでは，自己の感性，視覚，聴覚，嗅覚，味覚，触覚，生活および社会経験を専門的知識と技術に裏づけられたものとして用いることがその特徴としてあげられる．
- 看護者は，最初に対象者に出会ったときの一瞬の観察からも情報を得ていく．対象者の身なり，姿勢，表情，しぐさ，声の調子，におい，応対の様子，歩き方などの情報を一連の見る，聞く，嗅ぐ，触れるなどの行為を通じて収集し，看護者の生活および社会経験と照合しながら対象者への印象を含めて評価していくのである．

- 看護者は，聴診器で心雑音を聴き取るときのように，対象者の言葉や語られる内容に耳を傾ける．対象者の語り口に触れ，そこに醸し出される雰囲気を把握する．
- 看護者が得られた情報から感じ取ったことは，対象者に伝え確かめる必要がある．自分の感覚器と伝達手段を十分に利用してヘルスアセスメントに活用するのである．
- 看護者は自分の感覚や経験を使ってアセスメントを行うので，より的確なアセスメントのためにその道具となる自分自身の感覚を点検し精度を高める努力をしなければならない．感覚には個人差があり，絶対という物差しはない．そこから導かれる評価はあくまでも相対的な一つの指標としてとらえる．

参考文献

1）大熊輝雄著：現代臨床精神医学，改訂第 9 版，増補，金原出版，1997.
2）野村総一郎・他編：標準精神医学，第 4 版，医学書院，2009.

2　メンタルヘルスのアセスメントの方法

□精神状態のアセスメント

①精神状態とは

- 精神状態とは，その人の情緒的・認知的機能，すなわち精神機能のことを指している．その人が自分の生活に満足しているときには，おおむね精神状態はよく機能しているとみなすことができる．
- 精神の健康は相対的で，常に変化している．精神状態が均衡を保つことで，人は社会的な機能を果たすことができている．

②精神機能のアセスメント

- 情緒的・認知的機能，すなわち精神機能は，意識と見当識，気分あるいは情動，思考，知覚，記憶，知能，意欲，判断力などの要素で構成されていて，それらは，外観と行動，会話とコミュニケーションなどからその状態を推し量ることができる．

意識・見当識のアセスメント

【意　識】

- 意識とは，ここでは「自分のことや周りの状況を把握する精神活動」という意味で用いる．
- 看護者が対象者の意識を問題にするときは，主に生命の危機が迫っていないか，対象者が自分の置かれている状況を把握し自分を脅かすことなく安全に過ごすことができるかどうかが関心事としてある．
- 意識では，清明度，広がり，質的なものといった3つの標識に着目する．

☞正常な場合：覚醒しており，すきがない．環境や自己の内部刺激に対する知覚がある．刺激に適切に反応する．

【 見当識 】

- 見当識とは，自分のいる位置を，自分が置かれた状況との関連のなかで正しく把握する能力のことである．すなわち，自分が誰で，いつ，どこにいるのかがわかることのできる力である．

☞正常な場合：時間・場所・自分が誰であるかがわかっている．正常であっても生活が単調になると日付や曜日があやしくなることは珍しくない．

気分・情動のアセスメント

- 気分とは，特定の対象や内容をもたない持続的な感情である．必要ならば「今日はどんな気分ですか」とか，「いつもはどんな調子ですか」と直接尋ねてみる．
- 情動は，状況に反応して起こり，身体的変化を伴う一時的な感情の動きのことをいう．ボディランゲージや顔の表情によって判断する．

☞正常な場合：ゆるやかな振幅があってもある程度の安定感が維持される．気分はその人の状況によってある程度変化する．

思考のアセスメント

- 思考とは，目標に向かい，想起した概念を連結し，判断や推測によって課題を分析していく精神活動である．思考は形式（過程と体験様式）と内容に分けられる．
- ある目標に到達するまでの思考の進行過程を思路という．論理的で筋が通っているか，通常は自分が考えていると自覚し制御できるかが問われる．
- 思考の内容とは，考えや信念などを指す．妥当な現実認識であるかどうかは，話している内容が現実的かどうかである程度うかがえる．

☞正常な場合：思考過程は論理的で目標に向かっている．筋が通っていて妥当である．通常は自分が考えを自覚し，制御できる．話している内容は妥当な現実認識である．

知覚のアセスメント

- 感覚は刺激によって生じた感覚器の生理学的反応によって生じる意識の働きであるが，知覚はその感覚に過去の経験，記憶，推理，感情などの情報に基づく判断が加えられた認知作用であり，意味判断を含む現象である．ここでは，外部の対象や状況はどのように把握されているかが問われ，知覚された内容は他者のものと一致することが，前提である．

☞正常な場合：知覚された内容は他者のものと一致する．

記憶のアセスメント

- 記憶とは，一度外的刺激が意識の内に受け入れられ，それが心的痕跡を残し，時を経てから再び意識内に再生される心的現象をいう．

- 記憶には４つの要素がある．
  ①記銘：新しいことを覚える．
  ②保持：記銘されたものを保持する．
  ③想起（再生）：思い出す．
  ④再認：思い出したものが記銘されたものと同一であると確認する．
- 記憶は，その持続時間で分ける場合には，即時記憶（１分以内），近時記憶（数分から数日），遠隔記憶（週単位から年単位）とする分け方と，短期記憶，長期記憶と二分する分け方がある．即時は短期に，近時と遠隔はおおむね長期記憶に相当する．

☞正常な場合：新しいことを覚え（記銘），それらを貯蔵し（保持），必要に応じて思い出し（想起），間違いがないか確認（再認）するという一連の作業ができる．

知能のアセスメント

- 知能とはこれまでに学んだ知識や経験の応用だけでなく，新たな課題の解決に向けて合目的的に行動する能力である．知能の定義は一定していないが，本能とは異なる学習能力，抽象的思考能力，環境適応能力といった面も含まれる新しい状況に適応する能力といえる．
- よく用いられる知能検査にはウェクスラー成人知能検査（WAIS），ウェクスラー児童用知能検査（WISC），鈴木–ビネー式知能検査，田中–ビネー式知能検査，脳研式標準知能検査などがある．
- 知能指数は参考値として重要であるが，あくまでも一つの指標である．知能指数（IQ）は「精神年齢 / 生活年齢× 100」で求める．

☞正常な場合：IQ70 ～ 80 程度であれば境界線とし，さらに多角的に検討する．

意欲のアセスメント

- 欲動は対象に対する生命的な能動性であり，自己保存欲には食べること，生きることがある．欲動統制とは，自分の欲求をコントロールできるかどうかに注目するものである．
- 意志は欲動を操作する精神的な能動性である．

☞正常な場合：欲動においては，健康であれば，食べることは楽しみであり，満腹感や飢餓感が働いて必要な栄養を摂取し生体のバランスを保っている．悩みや挫折はあっても様々な方法でそれらを乗り越え，他者と共に生きていこうとする．意志は欲求を統制し，目的によって欲求を抑制または発動する．

判断力のアセスメント

- 人には，ある状況下で二者を比較評価し，適切な一連の行為につなげるときに判断力が要求される．看護者は，その人の日常的あるいは長期的な生活目標や，妄想や幻覚に対する反応の行動傾向，暴力的ないし自虐的な行為についての判断力に注意してアセスメントする．

- 面接のなかでアセスメントする際には，仕事の計画，社会的あるいは家庭的責任，そして将来計画について話していることに注目する．

☞正常な場合：仕事や将来計画は，自分の健康状態を考慮し現実的である．

外観・行動のアセスメント

- 客観的に表現されている事柄を観察することで精神状態を把握する．
- 姿勢や動作，服装，整容，身だしなみ，表情などを見る．
- 整容などにはもともと個人差があるが，以前身ぎれいにしていた人がだらしない身なりになっているといった経時的変化に注目する．
- 姿勢や動作は，自然で安定しているか，服装は場，季節，年齢，性，社会集団にふさわしいか，極端に派手だったり奇妙な感じはないか，整容では頭髪，化粧，爪，ひげなど保清に問題があるものや過剰に清潔にこだわってはいないか，表情は場にふさわしいか，柔軟な変化があるかなどに注目する．

☞正常な場合：姿勢は自然で安定している．動作は随意的で安定しており，協応的で，スムーズで平衡がとれている．場や季節，年齢にふさわしい服装である．清潔で整った身だしなみ，清潔で手入れされた頭髪で，節度ある化粧であり，ひげはそってあるか手入れされている．表情は場に適しており，状況に応じて変化する．

会話・コミュニケーションのアセスメント

- 会話とコミュニケーションからその人の意識，思考，感情，知覚，記憶などの精神機能の状態を推量できる．
- 話し方では声の調子，速さと量，話しの進み方，言葉の選択，内容などを観察する．
- 発声は自然であるか，会話のペースは標準的で適度な口数であるか，文章はまとめられており，時折考えるための間をとっているか，言葉の選択に困難がないか，会話の内容は適切で理解可能であるかなどを観察する．

☞正常な場合：発声は自然で会話のペースは標準的で適度な口数である．文章はまとめられており，時折考えるための間をとっている．言葉の選択に困難がなく，会話の内容は適切で理解可能である．

□心理社会的側面のアセスメント

①自己概念の構成要素

- 人は自己をとおして世界を認識し，理解する．自己概念は，その人の特性や能力についての認知，他者や環境との関係，経験に伴う価値観，目標や理想を含む人間の行動において中心的な概念である．自己概念は生涯を通じて自己評価や他者からの評価，人間関係の影響を受ける．

- 自己の否定的な評価は，自己卑下を喚起するだけでなく，他の精神的・身体的機能にも影響を及ぼす．また，変化，喪失，脅威は自己概念を脅かす因子として知られている．
- ボディイメージ，理想自己，自己尊重，役割意識などが低められたときにみられる行動には，自分や他人の批判，自分の喜びの否定，人間関係の障害，自己の重要性感覚の誇張，罪悪感，幻想や非現実的な目標，その他の破壊性，身体的な訴え，人生に対する両極端な見方，ぐずぐず延ばすこと，個人的な能力の否定，自己嘲笑，自己破壊，自己萎縮，物質乱用，現実回避，懸念[1]があるといわれている．

ボディイメージのアセスメント

- ボディイメージは，自分の身体について自分自身が描く像である．ボディイメージは，自分自身が自分の身体をどう見ているかを反映するだけではなく，他者から自分の身体がどう見えているかも含んでいるため，自己概念や自尊心に関連する．事故や病気で四肢や乳房を失ったり人工肛門を造設したりすることは，身体の構成や機能を変化させ，その人の自己概念に多大な影響を与える．
- ボディイメージは，社会や文化の影響を受けるといわれ，流行に自己の身体を合わせようとして無理なダイエットに励んだりすることも，自己価値を高めようとすることと関連している．
- 心理社会的側面のアセスメントでは，対象者のボディイメージが健康観や生活活動，社会的役割機能や他者との交流とどのように関連しているかをアセスメントすることが重要である．

自己尊重（自尊心）のアセスメント

- 自己尊重とは，自分自身の価値に対するその人の個人的な判断評価である．自己をどのように価値づけるかの判断があって自尊心が生じる．
- 自尊心は様々な因子によって影響を受ける．自尊心は，目的を達成すると高められ，失敗体験や挫折体験によって低められることが多い．
- 病気や障害をもつと，自分の能力を十全に発揮できなくなる可能性が生じるため，自尊心にとって脅威となりうる．特に壮年期以降では，更年期障害や退職，配偶者との死別や身体機能の低下などで自尊心が低下する．
- 自尊心の高い人は不安が低く，逆に自尊心の低い人は不安が強く人間関係も希薄であるといわれている．
- 物事に柔軟に対応できる人は，自尊心が一時的に低められても現実に適応しながら自尊心を回復することができる．

役割意識のアセスメント

- 人は社会のなかで個人に期待される一定の機能（役割）をもって存在し，そのことを自ら意識している．役割があることで人は自分の存在に価値あるいは意味を見出す．
- 役割には，職業や結婚といった選択的行為に伴い発生する取得役割と，年齢や性といった選択の余地がない帰属的役割がある．
- 役割は人間の発達過程で変化していくが，固定的・安定的に有している役割が変更されることもある．病気や障害もその一つであり，その場合には役割の修正が必要になる．
- 自分がどのような役割を期待され果たしているかという役割意識は，前述したように自己の価値と緊密に結びついているため，変更は円滑に進むとは限らない．役割の変更に伴う混乱は，自立と依存という課題にその人を直面させ葛藤を生じさせる場合がある．

理想自己のアセスメント

- 理想自己は，自分がこうありたいと願うところの自己であるが，他者の評価や期待も含まれている．
- 現実自己はありのままの自分であることから，現実自己と理想自己との間には葛藤が生じやすい．この葛藤は自己を理想に近づけていく向上心の源ともなるが，同時に理想に近づくことのできない自己を責めたり卑下したりすることもある．

アイデンティティ（自我同一性）のアセスメント

- アイデンティティは，これまでの自分と今ここにいる自分が同一の人間であるという確信的な感覚である．
- アイデンティティの獲得は，青年期の課題であり，それまでの様々な経験のなかから見出してきた自分というものを統合し確固としたものにする作業である．
- アイデンティティは自己概念に従って行動すると強化され，自己概念に反して行動すると内面に不安や心配を喚起する．
- アイデンティティの獲得は内的な作業であるため，その達成には個人を取り巻く環境も影響する．

②ストレスとストレスコーピング

- 人には外部からの様々な刺激に対処し，心身の安定を図ろうとする働きがある．その１つがストレスとストレスコーピングである．

ストレスとストレッサー

- ストレスとは，外界のあらゆる要求によってもたらされる身体の非特異的反応で，日常生活のなかでの様々なストレッサーによって生じる．
- ストレッサーとは，ストレスを作り出す因子のことで，身体的または心理的変化，刺激，葛藤，期待などである．ストレッサーは外的なものと内的なものに分類でき，それらが相互作用的に個人に影響している．

【 外的なストレッサー 】

- ストレッサーは外的なものと内的なものに分けられる．外的ストレッサーは物理的・化学的ストレッサーと社会的ストレッサーに分けられる[2)]．
- 物理的・化学的ストレッサーとは，気候，騒音，アルコール，タバコ，刺激臭などをさしている．
- 社会的ストレッサーとは，心理的に影響を及ぼす日常の様々な出来事である．ホルムズとレイ（Holmes TH, Rahe RH）は，社会的ストレッサーのある時点の影響の大きさを 43 の項目からなる質問紙をもとに調べ，社会的再適応評定尺度を示した．

【 内的なストレッサー 】

- 身体的なものでは内分泌の障害，栄養失調，薬物依存などがある．精神的なものでは，不安，怒り，愛憎，緊張，恐れ，焦りなどがある．

ストレス化の身体的反応

- 身体は様々な刺激を外部環境から受けていると同時に刺激に適応し，体内の条件を一定に保つ仕組み（ホメオスタシス）を備えている．ストレスはこのホメオスタシスを保つための生体反応とみなすことができる．
- どのようなストレッサーであろうと，ストレス下にある人は一般的に**表 5-1** のような身体的反応を示す．
- ストレス状況の継続は，心理的にも様々な影響をもたらす．知覚，認知，記憶，思考，言語などの能力の減退や不安感，緊張感，絶望感，無力感などの否定的感情が現れる．ストレスへの対処に莫大なエネルギーを費やした結果，心理的機能へのエネルギー供給が不十分になるためと考えられている．

ストレスコーピング

- ストレスコーピングとは，あるストレッサーが脅威であると認識されたときの適応行動のことを指す．ストレス下にあるときのその人の行動を，思考，感情，挙動といった観点から整理して**表 5-2** に示す．
- 人はストレスに対し，各人各様の反応をする．ストレスに進んで向き合う人や逃避する人などである．反応を独自なものにすることに関連している因子は，発達段階，健康状態，文化，環境，人間関係である．
- 看護者はその人独自のストレスコーピングを尊重しながら心身の変化をよく

表 5-1 ストレス下の身体的反応

	反　応	観察事項
初　期	動悸 紅潮感か悪寒 筋緊張 口渇と嚥下困難 排尿・排便困難	頻脈か不整脈 速く浅い呼吸 血圧上昇 瞳孔散大 手の蒼白，冷感，発汗
中　期	動悸 神経質，感情の不安定 易疲労 食欲不振 不眠症 腹部膨満感 下痢，頻尿	頻脈 速く浅い呼吸 高血圧 全身の発汗 皮膚の蒼白，冷感 振戦 気絶 血糖値の増加 Na と Cl の血中濃度の上昇 血中Kの減少
後　期	めまい 視界のゆがみ 疲弊	遅脈，細脈 遅い呼吸 血圧低下 失神 失禁

(Jasmin S, et al：Behavioral concepts and the nursing process, Mosby, 1979, p.58．より引用)

表 5-2 ストレス下にある人の行動

	思　考	感　情	挙　動
初　期	注意深さ 用心深さ，集中力，識別力，問題解決技能および心理的対処法の増加	エネルギーの高まり 緊張，興奮 挑戦 意気揚々 不安 恐怖 脅威 フラストレーション 満足 怒り 幸福	行動レベルの増大 ・無目的的行動 　落ち着きのなさ 　短気 　過敏性と過反応 ・目的的行動 　変化のための計画 　協同 　妥協
後　期	明確さ，集中力，識別力，問題解決技能および心理的対処法の継続もしくは減退	いくつかの感情が起こりうる 　両価性 　孤独感 　悲しみ 　全能感 　不幸感もしくは絶望感	問題解決 仕事 運動 遊び 変化 　離脱 　アルコール・薬物・食物の過剰摂取，過眠，白昼夢 退行

(Jasmin S, et al：Behavioral concepts and the nursing process, Mosby, 1979, p.60．より引用)

観察し，対処行動が不適応へと向かう兆しがあるかを早期にアセスメントすることが大切である．

③欲求と防衛機制

- 人は欲求が満たされなかったり，2つ以上の相反する同じ強度の欲求に直面するとき，心理的圧迫を感じストレス状態に陥る．前者の状態を欲求不満，後者を葛藤という．
- 欲求不満は，満足できるものが手に入らないなどの個人の満たされない不快な緊張状態をいう．
- 欲求不満に耐える能力をフラストレーション耐性とよぶ．フラストレーション耐性が高いほどストレスへの耐性も高い．
- 葛藤は，複数の欲求が同じ強度をもって同時に存在し，どれかを選ぶことができずにいる状態を指す．
- 防衛機制は，葛藤を処理するために働くもので，環境への適応に際しても作用する．防衛機制とは受け入れがたい出来事に出合った際，葛藤を処理し心理的安定を得るために自我が用いる無意識の心理過程であり，様々な状況や出来事，環境への適応に際しても作用している．そのため，対象者の心理反応や対処行動を理解するうえで重要である．
- 防衛機制には以下のようなものがあり，これらを臨機応変に使い分けて日常の葛藤を処理している．
  ①否認：現実の事実を認めることを拒否し，現実を存在しないかのようにふるまうもの．
  ②抑圧：混乱する願望，思考または経験を意識から排除すること．
  ③退行：人生の初期に戻り，そこで得られた満足感を取り戻そうとすること．
  ④合理化：自分の行為を正当化するために，良心に背かず社会的にも許されるような理由づけをすること．
  ⑤置き換え：ある対象に対する感情または反応が本来の対象から離れ，別の代わりの対象に置き換えられること．
- これらの活動は，外界の現実に適応し自己を安定させるためにも欠かせないものであるが，ストレスが過重になり不安があまりに強くなると，防衛機制を用いた対処ができなくなり強迫行為などの症状が出現し（症状形成），社会的機能の遂行や日常生活に影響を及ぼす．
- 看護者は，そのストレスが増大方向にないか，防衛機制が働いているか，不安は増強していないかを判断する必要がある．

引用文献

1）スチュアート，GW 他編，樋口康子・他監：精神看護学Ⅰ<新臨床看護学大系>，医学書院，1986，p.242.

2）松田隆夫編，松田隆夫・他著：心理学概説―心と行動の理解，培風館，1997，p.176.

参考文献

1）日本精神科看護技術協会「精神科看護用語辞典」編集委員会編：精神科看護用語辞典 新訂第１版，メヂカルフレンド社，2000.
2）野村総一郎・他編：標準精神医学，第４版，医学書院，2009.
3）平澤久一・他編著：症状別・病態別精神科看護，日総研出版，2000.
4）保坂隆編：全科に役立つメンタルナーシング＜ Nursing Mook11 ＞，学習研究社，2002.
5）長田久雄編：看護学生のための心理学，医学書院，2002.
6）ゴーマン，LM 他編著，池田明子監訳：心理社会的援助の看護マニュアル―看護診断および看護介入の実際，医学書院，1999.
7）井上新平・他編著：精神科＜クリニカルナーシングガイド 11 ＞，メディカ出版，1998.
8）山下格：精神医学ハンドブック―医学・保健・福祉の基礎知識，第４版，日本評論社，2002.
9）小此木啓吾・他編：心の臨床家のための必携精神医学ハンドブック，創元社，1998.
10) Jasmin, S 他著, 稲葉佳江訳：ストレスの看護―その行動概念と看護過程, 看護技術, 28 (3)：136-143，1982.
11) 加藤伸勝：精神医学 ＜ MINOR TEXTBOOK ＞，第７版，金芳堂，1997.
12) Eckman M, ed：Assessment made incredibly easy!, 4th ed, Lippincott Williams & Wilkins, 2008, p.57-72.
13) Jasmin S, et al：Behavioral concepts and the nursing process, Mosby, 1979, p.60.

3　精神状態および心理社会的側面の正常からの逸脱

□正常からの逸脱

①精神状態

意識・見当識に関する逸脱

- 意識のアセスメントでは，まずどのような意識レベルにあるのか，清明か混濁か，広まりと方向はどうかを的確に判別できるかどうかが問題となるため，意識障害の定義をよく覚えておく必要がある．
- なかでも意識混濁に精神運動興奮が加わったせん妄は，アルコール離脱期や認知症のある高齢者に現れやすいので重要である．
- 見当識の障害の有無は，臨床で精神状態を評価するときによく用いられる．見当識障害は，意識障害，認知症，健忘症候群（コルサコフ症候群），統合失調症の急性期などにみられる．
- 失見当識は通常，「時間→場所→人に関するもの」といった順に発生する．脳器質障害の失見当識では，せん妄や認知症がある（**表 5-3**）．
- 意識が清明であるときは，その状態はとりたてて記述されたり説明されたりすることがない．しかし，意識は，ひとたび障害を受けると精神の状態はもちろん，生命の危機につながることもあるので障害の程度を正確に把握することが必要とされる．
- 意識障害は単純なものと複雑なものに分けられる．
  ①単純：意識混濁（意識全体のくもり）．
  ②複雑：意識狭窄（意識野の狭まり），意識変容（意識の方向性の変化）．

【 せん妄 】

- 軽度または中等度の意識混濁に活発な精神運動興奮が加わる状態で，無秩序の観念，幻覚，錯覚，不安，妄想などが次々に現れる．
- 失見当識の状態だが，その間外界の刺激にある程度応じることができ，その場その場の反応は保たれている．
- 身体的な目的運動は可能だが，多くは後に強い健忘を残す．

表 5-3 せん妄と認知症の臨床的鑑別

	せん妄	認知症
病　歴	急性疾患	慢性疾患
発　症	急速	潜行性（通常）
持続期間	数日〜数週間	数か月〜数年
経　過	変動する	慢性進行性
意識レベル	変動する	正常
見当識	障害される	初期は正常
感　情	不安，易刺激性	易変性，しかし通常不安はない
思　考	しばしば障害される	量が減少
記　憶	最近の記憶が著明に障害される	近時記憶，遠隔記憶ともに障害される
知　覚	幻覚がよくみられる（特に幻視）	幻覚はまれ
精神運動	制止，興奮，あるいは混合	正常
睡　眠	睡眠覚醒周期の障害	睡眠覚醒周期の障害は少ない
注意と覚醒	著明に障害される	障害はより少ない
可逆性	しばしば可逆性	大部分は不可逆性

（カプラン，HI 他編著：カプラン　臨床精神医学ハンドブック－ DSM- Ⅳ診断基準による診療の手引，メディカル・サイエンス・インターナショナル，1997．より引用）

- 精神運動興奮の強いときは，手をまさぐる動作や作業（職業）せん妄などが現れる．
- 高齢者では，環境の変化で不安が強まり，徘徊，精神運動興奮などを呈する夜間せん妄となることもある．
- 原因疾患としては，アルコール依存症，認知症，症状精神病（身体疾患の経過中に出現する精神障害）などがあげられる．

【 もうろう状態 】

- 状況を把握できる範囲の狭い状態で，精神面での興奮はあるがせん妄より軽い．錯覚が多く妄想が現れることがある．
- 狭い意識のその範囲内での外界の認識は可能で，行動もある程度まとまりがある．
- 追想は困難なことが多く健忘を残すことが多い．
- 原因疾患としては，てんかん，ヒステリー，器質性精神病，心因反応などがあげられる．

【 夢幻状態 】

- もうろう状態と本質的には同じだが，精神面での体験は現実と空想が混沌として夢みるような状態で，幻影が比較的活発に現れるが，記憶の欠損は軽度である．

【 アメンチア 】

- 意識混濁の程度は軽く明識困難状態（最も軽い意識の清明度の障害でぼんやりして眠そうにみえる）だが，思考散乱（後述）と周囲の状況が了解できないための困惑が表面に強く出るのが特徴である．
- 亜急性せん妄状態ともいい，幻覚や妄想なども出現する．

- アメンチアは，中毒性，感染性の身体疾患の際の症状精神病に限り用いられることが多い.

気分・情動に関する逸脱

- 大きな気分の振幅は躁病でみられ，感情一般の異常は統合失調症でもみられる．気分のたかまりとしては爽快気分があり，気分の沈み込みとしては抑うつ気分がある.
- 情動の逸脱状態としては，恐怖や不安，緊張のほかに情動失禁（感情失禁ともいい，容易に泣き出すなどする）がある.
- 感情一般の逸脱状態としては，感情鈍麻，情意鈍麻（感情鈍麻に意欲の障害が加わる），情動麻痺，恍惚，両価性がある.

思考に関する逸脱

【 思考の形式の逸脱 】

- 思考の形式は，論理的で筋が通っていることもあるが，非論理的で了解不能なこともある.
- 思考の形式の逸脱には，思考過程の逸脱と思考の体験様式の逸脱がある.

○思考過程の逸脱

- 保続：多様な刺激があっても同じ観念が繰り返し現れ，思考の進行が妨げられる．脳器質疾患にみられる.
- 迂遠：思考の到達点は見失われていないものの，不必要な詳細を話してまわりくどくなり要領よく到達点に至らない．てんかん，認知症にみられる.
- 思考散乱：滅裂思考に近い状態だが，意識障害を伴い症状精神病にみられる.
- 観念奔逸：話題から話題へのすばやい移動がある．話題は通常理解できるつながりをもっているか，または言葉の遊びである．躁状態のときにみられる.
- 思考制止（思考抑制）：観念が浮かばず判断力も低下し思考が進行しない状態で，主にうつ状態にみられる.
- 滅裂思考：観念の間に論理的関連がなく思考のまとまりがなくなることを支離滅裂というが，それが意識清明のときに現れるものを滅裂思考といい，統合失調症にみられる．軽いものは連合弛緩といい，重症で話が無関係な言葉の羅列になったものを「言葉のサラダ」という.
- 思考途絶：思考の進行が突然中断され思考が停止するため，話は途中であってもそこで止まってしまう.
- 言語新作：その人にだけ意味のある新しい語を造り出すことで，いくつかの語が混ぜ合わされることもある.

○思考の体験様式の逸脱

- 強迫思考：自分の意思に関係なく繰り返し現れる観念で，内容は本人にとって不快，または苦痛であり，他の考えでまぎらわそうとしても成功せず自分の意思に関係ない観念にもかかわらず自分自身の思考として認識されるものである．このような望まない持続的な考えや衝動を強迫観念といい，当人も無意味で無益であることをわかっていて止めようとするが，そうしないと強い不安にさいなまれる不合理な行動を強迫行為という．

- 恐怖（症）：対象もしくは状況についての強く頑固な理屈に合わない恐れで，恐怖をもたらすものを避けるよう駆り立てられる気分になる．日常生活に支障をきたすことがある．
- 支配観念：他のあらゆる思考に優先する考えや観念が，長時間持続的にその人の精神面を支配するときの思考や観念を指す．
- させられ思考：本来自分の思考であるのに，自分が考えるのではなく他者によって考えさせられていると感じるもので，自我の障害と関連が深く，統合失調症にしばしばみられる．

【 思考の内容の逸脱 】

- 思考の内容の逸脱には，間違いとわかれば訂正できるもの（過誤）と，間違いと知らせても訂正できない妄想とがある．
- 支配観念は変えることは困難でもその発生は了解することができ，内容が間違っているわけではない点で妄想と異なる．

○妄　想

- 妄想とは，現実にありえない思考内容をかたくなにもち続け，説得しても訂正できないものである．
- 妄想は，その発生が了解できない1次妄想（真性妄想）と，発生が対象者の心的状態や状況への反応から理解できる2次妄想（妄想様観念または心因性妄想）に分けられる．2次妄想は，気分障害，心因反応，器質性精神病などでみられる．
- 妄想はその成り立ち方によって，妄想気分，妄想知覚，妄想着想の3つに分類することができる．
  ①妄想気分：妄想が起こる前の感情緊張状態で，何かおかしなことが起こりつつあるという確信を漠然とした不気味さとして感じるもの．
  ②妄想知覚：知覚に非現実的で異常な意味づけがなされる．その意味づけは理性的にも情緒的にも了解できないものをいう．これは知覚の障害ではなく思考の障害として扱われている．
  ③妄想着想：根拠や動機がないのに，突然事実に合致しない了解できない考えを思いつき確信することをいう．

知覚に関する逸脱

- 知覚は個別の生理学的な反応を基盤にした精神現象である．
- 知覚が障害されて起こる体験は，他者には想像することが困難だったり奇妙に感じられるかもしれないが，まさにその人が体験していることとしてそのまま受け止めることが大切である．
- 知覚が障害されると錯覚，幻覚が起こる．

【錯　覚】

- 実際に存在するものを，いずれかの感覚で間違って知覚することである．

【幻　覚】

- 実際には存在しない対象を，いずれかの感覚で知覚することである．
  ①幻聴は統合失調症や薬物依存，心因反応で，幻視は統合失調症のほか，せん妄，症状精神病，アルコール依存症でもみられる．
  ②幻嗅は自己臭症や統合失調症でみられ，幻触は統合失調症に多い．
  ③体感幻覚は器質性精神病や統合失調症でみられるが，幻肢痛もここに含まれる．

記憶に関する逸脱

- 想起障害は，脳器質障害，知能障害，心因性の障害でみられる．
- 健忘は，特定の事実や一定の期間のことが想起できないことで，一部想起可能なものを部分健忘といい，全健忘と区別する．
- 記銘減弱，失見当識，作話，健忘は，健忘症候群（コルサコフ症候群）にみられる．
- 記憶は，①記銘，②保持，③想起または再生，④再認といった一連の精神作用によって行われるので，これらのどこかが障害されると記憶障害が現れる．
- 近時記憶の欠損は，せん妄，認知症，健忘症候群（コルサコフ症候群）などの器質的障害で起こる．
- 遠隔記憶は，記憶のための皮質貯蔵領域が損傷されたときに失われ，アルツハイマー型認知症や脳皮質にダメージを与える疾患でみられる．
- 60 歳以下の健康な人の反応では，正確に 3 つか 4 つの語が思い出されるが，アルツハイマー型認知症の人は，0 か 1 語しか思い出せない．
- 新しいことを学習する能力の障害は，不安と抑うつによっても引き起こされることがある．

知能に関する逸脱

- 知能の逸脱には精神遅滞と認知症がある．平均より低く生まれつきまたは誕生後比較的早い時期に精神発達が停止した場合を精神遅滞という．
- 精神遅滞は，わが国の従来の分類では，重度（IQ 0～20），中等度（IQ 20～50），軽度（IQ 50～70）とするのが一般的である．
- 国際疾患分類（ICD-10）では，最重度（IQ 20 未満），重度（IQ 20～34），中等度（IQ 35～49），軽度（IQ 50～69）とされている．

意欲に関する逸脱

- 拒食は摂食に関する逸脱行動だが，食欲はあり何らかの理由で摂食を拒否している状態のことである．統合失調症では幻聴の命令に従った行動か，被毒妄想で食事に毒が入っていると確信する．うつ病では罪業妄想（食べる資格がない）や貧困妄想（食べるお金がない）による．解離性障害では病気になることによって得られる利益のための拒食であったりする．

- 自傷行為は安全に生きようとする意欲の逸脱とみることもできる．自傷行為には理由がはっきりしないものが多いが，他者の注意を引くために行う場合もある．自殺はうつ病，統合失調症，薬物依存などで多くみられる．うつ病では重い症状の時期よりも回復期に多く，統合失調症では動機をつかめないことが多く予測は難しい．

判断力に関する逸脱

- 不適切な判断（非現実的あるいは感情的な決定，夢のような願望充足）は，精神遅滞，情緒的機能障害，統合失調症，器質的脳疾患に伴う．

外観・行動に関する逸脱

- 椅子の端に腰かける，ベッドで体を丸める，筋緊張，異常な姿勢などは，不安や統合失調症などに伴い生じる．肩を落とした姿勢，スローな歩き方，足の引きずりなどはうつ状態や器質的脳疾患によって生じることもある．
- 落ち着きのないそわそわした動きや多動は，不安で引き起こされる．無気力や緩慢な動作はうつ状態や器質的脳疾患によって出現する．風変わりなしぐさは統合失調症でみられる．
- そぐわない服装は，器質的脳疾患，うつ病や深刻なアルツハイマー病で出現することがある．常軌を逸した衣服の組み合わせは統合失調症や躁病でみられる．
- 身だしなみへのこだわりや潔癖なマナーは，強迫神経症が考えられる．風変わりな化粧は，統合失調症や躁病でみられる．不衛生，外観に対する関心の欠如は，うつ病や統合失調症，深刻なアルツハイマー病によって起こる．
- 無表情，仮面様顔貌はパーキンソン症候群やうつ病，統合失調症で現れる．しかめ面，きつく用心深い目つきも統合失調症でみられる．視線恐怖の人は目線を合わせることが負担になるので，配慮が必要である．

会話・コミュニケーションに関する逸脱

- 音量や音調の不自然さに注意する．
- スロー，単調な会話はパーキンソン症候群やうつ病を疑う．矢継ぎ早でまくしたてるような話し方や多弁（口数が多いこと）は躁病でみられる．
- 独語（ひとりごと）は統合失調症で，まわりくどさ（迂遠）は，てんかんや認知症で顕著である．
- 言葉の選択に過度な時間がかかる，言葉をうまく探せないときは失語症を疑う．
- 言語新作，支離滅裂，言葉のサラダ（単語の無関係な羅列）は統合失調症でみられる．

②心理社会的側面

不　安

- 不安とは，はっきりとした対象のない漠然とした恐れの感情である．特定の対象や状況への不安は恐怖という．
- 不安は人が生きていくうえでごく普通に経験される感情体験であり，不安に向き合うことによって成長も促されるが，時に心身の安定を損なうほどに大きな問題となることもある．
- ペプロウ[1)]（Peplau HE）は，不安を軽度，中等度，強度，パニックの4つの段階に分けて説明している（**表 5-4**）．
- 不安が強度になると，こみいった質問や曖昧な態度がよけいに不安を増強させることがある．パニック状態のときにはその人の安全を確保することを最優先する．

抑うつ

- 何も要因がなかったり，些細なことで気分が落ち込んだり悲観的になる状態をいい，陰うつで悲痛な気分であり，不安を伴うこともある．加えて意欲の低下，思考抑制も認められ自殺を企てることもある．
- 抑うつの本態は，主に抑うつ気分と精神運動抑制である．生活上の心理的苦痛から起こるうつ状態をはじめ，内因性うつ病，統合失調症，器質的脳疾患や症状精神病のうつ状態などでもみられる．

表 5-4　不安レベルとアセスメントの視点

不安レベル	状　　態	アセスメントの視点
軽　度	日々の生活でみられる通常の不安 知覚は鋭くなる 学習の動機となり成長につながる	知覚や理解力は通常よりも鋭敏であるか 注意，集中は可能で判断力も保たれているか
中等度	心配事に関心が向き，ほかには無関心となる 知覚できる範囲は狭くなる 不注意になるが，意識すれば注意は回復する	知覚や理解力が下がっていないか 表情や態度の変化はどうか 不注意な様子はみられないか 身だしなみや整容に変化はないか 対人関係の変化はないか
強　度	知覚の範囲は著しく低下し，細部に集中する 学習は困難となる 安心を得ようとして行動する	刺激に反応して注意が向けられるか 容易に混乱しそうか．焦燥感はないか 脈拍・呼吸の増加，発汗・食欲低下・不眠・緊張などの生理的な変化はないか
パニック	混乱し自分を抑制できなくなる 指示を理解し，従うことができない 筋肉運動が亢進し興奮となることもある	指示を理解し，従うことができるか 自分を抑制できるか 感情鈍麻または興奮はみられないか 自分の安全を保つことができるか

（アニタ，W他編，池田明子・他訳：ペプロウ看護論－看護実践における対人関係理論，医学書院，1996．よりペプロウの不安の視点を加えて作表）

【抑うつ気分】

- 憂うつで気分が沈み，周囲の物事や出来事が生き生きと感じられなくなる．人によっては，寂しさや悲しさを強く感じ，涙が流れるといった悲哀感を訴えることもある．
- 不安や焦燥が強い場合には，落ち着くことができず歩き回ったり，苦痛を訴えることもある．
- 自尊感情は低く小さくなり，自己を過小評価したり，劣等感を抱いたりして失望し，自責的，絶望的になる．

【精神運動抑制】

- 精神（意志）と運動の両方にまたがって生じる抑制である．
- 思考の過程でみられる問題は，思考制止であり考えようとしても考えを進めることができない．その人にとっては，「決断力が低下した」とか「考えるのもおっくうだ」といったような体験である．
- 思考の内容では，何事も悪い方向に考えたり，過小評価する傾向に偏った微小念慮がある．これは，悲観的で失望に満ちた虚無的な思考である．代表的なものには，うつ病の三大主題といわれる罪業妄想，貧困妄想，心気妄想がある．
- 抑うつの精神症状の客観的評価としては，ハミルトンうつ病評価尺度（HRS）やツングうつ病自己評価尺度（SDS）がよく知られている．
- 比較的簡便に自分が抑うつ状態にあるかどうかを判断できる目安として，米

表 5-5　抑うつ状態チェックリスト

質問 1　以下の項目のうち，最近 2 週間のあなたに当てはまるものに○をつけてください
（　　）ほとんど毎日，1 日中ひどく憂うつを感じる（悲しい，むなしい，空虚など）
（　　）ほとんど毎日，1 日中何をやっても，つまらないし，喜びを感じない
1 つでも○がついたら質問 2 へ．1 つも○がつかない→うつ病ではない→テスト終了
質問 2　以下の項目のうち，いつもと違って最近 2 週間のほとんど毎日，あなたに認められるものに○をつけてください
（　　）ひどく食欲がないか，逆にひどく食欲がありすぎる
（　　）ひどく眠れないか，逆にひどく眠りすぎる
（　　）イライラして仕方ないか，動きがひどく低下している
（　　）ひどく疲れやすい，だるさが極端
（　　）「自分はどうしようもない人間だ」「悪い人間だ」と自分を責める
（　　）考えが進まず，集中力，決断力が落ちた状態が続く
（　　）自殺を繰り返し考える
○ が 4 つ以上，または質問 1 で○が 2 つあった人は 3 つ以上→質問 3 へ ○ が 3 つ以下，または質問 1 で○が 2 つあった人は 2 つ以下→うつ病ではない→テスト終了
質問 3　質問 1，2 の症状のために，ひどく苦しみ，仕事や家事，学業に著しい支障が出ていますか
出ている→うつ病の可能性が強い→テスト終了 出ていない→うつ病ではない→テスト終了

（野村総一郎：専門医が教えるうつ病，幻冬舎，2008，p.10-11．より改変）

表 5-6 セルフケア要素と抑うつの際のアセスメントの視点

セルフケア要素	アセスメントの視点
空気，水，食物	食欲不振，食欲低下，食べ物の味がしない，体重減少
排　泄	便秘，生理不順
個人衛生	身だしなみと整容の水準の低下，身の回りのことへの関心の低下，乱雑
活動と休息	入眠困難，早朝覚醒，熟眠感の欠落，過剰な睡眠，それまでの活動の低下あるいは撤退
孤独とつきあい	対人関係の狭小化，対人関係からの退却，性欲の低下
安全を保つ能力	自殺念慮，自殺企図

国精神医学会の DSM- Ⅳにある大うつ病のエピソードに基づいてつくられた野村[2]の作成した抑うつ状態チェックリストなどがある（**表 5-5**）.

- **表 5-5** はあくまでも抑うつ状態にあるかどうかの目安を得るものなので，うつ病と結論が出なくても体の不調や気分がふさぐなどの状態がみられれば専門医を受診したほうがよい．また，うつ病という結果が出た場合は，必ず専門医を受診するように促す.
- 抑うつになると様々な問題が生活上に出現する．それらはまた，抑うつの有無や程度を推し量るための目安となるので，セルフケアの観点から整理しておく（**表 5-6**）.

依存・乱用

- 依存とは，有害であることを知っていてもその薬物などを継続して使用せずにはいられない状態である.
- 乱用とは，常識を逸脱して薬物などを大量に使用する行為である.
- 人の暮らしの営みには，繰り返して行われる行為があり，それらの積み重ねにより生活習慣ができあがっている．これらの生活習慣のなかには，止めようと思っても自らのコントロールが効かなくなり，その人の身体的・精神的利益にそぐわない状態になってしまう習慣的行動（嗜癖）がある.
- 嗜癖には，特定の物質を摂取する物質嗜癖（アルコール，ニコチン，カフェインなど）と何らかの行為のプロセスに依存する過程嗜癖（ギャンブル，仕事，買い物など），人間関係に依存する関係嗜癖がある．有害であるとわかっていても止められない習慣的行動（嗜癖）により，依存性を有する物質や過程や関係に繰り返し接触し，耽溺すると依存症となる.
- 薬物のなかでもアルコールは，他に比べて社会的に容認されやすく，きわめて容易に入手できるので，それだけ大きな社会的健康問題である．逃避型の対処行動をもっている人はアルコールに接近しがちであるとされるが，この場合どこまでが上手なストレス解消法でどこからが病的な依存であるかの線引きは難しい.

- アルコールの適量の目安は，1日にビールなら大びん1〜2本，日本酒では1〜2合，ウイスキーダブルで1〜2杯といわれているが，これはあくまでも男性である程度アルコールに強い人の場合である．女性やアルコールに弱い人の場合には適量はもっと少なくなる．単に飲酒量で判断するのではなく，対象者を取り巻く環境や対象者の依存に関する知識や認識に関心を寄せ，アセスメントすることが大切である．
- 対象者に助言者や親身に相談に乗ってくれる人がいるか，依存症に関する知識があるか，対象者が自分の対処行動をどのように評価しているかなどを把握する．

自傷・自殺

【自　傷】

- 自傷は自分で自分の身体を傷つけるものだが，統合失調症の幻覚や妄想に起因するものや動機のわからないものがある．意識混濁の際にみられるものや神経症，異常性格者のマゾヒズム的な自傷行為もある．最近みられるものでは，リストカット症候群（wrist cutting syndrome）がある．
- 動機は攻撃（他者・自己共に），精神的満足感の獲得，周囲の操作などであり，境界性人格障害，演技性人格障害などでみられる．

【自　殺】

- 自殺は，うつ病，統合失調症，アルコール依存症などで多くみられる．
- 1998年以降，わが国では年間の自殺者が3万人を超え続けている．とりわけ50歳代後半の男性の自殺が多いことから社会経済的な要因が大きいといわれるが，結果的には社会的ストレッサーによる自己概念の混乱や自己存在感の喪失に起因する抑うつ状態に至っていることが多いという指摘もある．若年者の自殺は，いじめへの抗議のかたちとして遂行されることもあるが，衝動的な場合や有名人の死を引き金とする連鎖反応，対人関係の悩みなどもあり，原因はつかみにくい．
- 自殺の重要な手がかりと危険なサインには，自殺未遂歴，抑うつ，絶望，社会的ひきこもり，遁走，自傷，過眠もしくは不眠，精神運動活動の低下，無食欲，自殺をほのめかす言葉（負けた，失敗した，無価値だ，失くした，あきらめた，消えてしまいたい，死んでしまいたい），芸術作品やジョーク，書き物，さよならを言ったり，大切なものを手放すなどがある．
- 死にたいと繰り返し口にする人は，一般に本気で死ぬつもりはないと思われがちだが，最終的に自殺に至るので放置せずに専門医を受診するなどの対応が必要である．

認知症

- 一度正常に発達した知能が何らかの原因で低下した場合を認知症という．
- 認知症の特徴的な障害は，記憶，思考，見当識，理解，計算，学習能力，言語，判断および抽象的思考の障害と気分や感情の変化である．

- 認知症と鑑別が難しい状態は，うつ病，せん妄，軽度あるいは中等度の精神遅滞などであるが，特にうつ病との鑑別は重要である．
- 認知症は原因が何であるかによって，アルツハイマー型認知症，脳血管性認知症，その他の疾患の認知症に分類される．
- 認知症は知能障害が中核症状なので，その点での機能低下を評価するのが実際的である．しかし，従来の知能テストは老年期にある人などには適さないので，わが国では長谷川式簡易知能評価スケールなどを用いている．成人を対象にした知能テストは用い方によっては，対象者の自尊心を傷つけることがあるので配慮が必要である．
- 老年期の認知症は家族もそれと気づかないでいることがあるが，看護者は家庭訪問などの機会での観察が重要である．
- 認知症が疑われる対象者と日常生活のなかでの会話を交わすときは，できるだけ具体的な話をすると記憶障害や見当識障害がわかることもある．ペットを飼っている家であれば，そのことが話題になったら名前まで尋ねてみると思い出せないことがはっきりすることもある．日常，「あれ」や「それ」で済ませているために記憶障害が表に出にくいのである．
- 最近意地が悪くなってなどの家族の評価にも注意する．脳血管障害による認知症やピック病（初老期認知症の代表的疾患で，記憶障害や見当識障害よりも人格変化が主）であれば情意面での変化や人格変化という問題が伴うので，対象者が今までにみせたことのないような発言をすることがある．
- アルツハイマー型認知症では，最近の記憶が障害されるので「今朝は何を食べましたか」といったような質問を考える．遠隔（長期）記憶を確認するには「どちらのご出身ですか」「お子さんの誕生日を教えてください」などと尋ねることで記憶を確かめることができる．

引用文献

1）アニタ，W他編，池田明子・他訳：ペプロウ看護論―看護実践における対人関係理論，医学書院，1996.
2）野村総一郎：専門医が教えるうつ病，幻冬舎，2008，p.10-11.

参考文献

1）１）渡辺昌祐・他：プライマリケアのためのうつ病診療Q＆A 改訂第２版，金原出版，1997.
2）山崎智子監，野嶋佐由美編著：精神看護学＜明解看護学双書３＞，金芳堂，1997.
3）南裕子・他監，粕田孝行編：セルフケア概念と看護実践―Dr.P.R. Underwood の視点から，へるす出版，1987.
4）田中美恵子編著：精神看護学―学生 - 患者のストーリーで綴る実習展開，医歯薬出版，2001.

5）加藤正明・他監，飯森眞喜雄・他編：新版 精神科ポケット辞典，弘文堂，1997.
6）全家連保健福祉研究所・他編：ホームヘルプガイドラインに基づく精神障害者ホームヘルプの進め方＜ヘルパー研修テキスト＞，精神障害者社会復帰促進センター，2002.
7）American Psychiatric Association 著，高橋三郎・他訳：DSM- IV -TR 精神疾患の分類と診断の手引き，医学書院，2003.
8）融道男・他監訳：ICD-10 精神および行動の障害―臨床記述と診断ガイドライン，医学書院，1993.
9）カプラン HI 他編著，井上令一・他監訳：カプラン臨床精神医学テキスト―DSM-IV診断基準による診療の手引き，第 3 版，メディカル・サイエンス・インターナショナル，2007.
10）カプラン HI 他編著，井上令一・他監訳：カプラン臨床精神医学テキスト―DSM-IV診断基準の臨床への展開，第 2 版，メディカル・サイエンス・インターナショナル，2004.
11）野村総一郎・他編：標準精神医学，第 4 版，医学書院，2009.
12）平澤久一・他編著：症状別・病態別精神科看護，日総研出版，2000.
13）保坂隆編：全科に役立つメンタルナーシング＜ Nursing Mook11 ＞，学習研究社，2002.
14）長田久雄編：看護学生のための心理学，医学書院，2002.
15）ゴーマン，LM 他編著，池田明子監訳：心理社会的援助の看護マニュアル―看護診断および看護介入の実際，医学書院，1999.
16）井上新平・他編著：精神科＜クリニカルナーシングガイド 11 ＞，メディカ出版，1998.
17）太田保之・他編：学生のための精神医学，第 2 版，医歯薬出版，2002.
18）上島国利・他編著：ナースの精神医学，中外医学社，2003.
19）アイザックス，A 著，平澤久一監訳：精神看護学スタディガイド―疾患の解説から看護過程まで，医学書院，1999.
20）小此木啓吾・他編：心の臨床家のための必携精神医学ハンドブック，創元社，1998.
21）JARVIS C：Physical examination and health assessment 3rd ed, WB Saunders, 2000.
22）ウェーバー，J 著，森山美知子訳：看護診断のための看護アセスメント，医学書院，1994.
23）ゴードン，M 著，松木光子・他訳：看護診断―その過程と実践への応用，原著第 3 版，医歯薬出版，1998.
24）加藤伸勝：精神医学＜ MINOR TEXTBOOK ＞，第 7 版，金芳堂，1997.
25）徳永雅子：家族とアディクション，宮本眞己・他編：アディクション看護，医学書院，2008，p.168.

4　高齢者の場合の留意点

□アセスメントの視点

- 老年期には身体機能が低下するだけではなく，認知症やうつ病などの精神障害が発生する率も高まる．つまり高齢者の場合でも，精神と身体を切り離すことなく加齢に伴って何らかの機能低下があることを前提に，高齢者の精神状態および心理社会的側面のアセスメントを行うことが重要となる．

□診査の際の留意点

- 混乱は高齢者によくみられ，診断を間違わせることになりやすい．急性期のケアや外科治療で入院する高齢者の 3 ～ 5 割程度に様々な混乱がみられるという．
- 高齢になるほど何らかの認知機能障害を抱える割合が増加する．
- 精神状態の前に感覚系統について検査することが大切であり，たとえば加齢による聴力や視力の衰えは注意深い行動を難しくし，そのために混乱状態が改善されにくくなる．
- 高齢者の多くは，社会的な孤立，社会的役割の喪失，住まいの変更，短期記憶の喪失を経験している．これらは正確な日付やどこにいるのかなどの見当識に影響している．時間と場所を「今日は何日ですか．ここはどこですか」などと具体的に聞くとよい．
- 認知機能に問題のない人でも関連性のない 4 つの言葉の記憶テストを行うと加齢による衰えがみられる．80 歳の人では 4 つのうち 2 つを 5 分後に思い出すことができる．ヒントがあると 10 ～ 30 分後の再生の成績は向上する．

参考文献

1）大熊輝雄著：現代臨床精神医学，改訂第 9 版，増補，金原出版，1997.

2）平山朝子・他編：高齢者保健指導論＜公衆衛生看護学大系 7>，第 3 版 , 日本看護協会出版会，1999.

3）クレイブン，RF 他著，藤村龍子・他監訳：基礎看護科学，医学書院，1996.

4）ゴードン，M 著，松木光子・他訳：看護診断―その過程と実践への応用，原著第 3 版，医歯薬出版，1998.

5）加藤伸勝：精神医学 ＜ MINOR TEXTBOOK ＞，第 7 版，金芳堂，1997.

1　フィジカルアセスメントの学習記録

□学習記録の構成と記録の方法

- ヘルスアセスメントは一般的に，健康歴のインタビュー，一般状態の観察（全身の外観・バイタルサイン・身体計測），そして器官・機能別のフィジカルアセスメントの順序で実施する．このときに重要なことは必要な情報を正確な方法で収集できること，他の保健医療従事者などに正確に報告し記録できること，看護の視点から情報を判断できることである．
- 本節は一般状態の観察と器官・機能別のフィジカルアセスメントに関する学習記録とした．学習活動の過程に沿って，アセスメントの目的，判断の基準，対象者に関する情報，看護の視点から考えたことという項目に分け，得られた情報（事実）とそれに対する思考内容を整理できるように構成した．

アセスメントの目的

- 第Ⅱ章・第Ⅲ章の各節で示されている「アセスメントの目的」を参考にし，当該項目におけるアセスメントの目的を明確にする．
- 当該項目におけるアセスメントと日常生活活動の関連について考える．

判断の基準

- 得られた情報を判断するときの基準，すなわち，良好な健康状態にあるときの状態や基準値を示す．たとえば,「左右対称にある」「適度な湿潤がある」「成人の脈拍はおおよそ 60 ～ 80 拍/分」などである．

対象者に関する情報

- 観察により得られた客観的情報と主観的情報を記録する．
- 必要に応じて部位・左右の別，単位を示す．

看護の視点から考えたこと

- アセスメントの目的で述べた内容と対応させて，
  ①「判断の基準」と照らし合わせながら，当該項目の機能の状態はどうか
  ②日常生活活動との関連はどうか
  という点について考える．
- 必要に応じて，不足している情報，他のフィジカルアセスメントとの関連，看護援助の必要性やその方向性，回復過程への影響などを考える．
- 頭頸部のアセスメントのみ，まとめの欄を設けた．

初期アセスメントの学習記録

属　性

氏名＿＿＿＿＿＿＿＿　年齢＿＿＿＿歳　性別＿＿＿＿＿

一般状態の観察

アセスメントの目的

アセスメント項目	判断の基準	対象者に関する情報
全身の外観 姿勢・動作 体格・体型 表情・顔貌 皮膚・粘膜 服装・身だしなみ 声の性質，口調・話し方 体臭・口臭・呼気臭		
バイタルサイン 体　温 脈　拍 呼　吸 血　圧		
身体計測 身長・体重 腹囲・胸囲		

看護の視点から考えたこと

系統別のフィジカルアセスメントの学習記録

1）肺・胸郭のアセスメント

アセスメントの目的

アセスメント項目	判断の基準	対象者に関する情報
胸郭のアセスメント		
呼吸状態の観察		
胸壁の観察		
胸郭の形態の観察		
呼吸に伴う胸郭運動		
胸郭の拡張		
音声伝導		
横隔膜の可動域		
肺のアセスメント		
共鳴音の観察		
前胸部		
側胸部		
背　部		
呼吸音の聴取		
頚　部		
前胸部		
側胸部		
背　部		
音声伝導の聴取		

看護の視点から考えたこと

2）心・血管系のアセスメント

アセスメントの目的

アセスメント項目	判断の基準	対象者に関する情報
循環状態の観察 　顔色・口唇色 　皮膚・爪床 　頸静脈 心臓のアセスメント 　胸郭の観察 　　最大拍動点（PMI） 　　スリル 　心音の観察 　　Ⅰ音・Ⅱ音 　　Ⅲ音・Ⅳ音 末梢血管のアセスメント 　動脈の拍動の観察 　　頸動脈 　　上腕動脈 　　橈骨動脈 　　尺骨動脈 　　大腿動脈 　　膝窩動脈 　　後脛骨動脈 　　足背動脈 　動脈の雑音の観察 　　頸動脈 　　腹部の動脈と大腿動脈 　静脈還流の観察 　　下肢の静脈 　頸静脈による中心静脈圧の推定		

看護の視点から考えたこと

3）腹部・消化器系のアセスメント

アセスメントの目的

アセスメント項目	判断の基準	対象者に関する情報
腹部の外観の観察 　皮　膚 　腹壁静脈 　臍 消化器系のアセスメント 　腹部全体の観察 　　腸蠕動音・血管音の聴診 　　腹部の打診 　　腹部の触診 　肝臓の観察 　肛門部・直腸の観察		

看護の視点から考えたこと

4）筋・骨格系のアセスメント

アセスメントの目的

アセスメント項目	判断の基準	対象者に関する情報
背部・頸部・四肢の筋・骨の観察		
背部の観察		
頸部の観察		
上肢の観察		
下肢の観察		
背部・四肢の可動性のアセスメント		
脊　柱		
上　肢		
肩関節		
肘関節		
手関節		
手指関節		
下　肢		
股関節		
膝関節		
足関節・足趾関節		
頸部・四肢の筋力のアセスメント		
頸　部		
胸鎖乳突筋		
僧帽筋		
上　肢		
三角筋		
大胸筋		
上腕二頭筋		
上腕三頭筋		
手指		
下　肢		
殿　筋		
内転筋群		
大腿二頭筋・大腿三頭筋		
大腿四頭筋		

看護の視点から考えたこと

5）頭頸部（頭部・頸部・眼・耳・鼻・口）のアセスメント

アセスメントの目的

・頭頸部のアセスメント

アセスメント項目	判断の基準	対象者に関する情報
頭部の観察 　頭蓋の形態 　頭皮・頭髪 顔の観察 　顔　貌 　表　情 　顔面の知覚 頸部の観察 　頸部の形態 　甲状腺の形態		

看護の視点から考えたこと

・眼・眼周囲のアセスメント

アセスメント項目	判断の基準	対象者に関する情報
眼周囲の観察 　眼瞼・眉毛・眼の位置の形状 　涙腺領域の性状 眼瞼結膜・眼球の観察 　眼瞼結膜の性状 　眼球の状態 眼球結膜・強膜の観察 　眼球結膜の性状 　強膜の性状 角膜・水晶体の観察 　角膜・水晶体の性状 　角膜の過敏性 瞳孔・虹彩の観察 　瞳孔・虹彩の性状 　対光反射 　輻輳反射 視機能の観察 　視力テスト 　視野テスト 外眼筋運動の観察 　外眼筋運動テスト 　カバー・アンカバーテスト		

看護の視点から考えたこと

・耳のアセスメント

アセスメント項目	判断の基準	対象者に関する情報
外耳の観察 　外耳の形態 外耳道・鼓膜の観察 　外耳道の性状 　鼓膜の性状 聴覚機能の観察 　ウィスパーテスト 　ウェーバーテスト 　リンネテスト		

看護の視点から考えたこと

・鼻のアセスメント

アセスメント項目	判断の基準	対象者に関する情報
外鼻の観察 鼻腔の観察 嗅覚機能の観察 副鼻腔の観察		

看護の視点から考えたこと

・口腔・咽頭のアセスメント

アセスメント項目	判断の基準	対象者に関する情報
口唇・口角の観察 口腔の観察 歯・歯肉の観察 　咬　合 　歯肉の状態・歯数・歯列 舌の観察 　舌の性状 　舌の動き 　味覚機能 口蓋・扁桃の観察 咽頭反射の観察		

看護の視点から考えたこと

頭頚部のアセスメントのまとめ
（頭部・頚部・眼・耳・鼻・口のそれぞれの内容をまとめ，日常生活行動との関連を考える.）

6）神経系のアセスメント

アセスメントの目的

アセスメント項目	判断の基準	対象者に関する情報
高次脳機能のアセスメント		
精神機能の観察		
精神状態・見当識・記憶・ 　　計算力・言語		
運動機能のアセスメント		
姿勢・歩行の観察		
ロンベルグ試験		
つぎ足歩行		
片足立ち		
片足跳び		
筋緊張・筋力の観察		
共同運動の観察		
指指試験		
指鼻試験		
手指の対立試験		
膝打ち試験		
拮抗反復運動		
踵脛試験		
感覚神経機能の観察		
表在知覚		
触　覚		
痛　覚		
温度覚		
深部知覚		
振動覚		
深部痛覚		
位置覚		〈深部反射〉
複合知覚		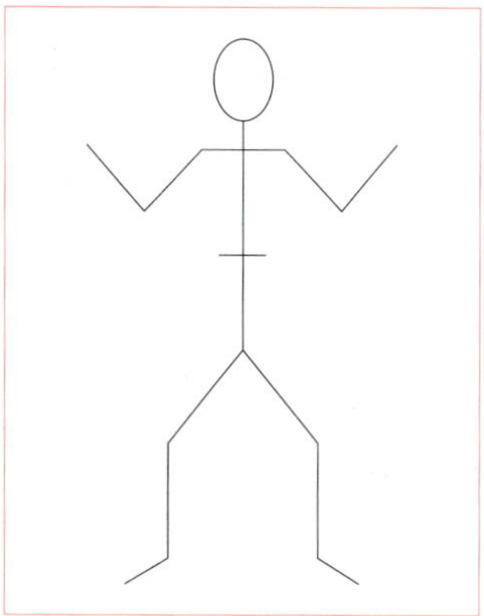
立体認知		
書字知覚		
二点識別覚		
反射の観察		
深部反射		
上腕二頭筋反射		
上腕三頭筋反射		
腕橈骨筋反射		
膝蓋腱反射		
アキレス腱反射		
表在反射		
腹壁反射		
バビンスキー反射		

看護の視点から考えたこと

7）外皮・リンパ系のアセスメント

アセスメントの目的

・皮膚・皮膚付属器のアセスメント

アセスメント項目	判断の基準	対象者に関する情報
皮膚の観察 色調・つや・落屑・外傷や熱傷の有無・発疹・発赤・色素斑・腫脹・皮下出血・滲出液・腫瘤の有無 温度・湿潤 ツルゴール 浮腫の有無 皮膚付属器の観察 毛　髪 体　毛 爪		

看護の視点から考えたこと

・リンパ系のアセスメント

アセスメント項目	判断の基準	対象者に関する情報
リンパ節の観察 頭頸部 腋窩・上肢 鼠径部・下肢		

看護の視点から考えたこと

8）泌尿器・生殖器系のアセスメント

アセスメントの目的

アセスメント項目	判断の基準	対象者に関する情報
泌尿器のアセスメント 　腎臓の観察 　膀胱の観察 外性器のアセスメント 　男性の外陰部の観察 　　陰　毛 　　陰　茎 　　陰嚢・精巣 　　前立腺 　女性の外陰部の観察 　　陰　毛 　　陰唇・陰核・尿道口・ 　　膣　口		

看護の視点から考えたこと

2 人体の体表部位の名称

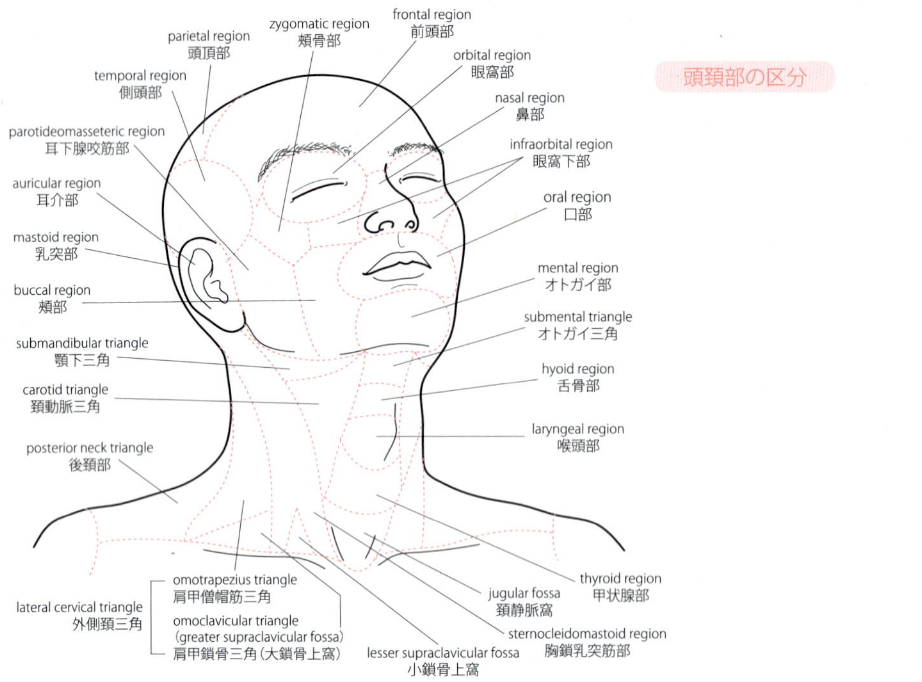
頭頸部の区分
parietal region
頭頂部
zygomatic region
頬骨部
frontal region
前頭部
orbital region
眼窩部
temporal region
側頭部
nasal region
鼻部
parotideomasseteric region
耳下腺咬筋部
infraorbital region
眼窩下部
auricular region
耳介部
oral region
口部
mastoid region
乳突部
mental region
オトガイ部
buccal region
頬部
submental triangle
オトガイ三角
submandibular triangle
顎下三角
hyoid region
舌骨部
carotid triangle
頸動脈三角
laryngeal region
喉頭部
posterior neck triangle
後頸部
omotrapezius triangle
肩甲僧帽筋三角
thyroid region
甲状腺部
lateral cervical triangle
外側頸三角
jugular fossa
頸静脈窩
omoclavicular triangle
(greater supraclavicular fossa)
肩甲鎖骨三角（大鎖骨上窩）
sternocleidomastoid region
胸鎖乳突筋部
lesser supraclavicular fossa
小鎖骨上窩

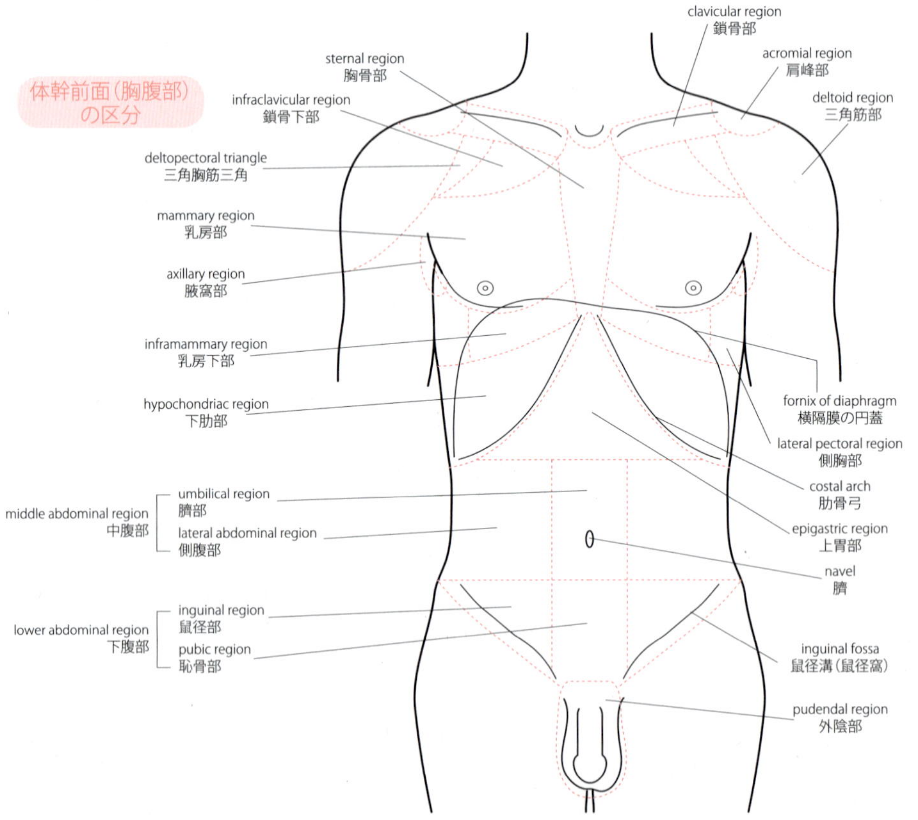
体幹前面（胸腹部）の区分
clavicular region
鎖骨部
sternal region
胸骨部
acromial region
肩峰部
infraclavicular region
鎖骨下部
deltoid region
三角筋部
deltopectoral triangle
三角胸筋三角
mammary region
乳房部
axillary region
腋窩部
inframammary region
乳房下部
hypochondriac region
下肋部
fornix of diaphragm
横隔膜の円蓋
lateral pectoral region
側胸部
costal arch
肋骨弓
middle abdominal region
中腹部
umbilical region
臍部
lateral abdominal region
側腹部
epigastric region
上胃部
navel
臍
lower abdominal region
下腹部
inguinal region
鼠径部
pubic region
恥骨部
inguinal fossa
鼠径溝（鼠径窩）
pudendal region
外陰部

体幹背面の区分

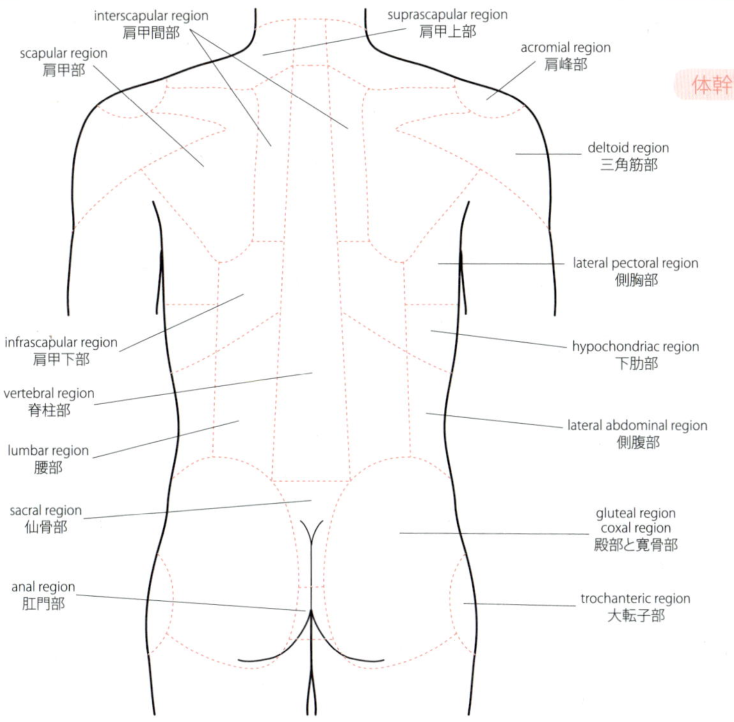

interscapular region
肩甲間部
suprascapular region
肩甲上部
scapular region
肩甲部
acromial region
肩峰部
deltoid region
三角筋部
lateral pectoral region
側胸部
infrascapular region
肩甲下部
hypochondriac region
下肋部
vertebral region
脊柱部
lateral abdominal region
側腹部
lumbar region
腰部
sacral region
仙骨部
gluteal region
coxal region
殿部と寛骨部
anal region
肛門部
trochanteric region
大転子部

上肢の区分

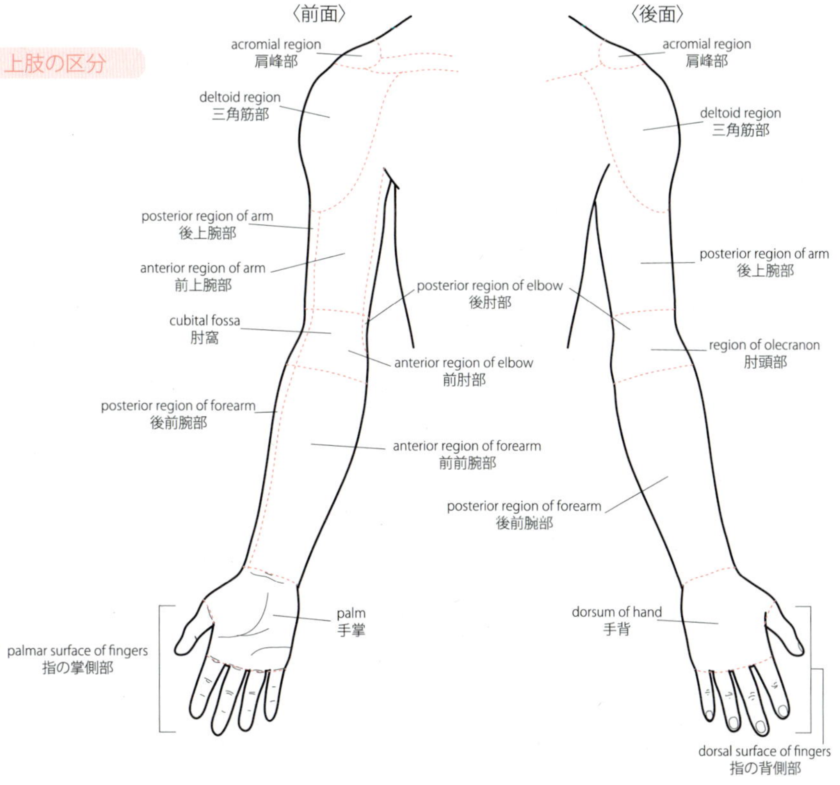

〈前面〉
〈後面〉
acromial region
肩峰部
acromial region
肩峰部
deltoid region
三角筋部
deltoid region
三角筋部
posterior region of arm
後上腕部
anterior region of arm
前上腕部
posterior region of arm
後上腕部
posterior region of elbow
後肘部
cubital fossa
肘窩
region of olecranon
肘頭部
anterior region of elbow
前肘部
posterior region of forearm
後前腕部
anterior region of forearm
前前腕部
posterior region of forearm
後前腕部
palm
手掌
dorsum of hand
手背
palmar surface of fingers
指の掌側部
dorsal surface of fingers
指の背側部

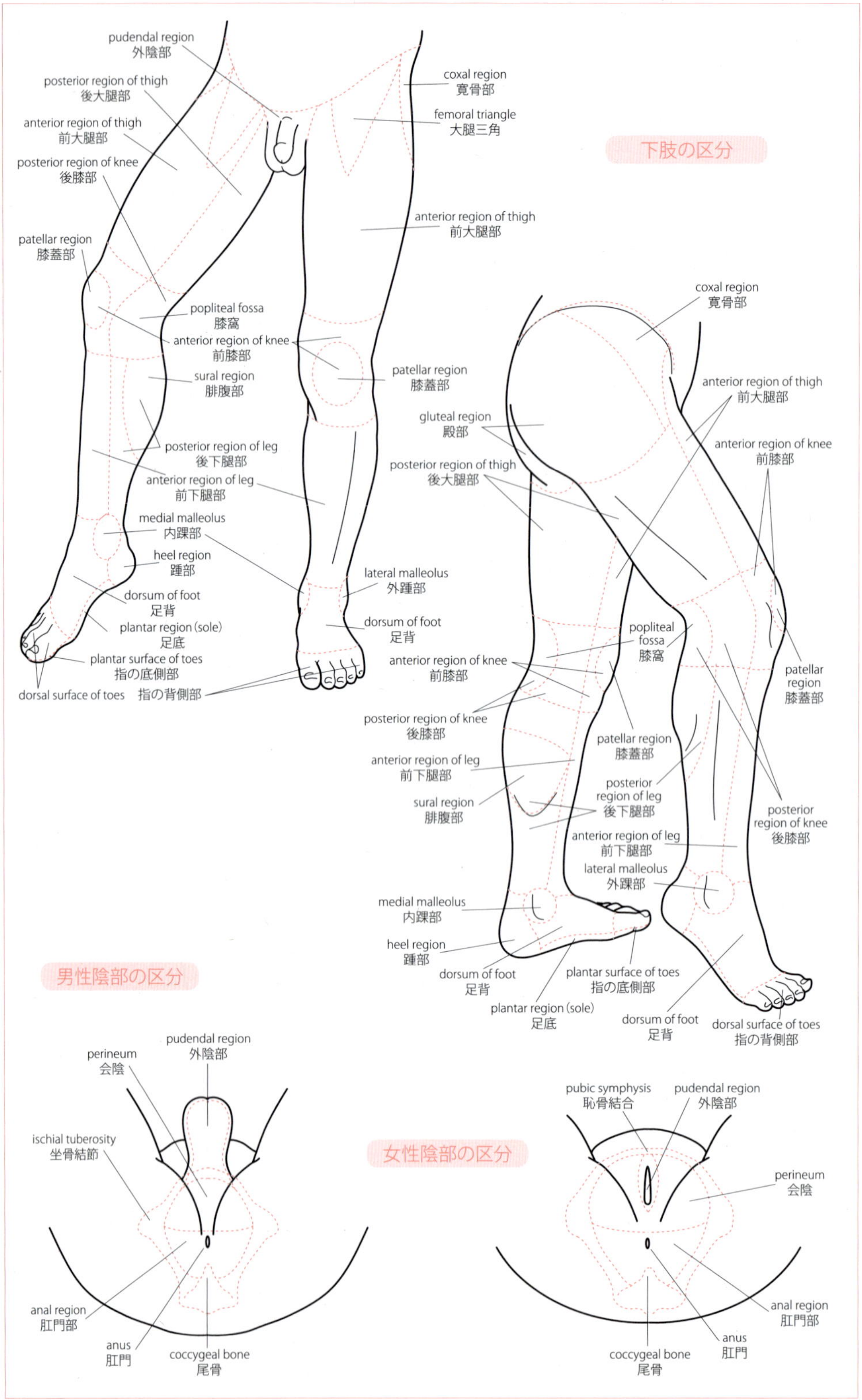
下肢の区分
pudendal region
外陰部
posterior region of thigh
後大腿部
anterior region of thigh
前大腿部
posterior region of knee
後膝部
patellar region
膝蓋部
popliteal fossa
膝窩
anterior region of knee
前膝部
sural region
腓腹部
posterior region of leg
後下腿部
anterior region of leg
前下腿部
medial malleolus
内踝部
heel region
踵部
dorsum of foot
足背
plantar region (sole)
足底
plantar surface of toes
指の底側部
dorsal surface of toes
指の背側部
coxal region
寛骨部
femoral triangle
大腿三角
anterior region of thigh
前大腿部
patellar region
膝蓋部
lateral malleolus
外踵部
dorsum of foot
足背
coxal region
寛骨部
anterior region of thigh
前大腿部
anterior region of knee
前膝部
gluteal region
殿部
posterior region of thigh
後大腿部
popliteal fossa
膝窩
patellar region
膝蓋部
anterior region of knee
前膝部
posterior region of knee
後膝部
patellar region
膝蓋部
anterior region of leg
前下腿部
posterior region of leg
後下腿部
sural region
腓腹部
posterior region of knee
後膝部
anterior region of leg
前下腿部
lateral malleolus
外踝部
medial malleolus
内踝部
heel region
踵部
dorsum of foot
足背
plantar surface of toes
指の底側部
plantar region (sole)
足底
dorsum of foot
足背
dorsal surface of toes
指の背側部
男性陰部の区分
perineum
会陰
pudendal region
外陰部
ischial tuberosity
坐骨結節
anal region
肛門部
anus
肛門
coccygeal bone
尾骨
女性陰部の区分
pubic symphysis
恥骨結合
pudendal region
外陰部
perineum
会陰
anal region
肛門部
coccygeal bone
尾骨
anus
肛門

索　引

欧文索引

和文索引

【あ】

【い】

【う】

【え】

【お】

【か】

索 引

索 引

【す】

【せ】

【そ】

【た】

索　引

索 引

看護ヘルスアセスメント

2011年1月20日　第1版第1刷発行
2024年3月18日　第1版第11刷発行

定価（本体3,500円＋税）

編　著　稲葉佳江・大日向輝美 ©

＜検印省略＞

発行者　亀井　淳

発行所　株式会社 メヂカルフレンド社

〒102-0073　東京都千代田区九段北3丁目2番4号
麹町郵便局私書箱48号　電話(03)3264-6611　振替00100-0-114708
https://www.medical-friend.jp

Printed in Japan　落丁・乱丁本はお取り替えいたします
印刷／(株)広英社　製本／(有)井上製本所
ISBN978-4-8392-1399-2　C3047
107099-096